Emily Oster
Das einzig wahre Baby-Handbuch

PIPER

Emily Oster

Das einzig wahre BABYHANDBUCH

Die ersten vier Jahre – Was an den meisten gut gemeinten Ratschlägen falsch ist und was Sie wirklich wissen müssen

Aus dem amerikanischen Englisch von Andrea Kunstmann

PIPER

Mehr über unsere Autoren und Bücher:
www.piper.de

Von Emily Oster liegen im Piper Verlag vor:
Das einzig wahre Schwangerschafts-Handbuch
Das einzig wahre Baby-Handbuch

MIX
Papier aus verantwortungsvollen Quellen
FSC® C083411
www.fsc.org

Deutsche Erstausgabe
ISBN 978-3-492-31664-4
November 2020

Titel der englischen Originalausgabe: »Cribsheet. A Data-Driven Guide to Better, More Relaxed Parenting, from Birth to Preschool«, erschienen bei Penguin Random House, New York

Abbildung auf S. 131: Emilia Ruzicka
Satz: Fotosatz Amann, Memmingen
Gesetzt aus der ITC Slimbach
Litho: Lorenz & Zeller, Inning am Ammersee
Druck und Bindung: CPI books GmbH, Leck
Printed in the EU

Für Penelope und Finn

Inhalt

Fakten und Vorlieben – eine Einführung

Als Säuglinge liebten meine beiden Kinder das sogenannte Pucken: Dabei werden Babys zum Schlafen ganz fest in spezielle Tücher gewickelt. Wir hatten dabei eine Lieblingsmarke mit komplexer Verschnürungstechnik, aus der höchstens ein Entfesselungskünstler wie Houdini sich hätte befreien können. Rund neun solcher Pucktücher besaßen wir, weil wir fürchteten, sie könnten uns ausgehen und wir müssten am Ende ein vollgekacktes Tuch benutzen.

Pucken ist großartig und *kann* Ihrem Baby durchaus beim Einschlafen helfen. Aber es gibt natürlich auch eine Kehrseite: Die Methode ist nicht für die Ewigkeit gedacht. Irgendwann ist Ihr Kind zu groß dafür, dann müssen Sie damit aufhören. Für Eltern, die noch keine Erfahrung damit haben, klingt das vielleicht komisch, aber tatsächlich ist die Entwöhnung vom Pucken gar nicht so einfach.

Unsere Tochter Penelope (Kind Nummer eins) entwickelte sehr schlechte Schlafgewohnheiten, als wir das Tuch wegließen. Danach war sie lange Zeit einer speziellen Babywippe verfallen, die mir heute noch Albträume verursacht. Andere Eltern erzählten mir, dass sie das Netz nach geheimen Quellen für größere Pucktücher durchsucht hätten. Es gibt tatsächlich Frauen, die auf Etsy Pucktücher für 18 Monate alte Kinder anbieten. Bitte beachten Sie: Nur weil irgendwas topsecret auf Etsy angeboten wird, heißt das noch lange nicht, dass es eine gute Idee ist.

Beim zweiten Kind glaubt man, man würde Fehler, die man beim ersten gemacht hat, nicht wiederholen. Als »erfahrene Eltern« werden wir alles, was wir im Nachhinein bedauern, dieses Mal besser hinkriegen … dachte ich. Ganz oben auf meiner

Liste stand die Entwöhnung vom Pucken. Diesmal würde ich es richtig machen.

Als Finn (Kind Nummer zwei) vier oder fünf Monate alt war, machte ich einen Plan. Zuerst würde ich Finn ein paar Tage lang wie üblich pucken, aber einen Arm nicht mehr einpacken. Dann, nach ein paar Tagen, wenn er sich daran gewöhnt hätte, würde ich auch den zweiten Arm draußen lassen. Dann die Beine. Und ihm schließlich das Pucktuch ganz wegnehmen. Das Internet versprach mir, wir würden so vom Pucken loskommen, ohne dass zugleich (hart erkämpfte) Schlafgewohnheiten flöten gingen.

Ich war bereit. Ich strich einen Tag im Kalender an und sagte auch meinem Mann Jesse Bescheid. Dann fiel an einem extrem heißen Tag kurz vor dem festgelegten Termin der Strom und damit auch die Klimaanlage aus. Als wir uns der Schlafenszeit näherten, hatte es in Finns Kinderzimmer 35 Grad. Ich wurde panisch. Wenn man Finn vorschriftsmäßig in sein Tuch einwickelte, waren das zig Stoffschichten: Darin würde er regelrecht weich gekocht. Sollte ich ihn in der Hoffnung, der Strom würde wieder anspringen, noch wach halten? Das konnte auch Tage dauern. Sollte ich ihn pucken und in Kauf nehmen, dass er schwitzte? Das schien mir unverantwortlich und gemein. Sollte ich ihn einfach im Arm halten, während er schlief, und überhaupt nicht in seine Wiege legen, bis es wieder kühler war? Auch das könnte sehr heiß werden, und aus Erfahrung wusste ich, dass er in meinen Armen nicht lange schlief.

Ich verzichtete auf meinen ausgeklügelten Plan und legte ihn mit Windel und Strampler ins Bett. Kein Pucken. Während ich ihn schweißgebadet in den Schlaf wiegte, versuchte ich mich zu rechtfertigen: »Finn, es tut mir leid, aber es ist so heiß. Wir können dich nicht pucken. Aber mach dir keine Sorgen, du kannst trotzdem schlafen. Ich weiß, dass du das kannst. So kannst du an deinen Fingern lutschen, ist das nicht schön?« Ich schenkte ihm ein breites Lächeln und verließ das Zimmer. Ich war auf das Schlimmste gefasst. Penelope hätte geschrien wie am Spieß.

Finn dagegen gluckste kurz überrascht vor sich hin und schlief ein.

Nach einer Stunde hatten wir dann wieder Strom. Doch da schlief Finn bereits. Ich fragte Jesse, ob ich vielleicht jetzt reingehen und ihn pucken sollte, aber Jesse meinte, ich sei wohl verrückt, und steckte die Pucktücher in den Sack für die Altkleidersammlung.

Nachts lag ich wach und überlegte, ob Finn gerade schlechter schlief als sonst und ob ich die Tücher wieder aus dem Sack fischen und ihn einwickeln sollte. Ich war versucht, mich an den Computer zu setzen und nach Geschichten zu suchen, wonach das Pucken für Rückschritte bei den Schlafgewohnheiten verantwortlich war oder eben gerade nicht. Doch letztlich war mir einfach zu heiß dafür, und das Pucken hatte ein Ende.

Eltern wollen natürlich unbedingt das Richtige tun und für ihr Kind immer die beste Entscheidung treffen. Das ist aus meiner Sicht aber schlicht unmöglich. Ständig tauchen Fragen auf, mit denen man nie gerechnet hätte – auch beim zweiten Kind, vermutlich sogar beim fünften. Weil die Welt und Ihr Kind immer neue Überraschungen für Sie bereithalten, ist es verdammt schwer, sich nicht dauernd verunsichern zu lassen, selbst wenn es sich nur um unwichtigen Kleinkram handelt.

Die Pucktuch-Entwöhnung ist natürlich nur eine Nebenepisode, doch sie illustriert eines der großen Themen des Elterndaseins: Man hat viel weniger Kontrolle, als man glaubt. Nun fragen Sie sich vielleicht, warum ich dieser Einsicht zum Trotz einen Erziehungsratgeber für die ersten Jahre verfasst habe. Meine Antwort lautet: Auch wenn Sie keine Kontrolle haben, so haben Sie doch in vielerlei Hinsicht die Freiheit, Entscheidungen zu treffen, und diese Entscheidungen sind wichtig. Das Problem ist nur, dass Erziehungsfragen selten in einer Atmosphäre diskutiert werden, die autonome Entscheidungen der Eltern fördert.

Doch das geht auch anders, und überraschenderweise können Zahlen und Fakten dabei außerordentlich hilfreich sein. Mit diesem Buch möchte ich Ihre Sorgen und Nöte in den ersten

Lebensjahren Ihrer Kinder reduzieren, indem ich Sie mit validen Informationen versorge. Außerdem möchte ich Sie mit einer Methode vertraut machen, die Ihnen hilft, für *Ihre* Familie die richtigen Entscheidungen zu treffen. *Das einzig wahre Baby-Handbuch* soll grundlegende Fakten und Hinweise zu allen wichtigen Fragen liefern, mit denen Eltern in den ersten drei Lebensjahren ihrer Kinder konfrontiert werden – Informationen, die meiner Erfahrung nach gar nicht so leicht zu bekommen sind.

Die meisten von uns bekommen später Kinder als die eigenen Eltern. Wir haben dann – anders als vorherige Generationen – oft schon eine Weile ein selbstständiges Erwachsenenleben geführt. Das ist nicht nur eine nackte demografische Tatsache, es bedeutet auch, dass wir an Autonomie gewöhnt sind und dank technischem Fortschritt auch daran, für unsere Entscheidungen nahezu unbegrenzt an Informationen zu gelangen.

So würden wir auch gern an die Erziehung unserer Kinder herangehen. Es sind aber so viele Entscheidungen zu treffen, dass wir die Menge an Informationen dazu oft kaum noch verarbeiten können. Vor allem anfangs scheinen wir jeden Tag vor einer neuen Herausforderung zu stehen, und wenn man Rat sucht, bekommt man zig verschiedene Ansichten zu hören. Alle um einen herum sind offenbar Experten, nur man selbst nicht. Das ist ziemlich entmutigend – gar nicht zu reden von der Erschöpfung nach der Geburt und diesem neuen kleinen Wesen im Haus, das die Brust nicht nehmen will, nicht schläft und/oder die ganze Zeit schreit. Atmen Sie erst mal tief durch.

Es gilt viele wichtige Entscheidungen zu treffen: Stillen oder nicht stillen? Wie sieht es mit Schlaftraining aus und nach welcher Methode? Wie vermeidet man Allergien? Die einen sagen, man soll einem Baby um Himmels willen keine Erdnüsse geben, die anderen, am besten so früh wie möglich. Was stimmt denn nun? Impfen oder nicht, und wenn ja, wann? Und nebenbei stellen sich noch ein paar weniger wichtige Fragen: Ist Pucken wirklich gut? Und braucht mein Baby einen festen Tagesrhythmus?

Wenn das Kind größer wird, hören die Probleme nicht auf: Kaum hat sich ein halbwegs verlässlicher Schlaf- und Essrhythmus eingestellt, kommt der erste Trotzanfall. Was soll man denn dann tun? Das Kind bestrafen? Wie? Oder hilft ein Exorzismus? Manchmal hat es fast den Anschein.

Hin und wieder brauchen Sie einfach eine Pause. Ist es in Ordnung, Ihr Kind dann kurz vor dem Fernseher zu parken? Vielleicht haben Sie ja irgendwo im Internet gelesen, dass aus Kindern, die fernsehen, Serienmörder werden. Sie erinnern sich zwar nicht mehr an die Details, doch man will ja nichts riskieren. Aber ein paar Minuten Ruhe wären sooo schön …

Und über all diesen Problemen schwebt ständig die Frage: »Ist mein Kind normal?« Im Alter von ein paar Wochen bedeutet »normal«, ob es genug pinkelt, zu viel schreit und ausreichend zunimmt. Anschließend geht es darum, wie viel es schläft, ob es sich umdrehen kann und schon lächelt. Noch später, ob es krabbelt oder läuft und wann es rennt. Spricht es schon? Kennt es genügend Wörter?

Woher kriegen wir Antworten auf all diese Fragen? Woher sollen wir wissen, ob wir auch »richtig« erziehen? Geht das überhaupt? Kinderärztinnen und -ärzte können hilfreich sein, aber sie konzentrieren sich (zu Recht) vor allem auf die medizinischen Aspekte. Als meine Tochter mit 15 Monaten noch kein Interesse am Laufen zeigte, erklärte mir die Ärztin nüchtern, wenn das mit 18 Monaten immer noch so wäre, müsste man Penelope auf Entwicklungsverzögerungen untersuchen. Aber es ist natürlich ein Unterschied, ob ein Kind in seiner Entwicklung so weit zurück ist, dass es Frühförderung braucht, oder ob es nur ein bisschen langsamer ist als der Durchschnitt. Und es sagt auch nichts darüber aus, ob es negative Folgen hat, wenn bestimmte Meilensteine später erreicht werden.

Und abgesehen davon ist Ihr Kinderarzt schlicht und einfach nicht immer da. Es ist drei Uhr morgens, und Ihr drei Wochen altes Baby will nur einschlafen, wenn Sie direkt danebenliegen – ist es dann okay, es mit in Ihr Bett zu nehmen? Heutzutage stellt man derartige Fragen gerne dem Internet. Sie sind völlig übernächtigt, halten Ihr Kind im Arm, während Ihr Partner (der Idiot – ist sowieso alles seine Schuld!) im Bett friedlich vor sich hin schnarcht. Wenn Sie jetzt Websites und Facebook-Posts durchkämmen, sind Sie hinterher vermutlich noch ratloser als zuvor.

Im Internet kursieren jede Menge Meinungen, und einige davon sind von Leuten, denen Sie wahrscheinlich vertrauen würden: Freunde, bloggende Mütter, Menschen, die behaupten, die Forschungslage zu kennen. Trotzdem sagen alle etwas anderes. Die einen finden, es sei geradezu ideal, das Baby im Elternbett schlafen zu lassen, das sei die natürlichste Sache der Welt (solange Sie nicht rauchen oder trinken). Leute, die das problematisch finden, seien einfach nur gestört – sie aber könnten das richtig einschätzen. Andererseits gibt es offizielle Empfehlungen, die entschieden davon abraten, weil das Kind dadurch zu Tode kommen könnte. Ein Baby im Bett der Eltern schlafen zu lassen sei grundsätzlich nicht sicher. Die American Academy of Pediatrics (eine kinderärztliche Fachgesellschaft in den USA, im Folgenden AAP) empfiehlt Ihnen, die Wiege mit Ihrem Kind neben Ihr Bett zu stellen. Das Gleiche legt einem die Deutsche Gesellschaft für Kinder- und Jugendmedizin (DGKJ) nahe. Aber natürlich wacht das Baby da ständig auf!

Dass solche Empfehlungen nur selten in nüchternem Ton dargeboten werden, macht die Sache noch schlimmer. Sehr häufig habe ich erlebt, wie eine intensive Facebook-Diskussion über Schlaftraining damit endete, dass die Leute sich gegenseitig als schlechte Eltern beschimpften. Wer sein Baby ins Elternbett holt, bekommt dann nicht einfach gesagt, dass das falsch sei, sondern dass so was wirklich nur Leute fertigbringen, die sich einen Dreck um das Wohl ihres Kindes scheren.

Wie soll man mit so vielen widersprüchlichen Informationen entscheiden, was nicht nur gut für das Baby oder einen selbst, sondern gut für die ganze Familie ist? Denn das ist doch die entscheidende Frage, wenn es ums Elternsein geht.

Ich bin Wirtschaftswissenschaftlerin, Professorin mit dem Schwerpunkt Gesundheitsökonomie. Bei meiner Arbeit analysiere ich Daten und versuche, daraus Kausalzusammenhänge abzuleiten. Ich werte diese Daten unter ökonomischen Aspekten aus, bei denen es vor allem um das Verhältnis von Kosten und Nutzen geht – was sinnvolle Entscheidungen ermöglichen soll. Solchen Fragen widme ich mich sowohl in der Forschung als auch in der Lehre. Aber ich versuche, diese Prinzipien auch außerhalb von Arbeit und Unterrichtsraum anzuwenden. Es hilft vermutlich, dass mein Mann Jesse ebenfalls Wirtschaftswissenschaftler ist. Wir haben so schon mal eine gemeinsame Sprache und können in diesem Rahmen Entscheidungen rund um unsere Familie treffen. An unseren Alltag gehen wir oft ökonomisch heran, unsere neue Elternrolle war da keine Ausnahme.

Ein Beispiel: Bevor wir Penelope hatten, kochte ich meistens abends. Mir machte es Spaß, und es war eine gute Methode, um runterzukommen. Wir aßen meist spät, um halb acht oder acht, entspannten uns noch ein bisschen und gingen dann ins Bett.

Nach Penelopes Geburt blieben wir anfangs bei diesem Rhythmus. Doch als sie dann alt genug war, um mit uns gemeinsam zu essen, lief die Sache aus dem Ruder. Sie brauchte um sechs ihr Abendessen, und wir kamen im besten Fall um Viertel vor sechs nach Hause. Wir wollten gemeinsam essen, aber was für ein Essen kriegt man schon in einer Viertelstunde auf den Tisch?

Nach der Arbeit bei null mit dem Kochen anzufangen war also undenkbar. Ich dachte über die anderen Optionen nach: Wir könnten auf dem Weg nach Hause etwas mitnehmen. Wir könnten zwei Mahlzeiten zubereiten: eine schnelle für Penelope und später, wenn sie im Bett war, eine aufwändigere für uns. Zu der Zeit fand ich auch heraus, dass es sogenannte Kochboxen gibt: Man bekommt alle nötigen Zutaten für ein bestimmtes Rezept vorbereitet nach Hause geliefert und muss nur noch kochen – das gibt es sogar als vegetarische Variante. Welches war nun die passende Option für uns?

Wenn man unter ökonomischen Gesichtspunkten an die Sache herangehen will, muss man bei den Zahlen anfangen: Wie teuer sind die Alternativen zum Selbereinkaufen und -kochen? Take-away-Gerichte sind teurer. Unserer Tochter erst Chicken Nuggets zu servieren und danach zu zweit zu essen hätte ähnlich viel gekostet. Die Kochboxen lagen in der Mitte: etwas teurer, als die Zutaten selber einzukaufen, aber günstiger, als fertige Gerichte mit nach Hause zu nehmen.

Aber das war noch nicht alles, denn wir hatten den Wert meiner Zeit noch nicht eingepreist – oder, wie die Ökonomen sagen, die »Opportunitätskosten«. Ich verbrachte etwa 15 bis 30 Minuten täglich, meist morgens, mit der Vorbereitung der Mahlzeiten – die Zeit hätte ich auch anders einsetzen können (zum Beispiel, um mein erstes Buch schneller fertig zu schreiben oder mehr Artikel zu publizieren). Meine Arbeitszeit hatte einen handfesten Wert, den wir in unserer Rechnung nicht ignorieren konnten. Vor diesem Hintergrund war die Kochbox ein guter Deal, und selbst Take-away-Gerichte erschienen vorteilhafter. Der Preisunterschied war nicht so hoch, dass ihn der Wert meiner Arbeitszeit nicht locker wettgemacht hätte. Zwei verschiedene Mahlzeiten zuzubereiten schnitt in dieser Hinsicht extrem schlecht ab: mehr Zeiteinsatz statt weniger.

Aber die Rechnung stimmte immer noch nicht, denn sie ignorierte persönliche Präferenzen. Die Planung und Vorbereitung beim Kochen kann ja auch Spaß machen. Wenn die Freude daran überwiegt, wäre es durchaus sinnvoll, selber zu kochen, selbst wenn die anderen Optionen aus Kostensicht vorteilhafter erschienen. Das hieße (ökonomisch gesehen), ich wäre bereit, für meine Kochentscheidung zu »bezahlen«.

Auch wenn Fertigmahlzeiten wegen der Zeitersparnis das Einfachste wären, schätzen viele Familien es sehr, wenn zu Hause gekocht wird. Und was die Zwei-Mahlzeiten-Option betrifft: Es gibt Eltern, die gerne jeden Abend mit ihren Kindern gemeinsam essen, und andere, die ein getrenntes Kinder- und Erwachsenen-Abendessen vorziehen, weil Letzteres eine gute Gelegenheit ist, sich in Ruhe zu unterhalten und zu entspannen. Wieder andere machen es mal so, mal so.

Entscheidend sind hier die Präferenzen: Zwei Familien mit den gleichen Optionen, dem gleichen Aufwand an Zeit und Kosten, können zu unterschiedlichen Ergebnissen kommen, weil sie unterschiedliche Präferenzen haben. Eine ökonomische Herangehensweise nimmt Ihnen die Entscheidung nicht ab, sie hilft Ihnen nur, den Entscheidungsprozess zu strukturieren. Sie führt dazu, dass Sie sich fragen, wie *sehr* Sie das Selberkochen mögen müssen, damit es die richtige Entscheidung für Sie ist.

Wir jedenfalls wollten mit Penelope zusammen essen, und die verfügbaren Take-away-Optionen sagten uns nicht zu. Ich entschied, dass ich zwar gerne kochte, aber doch nicht so gerne, dass ich mich von Anfang bis Ende selber darum kümmern wollte, weswegen wir die vegetarische Kochbox testeten (nicht schlecht, nur ein bisschen viel Grünkohl).

Dieses Beispiel den Haushalt betreffend mag Ihnen weit entfernt von einer Entscheidung für oder gegen das Stillen vorkommen, aber vom Entscheidungs*prozess* her ist der Unterschied gar nicht so groß. Sie benötigen Daten (in diesem Fall valide Informationen zu den Vorzügen des Stillens), Sie müssen aber auch über familiäre Präferenzen nachdenken.

Als ich Penelope erwartete, habe ich diese Prinzipien auf die Schwangerschaft angewandt. Ich schrieb *Das einzig wahre Schwangerschafts-Handbuch*, in dem ich die vielen Gebote und Verbote für diese neun Monate unter die Lupe nahm und die dahinterstehende Forschung auswertete.

Als Penelope dann auf der Welt war, hörte es mit den Entscheidungen nicht auf – es wurde eher noch schwieriger. Ich musste es nun mit einem richtigen Menschen aufnehmen, und bereits als Baby hatte meine Tochter eine eigene Meinung. Eltern wollen natürlich, dass ihre Kinder rund um die Uhr glücklich und zufrieden sind! Aber diesen Wunsch hat man mit dem Wissen in Einklang zu bringen, dass man in ihrem Sinne manchmal auch harte Entscheidungen treffen muss.

Nehmen wir beispielsweise Penelopes innige Verbundenheit mit ihrer Babywippe. Nachdem wir mit dem Pucken aufgehört hatten, war die zu ihrem Lieblingsschlafplatz geworden. Das war im besten Fall unpraktisch, weil wir das Ding monatelang überallhin mitschleppten, auch in einen leicht verunglückten Spanienurlaub – im schlimmsten Fall aber riskierten wir damit einen platten Hinterkopf.

Um die Wippe loszuwerden, mussten jedoch nicht nur wir, sondern auch unsere Tochter mitspielen. Als wir beschlossen, dass nun Schluss damit wäre, schlief sie einen ganzen Tag lang gar nicht, war daraufhin extrem unleidlich und trieb uns zur Verzweiflung. Die Runde ging an sie, am nächsten Tag lag sie wieder in ihrer geliebten Wippe – die wir später gezwungenermaßen abschaffen mussten, als Penelope das zulässige Körpergewicht überschritt.

Nun könnte man sagen, dass wir zu nachgiebig waren. Tatsächlich bewerteten wir unseren Familienfrieden höher als die Notwendigkeit, Penelope genau zu dem von den Ratgebern vorgegebenen Zeitpunkt an ihr Kinderbett zu gewöhnen. Es gibt rote Linien, die man bei kleinen Kindern nicht überschreiten sollte, aber viel häufiger gibt es Grauzonen. Indem man nach Kosten und Nutzen fragt, kann man auch den Druck von einer Entscheidung nehmen.

Wie schon während meiner Schwangerschaft half es mir auch in diesen Fällen, bei den Daten und Fakten anzufangen. Zu den meisten wichtigen Entscheidungen – Stillen, Schlaftraining, Allergien – lagen wissenschaftliche Studien vor, auch wenn diese natürlich nicht alle wirklich gut waren.

Nehmen wir das Stillen: Es fällt vielen Frauen schwer, gleichzeitig werden die Vorzüge überall betont. Inzwischen wird es als absolutes Muss dargestellt – von der Medizin und im Internet, von Familie und Freunden ganz zu schweigen. Doch sind all diese Vorzüge tatsächlich vorhanden? Diese Frage ist in Wahrheit gar nicht so leicht zu beantworten.

Das Ziel aller Untersuchungen zum Stillen ist, herauszufinden, ob sich gestillte Kinder später im Leben von den nicht gestillten unterscheiden: Sind sie gesünder und/oder intelligenter? Das Hauptproblem der Forschung wiederum besteht darin, dass Frauen sich nicht völlig zufällig für oder gegen das Stillen entscheiden. Tatsächlich denken die meisten gründlich darüber nach, und diejenigen, die sich dafür entscheiden, sind anders als diejenigen, die sich dagegen entscheiden. Zieht man die neuesten US-Zahlen heran, ist das Stillen bei Frauen mit höherer Bildung und höherem Einkommen verbreiteter.

Das liegt einerseits daran, dass diese Frauen sich Unterstützung leichter leisten können, zum Beispiel in dem sie eine Stillberaterin engagieren. Andererseits ist ihnen möglicherweise stärker bewusst, wie wichtig das Stillen für die Gesundheit und Entwicklung ihres Kindes ist. Was immer auch die Gründe sein mögen, es bleibt eine Tatsache.

Zugleich stellt es bei der Auswertung der Daten ein Problem dar. Studien haben immer wieder nachgewiesen, dass gestillte Kinder besser abschneiden: Sie sind unter anderem besser in der Schule und seltener übergewichtig. Doch genau diese Aspekte stehen auch mit dem Bildungsgrad der Mutter, ihrem Einkommen und ihrem Familienstand in Verbindung. Woher soll man wissen, ob es tatsächlich das Stillen oder all die anderen Faktoren sind, die für bessere Schulleistungen und weniger Übergewicht verantwortlich sind? Eine Antwort lautet: Manche der Daten sind besser als andere.

Ich setzte für diese Entscheidungen meine wirtschaftswissenschaftliche Kompetenz ein, vor allem, wenn es darum ging, gute von schlechten Studien zu unterscheiden, um aus den Daten fundierte Kausalzusammenhänge abzuleiten. Die Frage nach der Kausalität ist nicht ganz einfach zu beantworten. Manchmal sieht es so aus, als ob zwei Dinge ganz eng miteinander verknüpft sind, doch wenn man sie genauer unter die Lupe nimmt, haben sie rein gar nichts miteinander zu tun. So wurde zum Beispiel herausgefunden, dass Menschen, die eine bestimmte Sorte Energieriegel kaufen, gesünder sind als andere. Das liegt aber vermutlich gar nicht an den Riegeln, sondern daran, dass diese Leute ganz allgemein eine Menge gesunder Verhaltensweisen an den Tag legen. Ich suchte also zuallererst unter den vielen Hundert Studien zum Stillen die heraus, die die schlüssigsten Daten liefern. Dabei schienen die besten Studien manchmal tatsächlich einen Zusammenhang zu belegen: So reduziert das Stillen offenbar durchweg den kindlichen Durchfall. Bei anderen Aspekten zeigten die gleichen Untersuchungen jedoch keinen Effekt: Die Belege dafür, dass Stillen den IQ entscheidend verbessert, sind beispielsweise viel schwächer.

Im Fall des Stillens gibt es durchaus verlässliche Untersuchungen, auch wenn nicht alle wirklich exzellent sind. Doch das trifft nicht auf alle Fragen zu. Als meine Kinder ein bisschen größer waren und ich mich fragte, ob und wie sich Fernsehen (oder ganz allgemein Zeit vor dem Bildschirm) auf sie auswirkte, fand ich enttäuschend wenig Datenmaterial, das mir Auskunft geben konnte. Apps, mit denen Dreijährige Buchstaben lernen, sind einfach noch nicht lange genug auf dem Markt. Es kann dazu noch keine umfangreiche Forschung geben.

Manche Fragen sind auch einfach nicht durch Zahlen zu beantworten. Manchmal ist das frustrierend, aber es kann durchaus auch tröstlich sein. Wenn man sich damit auseinandersetzt, weiß man wenigstens über die vorhandenen Unwägbarkeiten Bescheid.

Wie bei meinem Beispiel mit dem Kochen sind auch hier die Zahlen nur ein Teil der Lösung. Man kann also an der Stelle noch nicht aufhören. Nach einem Blick auf die Zahlen traf *ich* eine bestimmte Entscheidung – andere Menschen könnten aufgrund derselben Zahlen zu ganz anderen Ergebnissen kommen, denn die persönlichen Präferenzen sind genauso Teil der Entscheidungsgrundlage. Wenn Sie eine Entscheidung zum Stillen treffen möchten, ist es gut, über dessen Nutzen Bescheid zu wissen, aber Sie müssen sich auch mit den »Kosten« auseinandersetzen: Vielleicht finden Sie Stillen einfach schrecklich. Vielleicht möchten Sie wieder anfangen zu arbeiten und hassen das

Abpumpen. Das sind Gründe gegen das Stillen. Viel zu häufig wird über den Nutzen nachgedacht, ohne die Kosten in Betracht zu ziehen. Man kann einen Nutzen auch überschätzen, während die Kosten beträchtlich sein können.

Wichtig: Beim Nachdenken über Präferenzen sollten neben dem Kind auch seine Eltern einbezogen werden. Wenn Sie sich über die ideale Betreuung für Ihr Kind Gedanken machen (selber zu Hause bleiben? Krippe? Tagesmutter?), helfen vielleicht die Daten, aber entscheidend ist, was in Ihrer Familie funktioniert. Ich persönlich wollte jedenfalls unbedingt wieder arbeiten. Vielleicht wäre es meinen Kindern lieber gewesen, wenn ich zu Hause geblieben wäre (was ich bezweifle), aber zu mir hätte das nicht gepasst. Ich besorgte mir ein bisschen Forschungsmaterial dazu, aber letztlich spielten meine Präferenzen die wesentliche Rolle. Ich traf eine informierte Entscheidung, aber auch eine, die *für mich* die richtige war.

Sich einzugestehen, dass die Wünsche und Bedürfnisse der Eltern in alle Entscheidungen hineinspielen, fällt oft gar nicht so leicht. Ich glaube, das ist eine der Ursachen für die vielen heftigen Debatten rund um die richtige Kindererziehung. Wir alle möchten gute Eltern sein. Wir möchten die richtigen Entscheidungen treffen, und wenn wir sie getroffen haben, erliegen wir der Versuchung, sie zum Optimum zu erklären. In der Psychologie bezeichnet man das als Vermeidung kognitiver Dissonanzen. Wenn ich mich gegen das Stillen entschieden habe, möchte ich ungern eingestehen, dass es auch ein paar Vorteile haben könnte. Also verschanze ich mich hinter der Position, dass es Zeitverschwendung ist. Wenn ich hingegen zwei Jahre damit verbracht habe, alle drei Stunden meine Brüste aus dem T-Shirt zu fummeln, will ich auch unbedingt glauben, dass dies absolut nötig war, um meinem Kind eine erfolgreiche Zukunft zu ermöglichen.

Diese Haltung ist zutiefst menschlich, aber zugleich auch sehr kontraproduktiv. Nur weil Ihre Entscheidungen für Sie persönlich goldrichtig waren, muss das nicht notwendigerweise auf andere zutreffen. Warum das so ist? *Weil Sie nicht die anderen sind!* Ihre Lebensumstände, Ihre Präferenzen sind andere. Ökonomisch ausgedrückt: Ihre Nebenbedingungen unterscheiden sich.

Wenn es in den Wirtschaftswissenschaften um »optimale Entscheidungen« geht, betrachten wir Problemlösung immer als eine sogenannte »Optimierung unter Nebenbedingungen«. Ein Beispiel: Sally mag Äpfel und Bananen. Nehmen wir an, Äpfel kosten drei Euro das Kilo, Bananen fünf Euro. Bevor wir fragen, wie viele Sally kauft, geben wir ihr ein Budget vor. Das ist ihre »Nebenbedingung«. Sonst würde sie unendlich viele Äpfel und Bananen kaufen (in der Ökonomie geht man grundsätzlich davon aus, dass Menschen immer mehr wollen).

Wenn wir Entscheidungen in Erziehungsfragen treffen, gelten ebenso Nebenbedingungen: Geld, aber auch unsere Zeit und Energie. Ausgeschlafensein fällt nicht vom Himmel. Wenn Sie zu wenig schlafen, geht Ihnen ein Teil des Nutzens, den Sie aus dem Schlaf ziehen, verloren. Die Zeit, die Sie während der Arbeit mit dem Abpumpen von Milch verbringen, könnten Sie besser nutzen. Darüber werden Sie nachdenken und dann eine für Sie sinnvolle Entscheidung treffen. Wer jedoch mit weniger Schlaf auskommt oder die Gelegenheit hat, öfter ein Nickerchen zu machen, oder wer gleichzeitig abpumpen und arbeiten kann, wird vielleicht eine andere Entscheidung treffen. Kinder großzuziehen ist schon schwer genug – nehmen wir also den Druck aus den vielen Erziehungsentscheidungen.

Dieses Buch wird Ihnen nicht sagen, welche Wahl Sie für Ihre Kinder treffen sollen. Stattdessen möchte ich Sie mit dem nötigen Datenmaterial und einem Entscheidungsrahmen ausstatten. Daten und Fakten sind für uns alle dieselben, aber die Entscheidung trifft jede für sich.

Wenn Sie sich mit den großen Fragen der ersten Lebensjahre Ihres Kindes beschäftigen, werden Sie von einigen Forschungsergebnissen – vom Schlaftraining bis zur vertretbaren Bildschirmzeit – vielleicht überrascht sein. Es kann manchmal schon ziemlich beruhigend sein, einfach die Zahlen auf sich wirken zu lassen. Vielleicht hat Ihnen schon mal jemand gesagt, dass es in Ordnung sei, Ihr Kind schreien zu lassen, bis es einschläft, aber vielleicht würde es Ihnen besser gehen, wenn Sie anhand der Forschungsergebnisse selbst feststellen könnten, dass das stimmt.

Als ich *Das einzig wahre Schwangerschafts-Handbuch* schrieb, gab es jede Menge Zahlen: zum Koffeinkonsum, zu Alkohol, zur Pränataldiagnostik und zur PDA. Auch bei diesen Themen spielten Präferenzen eine wichtige Rolle, aber in den meisten Fällen war zumindest die Forschungslage eindeutig (Bettruhe zum Beispiel ist völlig kontraproduktiv). Im Vergleich dazu gibt es in diesem Buch weniger Themen, bei denen die nackten Fakten ganz klar vorgeben, was Sie tun und was Sie lassen sollten. Die Präferenzen Ihrer Familie werden eine viel zentralere Rolle spielen. Was nicht heißt, dass Daten nicht hilfreich wären – das sind sie sogar sehr häufig! Doch die Entscheidungen, die auf ihrer Grundlage zu treffen sind, werden noch vielfältiger ausfallen als bei Fragen rund um die Schwangerschaft.

Das einzig wahre Baby-Handbuch beginnt im Kreißsaal. Der erste Teil des Buches beschäftigt sich mit (häufig medizinischen) Fragen, die sich sehr früh stellen (zum Beispiel Neugeborenen-Screenings oder Gewichtsverlust des Säuglings). Ich widme mich auch den ersten Wochen zu Hause: Sollten Sie pucken? Jegliche Keimbelastung meiden? Möglichst viele Daten zu Ihrem Baby sammeln? Es wird darüber hinaus auch um die körperliche Erholung der Mutter und eventuelle psychische Probleme nach der Geburt gehen.

Im zweiten Teil dreht sich alles um die großen Fragen der ersten Monate: das Stillen (Soll ich? Und wie funktioniert's?), Impfungen, die richtige Schlafposition, Schlaftraining, Berufstätigkeit, Kinderbetreuung – das sind zugleich die Themen der Mommy Wars, um die hochemotionale und ideologische Debatten kreisen.

Der dritte Teil widmet sich (zumindest ausschnittweise) dem Übergang vom Baby zum Kleinkind: pro und contra Fernsehen,

Topftraining und Sauberwerden, Disziplin und anderes mehr. Ich liefere Daten zu der Frage, wann Kinder laufen, rennen und sprechen lernen (und ob der Zeitpunkt wirklich eine Rolle spielt).

Im vierten und letzten Teil geht es um die Eltern. Wenn ein Baby kommt, wird man automatisch zu Eltern, und das verändert eine Menge. Ich werde mich mit den Auswirkungen des Elterndaseins auf die Partnerschaft beschäftigen und ob und wann man weitere Kinder bekommen sollte.

Klar, dass Eltern ständig jede Menge Ratschläge zu hören bekommen, aber selten wird dazu eine gute Begründung geliefert beziehungsweise erklärt, wie gesichert bestimmte Aussagen überhaupt sind. Ohne Begründungen und Erklärungen nimmt man Menschen die Möglichkeit, unter Einbeziehung ihrer Präferenzen selbst zu entscheiden. Aber Eltern sind auch Menschen, und sie haben Besseres verdient. Mit meinem Buch spreche ich mich also nicht gegen irgendwelche konkreten Empfehlungen und Ratschläge aus, sondern gegen die schlechte Angewohnheit, sie ohne stichhaltige Begründung zu liefern. Ausgerüstet mit Fakten und einem sinnvollen Entscheidungsrahmen können Sie für Ihre Familie die richtige Wahl treffen. Und wenn Sie mit Ihrer Wahl glücklich sind, dann sind Sie auf dem besten Weg, glückliche und entspannte Eltern zu werden – und bekommen hoffentlich auch ein bisschen mehr Schlaf.

TEIL 1:
Aller Anfang ist schwer

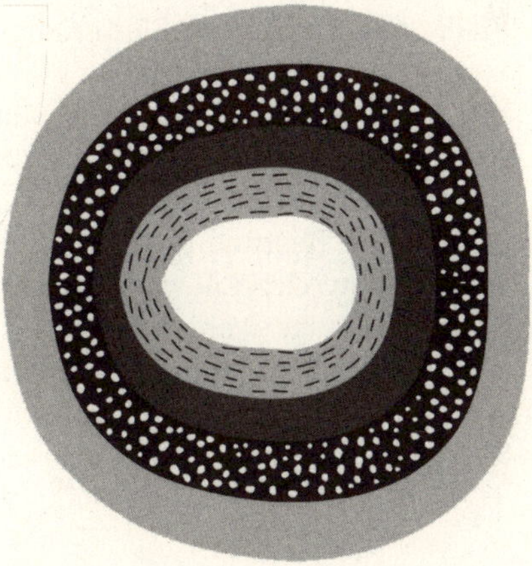

Vielleicht verläuft die Geburt Ihres Kindes genau nach Ihren Vorstellungen. Vielleicht bricht aber auch, wie eine meiner Kolleginnen es ausdrückte, »gegen Ende das Chaos aus«. Aber egal wie es letztendlich läuft, ein paar Stunden später werden Sie sich (sofern Sie in einer Klinik entbunden haben) in einem Krankenzimmer wiederfinden. Dieser Raum wird sich vom Kreißsaal oder Entbindungszimmer gar nicht so sehr unterscheiden, nur dass sich darin jetzt eine Person mehr befindet.

Man kann kaum überschätzen, wie sehr sich die Zeit vor der Geburt von der danach unterscheidet, vor allem, wenn es sich um das erste Kind handelt. Als Penelope zur Welt kam, verbrachten wir ein paar Tage im Krankenhaus. Ich trug einen Bademantel, hielt mein Kind im Arm, versuchte, es zu stillen, und während ich darauf wartete, dass es mir von diversen Untersuchungen zurückgebracht wurde, begann ich, ganz vorsichtig wieder herumzulaufen. Ich habe einige wenige präzise und spezifische Erinnerungen an diese Zeit: Jane und Dave kamen mit einem violetten Plüschbären vorbei, Aude brachte mir ein Baguette – aber insgesamt erscheint mir alles verschwommen wie ein Traum.

Über Penelopes erste Lebenstage notierte Jesse unter anderem: »Emily glotzt ununterbrochen unser Baby an.« Er hatte recht: Selbst als ich zu schlafen versuchte, hatte ich ihr Bild vor meinen geschlossenen Augen.

An die ersten Stunden und Tage in der Klinik und die ersten Wochen zu Hause hat man häufig nur sehr vage Erinnerungen. (Vielleicht liegt das am Schlafentzug.) Man hat kaum Kontakt zu anderen Menschen (außer man bekommt unwillkommenen Verwandtenbesuch), man verlässt das Haus wenig, man schläft und isst nicht ausreichend, und außerdem ist da plötzlich ein sehr anspruchsvoller kleiner Mensch, der vorher nicht da war. Ein echter Mensch! Ein Wesen, das später mal ein Auto fahren und einen Job haben und einem vorwerfen wird, man habe ihm das Leben ruiniert, weil man es nicht mit anderen Jungs und Mädels zusammen bei Freunden übernachten ließ, wo doch *alle anderen* durften!

Aber während Sie rund um die Uhr Ihr Kind bewundern oder über den Sinn des Lebens nachdenken, könnten Ihnen ein paar Dinge in die Quere kommen, die Ihnen Entscheidungen abverlangen. Besser, Sie machen sich vorher darüber Gedanken, denn die Tage nach der Geburt Ihres Kindes werden nicht gerade zu Ihren hellsten Momenten gehören. Es ist vielmehr eine sehr verwirrende Phase, wozu noch die vielen sich widersprechenden Ratschläge beitragen, die Sie von professioneller Seite, von Familie und Freunden und aus dem Internet bekommen.

Im ersten Kapitel dieses Teils werden Fragen abgehandelt, die sich im Krankenhaus stellen könnten – beispielsweise zu bestimmten Behandlungen oder zu auftretenden Komplikationen. Im zweiten Kapitel geht es dann um die ersten Wochen zu Hause.

Es gibt rund um Ihr Baby viele wichtige Entscheidungen zu treffen (Stillen, Impfungen, Schlafplatz…), über die Sie sich vermutlich frühzeitig (in manchen Fällen vor der Geburt) Gedanken machen möchten. Doch da diese einen größeren Zeitraum als die ersten Wochen betreffen, habe ich sie für Teil 2 aufgehoben.

1. Die ersten drei Tage

Nach einer Vaginalgeburt verbringen Sie vermutlich zwei oder drei Tage in der Klinik. Nach einem Kaiserschnitt oder einer Geburt mit Komplikationen sind es vielleicht ein paar Tage mehr. Früher lagen Frauen eine Woche oder zehn Tage im Krankenhaus, um sich von der Geburt zu erholen, aber die Zeiten sind definitiv vorbei. In den USA sind die Krankenversicherungen derart knallhart, dass eine meiner Freundinnen allen Frauen nahelegt, besser erst nach Mitternacht zu entbinden, um noch eine weitere Übernachtung bezahlt zu bekommen. (Das setzt allerdings ein Ausmaß an Kontrolle voraus, über das ich beim besten Willen nicht verfügte, obwohl manche Ärzte einen aus diesem Grund extra spät aufnehmen.) In Deutschland liegt die mittlere Verweildauer im Krankenhaus nach einer Geburt bei 3,1 Tagen, das umfasst in der Regel zwei Nächte. (Sie dürfen, wenn alles in Ordnung ist, natürlich auch schon früher nach Hause.) Länger wird es nur in Ausnahmefällen, denn das Krankenhaus muss dies gegenüber den Krankenkassen rechtfertigen.

Je nach Ihrer Veranlagung (und nach Klinik) kann dieser kurze Aufenthalt ein durchaus angenehmer Start ins Elternleben sein oder auch ein wenig frustrierend. In der Klinik haben Sie den großen Vorteil, dass es Leute gibt, die Sie unterstützen und Ihnen auch zeigen können, wie Sie mit Ihrem Baby umgehen sollen. Zum Beispiel gibt es Stillberaterinnen, wenn Sie stillen möchten, und Krankenschwestern oder Hebammen, die darauf achten, wie stark Ihre Blutungen sind und ob mit dem Baby alles in Ordnung ist.

Der Nachteil besteht darin, dass die Klinik nicht Ihr Zuhause ist. Sie haben nicht Ihre gewohnte Umgebung um sich, die Atmosphäre ist manchmal eher bedrückend und das Essen in der Regel furchtbar. Mit Penelope verbrachte ich die vorgesehenen zwei Tage in einem großen Krankenhaus in Chicago. Aus dieser Phase gibt es von mir nur ein Foto, das aber ist wirklich erschreckend. Jesse fand es lustig, eine Ausgabe der *US Weekly* neben mein Gesicht zu halten, mit Britney Spears und der Schlagzeile »Mein neues Leben« auf dem Cover. Man kann sagen, dass *mein neues Leben* mit einem total aufgedunsenen Gesicht begann.

Sie werden in der Zeit wohl vorwiegend rumsitzen, Ihr Baby betrachten und Updates auf Facebook posten. Doch hin und wieder wird jemand hereinkommen und irgendwas mit Ihrem Kind machen wollen. Beispielsweise wird eine riesige Maschine für einen Hörtest hereingeschoben. Man nimmt dem Kind ein paar Tropfen Blut aus der Ferse ab. Und manchmal werden Sie sogar gefragt, was *Sie* wollen.

Wenn Sie in den USA einen Sohn bekommen, wird Ihnen angeboten, ihn gleich im Krankenhaus zu beschneiden (wie etwa die Hälfte aller US-amerikanischen Jungen, aus teils religiösen, teils medizinischen Gründen). Das ist kein vorgeschriebener Eingriff, sondern eine Entscheidung, die Sie treffen müssen.

Sie können bei solchen Entscheidungen die Ärztinnen und Ärzte um Rat fragen, im Internet nachgucken oder das tun, was Ihre Freunde oder Verwandten getan haben.

Mit meinem Buch möchte ich Ihnen einen strukturierteren Entscheidungsweg vorschlagen. Zuerst bekommen Sie Daten und Fakten. So können Sie völlig unvoreingenommen beurteilen, ob und welche Risiken mit einer bestimmten Behandlung verbunden sind. Welche Vorteile hat sie und wie groß sind die? Manchmal sind die Vorteile verschwindend gering, sodass es wenig Sinn hat, länger darüber nachzudenken. Umgekehrt können mit bestimmten Entscheidungen Risiken verbunden sein, die im Vergleich zu den Gefahren des alltäglichen Lebens winzig klein sind.

Im zweiten Schritt setzen Sie dann diese Fakten in Bezug zu Ihren Präferenzen, das ist ein entscheidender Bestandteil des

Entscheidungsprozesses und nicht durch irgendwelche Fakten zu ersetzen. Das ist auch der Grund, warum Sie sich nicht auf die nette Dame im Internet verlassen sollten. Diese Person kennt Ihre Familie nicht, und sie hat auch keine Ahnung, was das Richtige für *Ihr* Kind ist.

Es ist sinnvoll, alle *planbaren* Entscheidungen vorher getroffen zu haben. Die erste Zeit im Krankenhaus ist anstrengend und für die Entscheidungsfindung eher weniger geeignet (obwohl – warten Sie mal ab, wie das erst zu Hause sein wird!). Besser, Sie sind vorbereitet und wissen, was auf Sie zukommt, während Sie sich an Ihr »neues Leben« gewöhnen.

Normalerweise läuft alles glatt, und ein paar Tage nach der Entbindung packen Sie Ihr Baby in seinen Kindersitz und machen sich davon. Doch in dieser Phase können auch ein paar der bei Neugeborenen nicht untypischen Gesundheitskomplikationen auftreten (zum Beispiel Gelbsucht oder starker Gewichtsverlust), zu denen Sie sich verhalten müssen. Wenn Sie sich damit vorab auseinandergesetzt haben, können Sie sich aktiver an den nötigen Entscheidungen beteiligen.

Das Erwartbare

Das erste Bad

Wenn das Baby aus Ihnen herauskommt, klebt ziemlich viel Zeug dran. Ich möchte nicht allzu sehr ins Detail gehen, aber ein großer Teil davon ist Blut; außerdem natürlich ein bisschen Fruchtwasser und eine wachsartige Schicht, die sogenannte Käseschmiere, die das Kind im Mutterleib vor Infektionen geschützt hat. Irgendwann wird wahrscheinlich jemand den Vorschlag machen, all das abzuwaschen.

Ich erinnere mich noch, wie eine Krankenschwester versucht hat, uns zu zeigen, wie wir Penelope in einer Babywanne baden können, es war vermutlich am Tag nach ihrer Geburt. Wir schauten uns alles genau an und kamen überein, dass wir das unmöglich schaffen und lieber warten würden, bis unsere Tochter das allein kann. Wir hielten etwa zwei Wochen durch, dann ertrugen wir die Milchreste nicht mehr, die in Penelopes geballten Fäustchen vergammelten. Wir hielten dieses erste Bad in Bildern fest, auf denen ein völlig panischer Säugling zu sehen ist, der uns diese Untat vermutlich noch immer nicht verziehen hat.

Aber ich schweife ab.

Es war früher üblich, das Neugeborene mehr oder weniger in den ersten Minuten nach der Geburt zu baden, teilweise noch bevor es der Mutter übergeben wurde. Aus zwei Gründen ist man inzwischen davon abgekommen. Erstens geht der Trend dahin, sofort Hautkontakt zwischen Mutter und Kind zu ermöglichen (mehr dazu später) und die beiden nach der Geburt ein paar Stunden in Ruhe zu lassen. Einer der Vorteile dieses unmittelbaren Hautkontakts ist offensichtlich die Erleichterung des Stillens. Aus dem Grund wird vermutlich auch das erste Bad um ein paar Stunden hinausgeschoben.[1] Da es kein Argument für das sofortige Bad gibt, ist dies durchaus sinnvoll. Abgesehen davon fürchtet man, das Baby könne durch das Wasser auskühlen, da Neugeborene manchmal Probleme haben, die Körpertemperatur aufrechtzuerhalten. Das Baden und vor allem, dass sie direkt nach dem Herausnehmen aus dem Wasser nass sind, könnte einen negativen Einfluss haben. Dies allerdings wird von der Datenlage nicht gestützt. Die Studien, die das Baden sofort nach der Geburt auswerteten, können keinen Einfluss auf die Körpertemperatur des Säuglings nachweisen.[2]

Es gibt Hinweise darauf, dass die Körpertemperatur von Babys, die mit einem Waschlappen gewaschen werden, kurzfristig (während des Waschens und unmittelbar danach) stärker schwankt,[3] da sie etwas länger feucht und unbekleidet der Luft ausgesetzt sind. Die Schwankung selbst ist gar nicht so sehr das Problem. Sie kann aber als Symptom einer Infektion fehlinterpretiert werden, was womöglich unnötige medizinische Interventionen nach sich zieht. Aus diesem Grund bevorzugen die meisten Kliniken das Wannenbad.

Baden ist somit kein schrecklicher Fehler, es gibt dafür nur abgesehen vom Ekelfaktor keinen guten Grund. Das Blut und die Schmiere kann man zum großen Teil einfach abwischen. Ich weiß nicht, ob ich das verraten sollte, aber mein Sohn Finn wurde im Krankenhaus überhaupt nicht gebadet, und zu Hause warteten wir die familienüblichen zwei Wochen. Das hat ihm offenbar nicht geschadet, und so wie Finn beim ersten Bad reagierte, ist Jesse nach wie vor der Ansicht, dass es immer noch nicht lange genug war.

Blut- und Hörtests

Die Zeit im Krankenhaus wird unter anderem für mindestens zwei Untersuchungen am Neugeborenen genutzt: ein Blutscreening und einen Hörtest. (Nach einer Hausgeburt oder wenn Sie ambulant entbunden haben, kümmert sich die Kinderärztin oder der Kinderarzt bei der entsprechenden Vorsorgeuntersuchung darum. Das Blutscreening kann unter Umständen auch die Hebamme übernehmen.)

Das Blut wird auf eine große Bandbreite von Erkrankungen untersucht, die meisten davon sind Stoffwechselerkrankungen, die die Verarbeitung bestimmter Eiweiße oder die Enzymproduktion betreffen.

Ein gutes Beispiel und die bei diesem Screening am häufigsten entdeckte Krankheit ist die Phenylketonurie, eine genetische Erkrankung, die bei etwa 1 von 10 000 Kindern vorkommt. Den Betroffenen fehlt ein bestimmtes Enzym, das die Aminosäure Phenylalanin in eine andere Aminosäure zerlegt. Weil Eiweiß sehr viel Phenylalanin enthält, müssen betroffene Menschen auf eine eiweißarme Ernährung achten. Sonst kann sich das Eiweiß im Körper, auch im Gehirn anreichern, was zu schweren Erkrankungen (unter anderem geistiger Behinderung) führen und sogar tödlich sein kann. Eine diagnostizierte Phenylketonurie kann man durch eine entsprechende Diät gut in den Griff bekommen, ihre negativen Folgen lassen sich vermeiden. Wenn sie allerdings nicht gleich nach der Geburt entdeckt wird, kann das Hirn sehr schnell Schaden erleiden, da sowohl Muttermilch als auch Milchpulver durchaus relevante Mengen an Eiweiß enthalten. Das heißt, ohne die frühzeitige Blutuntersuchung würde man die Erkrankung zu spät erkennen.

Aus diesen Gründen ist der Test auf diese und weitere Erkrankungen ausgesprochen wichtig für die Gesundheit Ihres Kindes. Dazu reicht ein kleiner Pikser in die Ferse, der mit keinerlei Risiken verbunden ist. Wenn Ihr Baby von keiner dieser Krankheiten betroffen ist (das mit Abstand wahrscheinlichste Szenario), hören Sie nichts mehr davon.

Das Klinikpersonal wird darüber hinaus auch einen Hörtest durchführen, für den ein großer und komplizierter Apparat vonnöten ist. Manchmal wird dieser ins Zimmer gefahren, manchmal wird der Test auch in einem anderen Raum durchgeführt. Relativ viele Kinder (1 bis 3 von 1000) sind von Gehörschäden betroffen. Inzwischen wird immer größerer Wert darauf gelegt, dies frühzeitig festzustellen, da schnelle Hilfe (durch Hörgeräte oder Implantate) den Spracherwerb erleichtert und spätere Behandlungen häufig überflüssig macht.

Wie Sie sich sicher vorstellen können, läuft ein Hörtest bei einem Neugeborenen anders ab als bei einem Erwachsenen: Säuglinge können die Hand nicht heben, wenn sie einen Pieps hören, und ehrlich gesagt verschlafen die meisten von ihnen die Untersuchung. Daher werden Sensoren oder Ohrsonden eingesetzt, mit denen sich feststellen lässt, ob Mittel- und Innenohr die normalen Reaktionen auf bestimmte Töne zeigen.[4]

Diese Tests erfassen Hörschäden sehr zuverlässig (in 85 bis 100 Prozent der Fälle), liefern aber zugleich auch viele falsch positive Ergebnisse. Es gibt bei diesem Test eine geschätzte »Durchfallquote« von 4 Prozent, während in Wahrheit nur 0,1 bis 0,3 Prozent der Babys tatsächlich Probleme mit dem Hören haben. Die betroffenen Kinder werden in der Regel an ein spezialisiertes Hörzentrum überwiesen, was durchaus sinnvoll ist, da Gehörschäden aus den genannten Gründen unbedingt rechtzeitig diagnostiziert werden sollten. Man darf dabei jedoch nicht vergessen, dass ein Großteil dieser Kinder in Wahrheit gar keine Hörprobleme hat. Wenn Ihr Kind bei der ersten Runde »durchfällt«, sollten Sie noch im Krankenhaus einen zweiten Versuch durchführen lassen, denn dabei werden viele falsch positive Ergebnisse korrigiert.

Rooming-in

In den ersten Tagen im Krankenhaus werden Sie die meiste Zeit gemeinsam mit Ihrem Baby verbringen. Es stellt sich aber die Frage, ob Sie es wirklich rund um die Uhr bei sich haben wollen. Gebären ist extrem anstrengend, und viele Frauen können sehr schlecht schlafen, wenn ihr Kind sich im gleichen Zimmer befindet. In früheren Zeiten wurde auf den Wöchnerinnenstationen Wert darauf gelegt, Frauen zur Erholung und Genesung hin und wieder ein paar Stunden von ihren Kindern zu trennen.

Das ist heute ganz anders. In den letzten Jahrzehnten kamen die »babyfreundlichen« Kliniken auf. Nun sollte man davon ausgehen, dass dies auf alle Kliniken zutrifft, doch seit Einführung der WHO/UNICEF-Initiative »Babyfreundlich« im Jahr 1991 ist damit etwas ganz Konkretes gemeint: Es geht darum, durch bestimmte Maßnahmen das Stillen zu fördern. Dazu gehört, die Kinder nur dann mit Säuglingsnahrung zu füttern, wenn es medizinisch notwendig ist, ihnen keine Schnuller zu geben und die Mütter über die Vorteile des Stillens aufzuklären. Ich gehe jetzt nicht genauer auf das Stillen ein, weil dem Thema weiter hinten ein ganzer Abschnitt gewidmet ist. Darin behandle ich auch die höchst kontroverse Schnuller-Weglass-Problematik

Zusätzlich zu den genannten Punkten müssen die babyfreundlichen Kliniken auch das Rooming-in praktizieren. Das bedeutet, dass Mutter und Kind sich rund um die Uhr im gleichen Raum aufhalten, außer, es ist aus medizinischen Gründen notwendig, das Kind aus dem Zimmer zu holen. Das klingt erst einmal großartig – warum sollte eine Mutter von ihrem Baby getrennt sein wollen? Und es kann auch wirklich ganz wunderbar sein. Als Finn geboren wurde, lag ich in einem Geburtszimmer mit einem riesigen Bett, in dem mein Sohn und ich den ganzen Tag zusammen verbrachten. (Dank an das Women and Infants Hospital in Rhode Island!) Es war darin auch für Jesse noch genug Platz, sodass wir mit Finn zwischen uns abwechselnd schlafen konnten. Ich empfinde diese zwölf Stunden als einen ganz großartigen Start in Finns Leben.

Allerdings ist so etwas nicht die Regel. Normalerweise liegt die Mutter in einem ganz normalen Krankenzimmer und ihr Baby in einer Wiege neben ihr, was deutlich weniger bequem ist. Denn Babys geben jede Menge seltsamer Geräusche von sich, und wenn sie wirklich ununterbrochen neben einem liegen, kriegt man möglicherweise überhaupt keinen Schlaf. Bevor ich Penelope bekam, rieten mir mehrere befreundete Mütter, sie wenigstens für ein paar Stunden auf die Säuglingsstation bringen zu lassen, um etwas schlafen zu können. Was ich auch tat (das Prentice Hospital in Chicago lief damals noch nicht unter »babyfreundlich«).

Es gibt hinsichtlich des Rooming-ins unterschiedliche Ansichten. Es ist allerdings immer schwierig, Empfehlungen abzugeben und Regeln aufzustellen, die die Präferenzen der Betroffenen komplett ausblenden. Andererseits gibt es durchaus Belege dafür, dass Rooming-in für viele Frauen sehr vorteilhaft ist. Wenn eine Frau beispielsweise während der Schwangerschaft Opioide konsumiert hat und ihr Baby am Neonatalen Abstinenzsyndrom (NAS) leidet, kann die Nähe sowohl für das Kind als auch für die Mutter heilsam sein. Es gibt somit durchaus Gründe dafür, sowohl die Frauen als auch die Krankenhäuser dazu zu ermutigen.

Mir jedoch geht es in diesem Buch nicht darum, bestimmte Regeln und Empfehlungen zu kommentieren, sondern auszuwerten, was für Möglichkeiten einem die Forschung eröffnet, vorausgesetzt, man hat die Wahl. Sie können sich also in einem nicht babyfreundlichen Krankenhaus für oder gegen das Baby im Zimmer entscheiden – oder auch von vornherein ein Krankenhaus wählen, das Ihren Präferenzen entspricht.

Die Abwägung ist hier ziemlich klar: Rooming-in bedeutet weniger Schlaf, aber eventuell Vorteile für das Baby. Es ist sozusagen Ihr erster Schlaftest. Sind die Vorteile so groß, dass sie Schlafmangel in den ersten Tagen aufwiegen? Dazu müssen wir mehr wissen, wozu wir Daten brauchen.

Vor allem soll das gemeinsame Zimmer für Mutter und Baby den Stillerfolg verbessern. Doch dafür gibt es nicht allzu viele Belege. Natürlich korreliert beides: Frauen, die ihr Baby im Zimmer behalten wollen, stillen häufiger, doch daraus lässt sich noch lange kein Kausalzusammenhang ableiten, denn diese Frauen sind auch in anderer Hinsicht anders. Vor allem *wollen* diese Frauen stillen, sie behalten ihr Kind bei sich, um es in Ruhe auszuprobieren. Dann würde der Stillwunsch das Rooming-in nach sich ziehen und nicht umgekehrt.

Sofern es überhaupt Daten gibt, sind die Resultate gemischt. Eine große Schweizer Studie zeigt, dass Babys, die dort in babyfreundlichen Krankenhäusern zur Welt kommen, häufiger gestillt werden als anderswo geborene Kinder. Doch es ist schwer zu sagen, ob dies auf das Rooming-in oder auf andere Faktoren zurückzuführen ist.[5] Denn diese Kliniken unterschieden sich noch in anderen Aspekten, und es konnte nicht überprüft werden, wer sich für diese Art Klinik entscheidet – womöglich vor allem Frauen, die sowieso vorhaben, zu stillen.

Um solche Fragen zu beantworten, wäre der sogenannte Goldstandard eigentlich eine randomisierte Studie. Auf dieses Verfahren werde ich später noch mal ausführlicher zu sprechen kommen, wenn es um das Thema Stillen geht. In diesem Fall müsste das so ablaufen: Man nehme eine Gruppe von Frauen und teile sie nach dem Zufallsprinzip in zwei Gruppen mit und ohne Rooming-in. Ansonsten werden sie gleich behandelt. Wegen des Zufallsprinzips könnte man aus einem Vergleich nun zuverlässige Schlüsse ziehen. Wenn die Rooming-in-Gruppe eine höhere Stillquote aufweist, könnte man das Stillen auf das gemeinsame Zimmer für Mutter und Kind zurückführen. Wenn sich die Stillquote nicht unterscheidet, besteht dazwischen eher kein Zusammenhang.

Zu dieser Fragestellung gibt es tatsächlich eine Studie mit 176 Frauen, die nicht besonders ermutigend ausfällt. Es konnte kein Einfluss auf die Stillquote im Alter von sechs Monaten und auf die mittlere Stillzeit nachgewiesen werden.[6] Zwar wurden etwas mehr Babys im Alter von vier Tagen gestillt, doch diese Zahl ist schwer zu interpretieren, da die Forschenden einen Teil der Frauen ermutigten, nach einem festen Zeitplan zu stillen.

Ob das Rooming-in einen positiven Einfluss auf das Stillen hat, lässt sich anhand dieser Daten also nicht richtig beurteilen; bestenfalls werden bestimmte Effekte ausgeschlossen. Von den Kliniken, die das Rooming-in favorisieren, werden Sie jedoch hören, es spräche zumindest nichts dagegen, weswegen man es praktizieren sollte, auch wenn der Nutzen nicht sicher nachgewiesen ist.

Das wiederum muss nicht ganz stimmen: Es könnte auch einen sehr guten Grund geben, sich dagegen zu entscheiden. Frauen sind in den Tagen nach der Entbindung häufig sehr erschöpft. Im Krankenhaus bekommen die Mütter vermutlich mehr Unterstützung als zu Hause, sie können davon profitieren, wenn ihr Kind professionell auf der Säuglingsstation betreut wird. Manche Mütter entscheiden sich vielleicht leichter für diese Möglichkeit, wenn sie wissen, dass die Daten nicht eindeutig für das Mutter-Kind-Zimmer sprechen.

Abgesehen davon könnte mit dem Rooming-in auch ein (kleines) Risiko verbunden sein. Viele Frauen schlafen während des Stillens ein, was umso wahrscheinlicher ist, je müder sie sind. Der Schlafmangel könnte das Risiko erhöhen, dem Baby ernsthaften Schaden zuzufügen, weil die erschöpfte Mutter mit dem Kind im Arm einschläft.[7] Es gibt gegen das Schlafen im gemeinsamen Bett generell Sicherheitsbedenken, egal, ob im Krankenhaus oder zu Hause (dazu mehr in Kapitel 6). Ein Artikel aus dem Jahr 2014 berichtet von 18 Fällen, in denen Säuglinge gestorben sind oder fast gestorben wären, weil sie im Krankenhaus ihr Bett mit der Mutter teilten.[8] Die entsprechende Studie war nicht darauf ausgelegt, generelle Aussagen über Risiken zu treffen, sondern sammelte nur Fallbeispiele, um zu belegen, dass die Möglichkeit bestand.

Eine andere Studie berichtete, dass 14 Prozent der in babyfreundlichen Krankenhäusern geborenen Säuglinge »Gefahr liefen«, aus dem Bett zu fallen, weil ihre Mütter beim Stillen einschliefen.[9] Noch einmal der Deutlichkeit halber: Nicht 14 Prozent der Säuglinge waren tatsächlich gefallen, es waren nur die, bei denen die Krankenschwestern diese Gefahr gesehen hatten.

Die wichtigste Schlussfolgerung aus diesen Ergebnissen lautet aus meiner Sicht folgendermaßen: Wenn die Möglichkeit besteht, Ihr Baby ein paar Stunden auf die Säuglingsstation bringen zu lassen, und Sie das möchten, dann sollten Sie es ohne Schuldgefühle zulassen. Es gibt keine belastbaren Daten, dass dies Ihre Stillbemühungen beeinträchtigen könnte, wenn Ihnen das wichtig ist. Und falls Sie mit Ihrem Baby im Arm einschlafen, weil Sie zu müde waren, es noch hinzulegen, dann bitten Sie um Hilfe.

Das Unerwartete

Gewichtsverlust

Viele frischgebackene Eltern sind nicht darauf vorbereitet, wie akribisch das gesamte Klinikpersonal das Gewicht ihres Säuglings überwacht. Wenn Sie das Glück hatten, nach einer unproblematischen Schwangerschaft ein gesundes Kind zur Welt gebracht zu haben, werden die Gespräche in der Klinik nun hauptsächlich um die Nahrungsaufnahme und das Gewicht Ihres Kindes kreisen. Selbstverständlich möchten Sie, dass es Ihrem Baby gut geht, und sein Gewicht ist dafür ein entscheidender Gradmesser. Doch wenn Sie gerade erst entbunden haben und es zum ersten Mal mit dem Stillen versuchen, kann es ziemlich belastend sein, ständig mit dem Thema konfrontiert zu werden. Vielleicht haben Sie den Eindruck zu versagen – Sie haben sich doch solche Mühe gegeben, damit Ihr Baby in Ihrem Bauch wächst und gedeiht, und jetzt kriegen Sie es nicht auf die Reihe. (Das stimmt natürlich nicht! Es fühlt sich nur so an!)

In der Klinik wird das Gewicht des Säuglings penibel kontrolliert. Er wird etwa alle zwölf Stunden gewogen, und es kann sein, dass man die Mutter über jegliche Veränderung sofort in Kenntnis setzt. Am Tag nach Penelopes Geburt teilte man mir um zwei Uhr morgens mit, sie habe 11 Prozent ihres Geburtsgewichts verloren, und wir müssten umgehend mit der Zufütterung beginnen. Ich war allein, verschlafen und verwirrt und auf diese Entscheidung überhaupt nicht vorbereitet. Was ich daraus schloss: Ich hätte meinen Mann nicht zum Schlafen nach Hause gehen lassen dürfen, und es wäre besser gewesen, mich vorab mit dem Thema zu beschäftigen.

Weil so viel Wert auf das Gewicht gelegt wird, ist es hilfreich, wenn Sie vorbereitet sind. Die wichtigste Information zuerst: Fast alle Babys verlieren nach der Geburt Gewicht, Stillbabys sogar etwas mehr als andere. Warum das so ist, ist gut erforscht. Im Mutterleib wird das Kind über die Nabelschnur mit Nährstoffen und Kalorien versorgt. Wenn es geboren ist, muss es erst einmal herausfinden, wie Essen geht. Das ist kompliziert (für Mutter und Kind), und in den ersten Tagen haben die Mütter meist nur wenig Milch. Auch wenn diese Vormilch, auch Kolostrum genannt, tatsächlich so ein Wundermittel ist, wie die Stillberaterinnen behaupten, viel davon ist nicht da (vor allem nicht beim ersten Kind).

Da also ein gewisser Gewichtsverlust zu erwarten ist, sollten Sie das zwar sorgfältig beobachten, aber zugleich sicherstellen, dass Sie aufgrund der engmaschigen Kontrolle nicht überreagieren. Es gibt durchaus gute Gründe, das Gewicht zu überwachen. Nicht der Gewichtsverlust an und für sich ist ein Problem, doch wenn er überdurchschnittlich ausfällt, weist er auf Probleme beim Füttern hin – zum Beispiel, dass es mit dem Stillen noch nicht richtig klappt. Das wiederum kann beim Neugeborenen zu Flüssigkeitsmangel und möglicherweise zu Dehydrierung führen. Dann fällt es dem Baby noch schwerer, Nahrung zu sich zu nehmen – eine Abwärtsspirale. Im Prinzip kann dies zwar schwerwiegende Folgen haben, doch die sind selten.

Man überwacht das Gewicht, um Probleme frühzeitig ausmachen zu können, solange sie noch gut lösbar sind; für eine fundierte Einschätzung sollte man also wissen, wie viel Gewicht Neugeborene üblicherweise verlieren. Denn ganz allgemein stuft man etwas dann als Problem ein, wenn es sich weit außerhalb eines bestimmten Bereichs bewegt. Es gibt keine biologischen Erkenntnisse, die darauf hindeuten, dass ein Gewichtsverlust von etwa 10 Prozent Probleme verursachen könnte. Wenn die überwiegende Mehrzahl aller Babys etwa so viel Gewicht verliert, gibt es somit keinen Grund zur Sorge, wenn dies bei einem Kind passiert.

Um beim Gewichtsverlust von Neugeborenen einen Normalbereich zu definieren, braucht man Zahlenmaterial, und das war bis vor Kurzem gar nicht so leicht verfügbar. Glücklicherweise publizierte 2015 eine Forschungsgruppe einen sehr hilfreichen Artikel in der Zeitschrift *Pediatrics*, für den Krankenhausunterlagen von 160 000 Geburten ausgewertet wurden, um den Gewichtsverlust gestillter Kinder in den Stunden nach der Geburt grafisch darzustellen.[10]

Im Folgenden finden Sie zwei Grafiken der Studie, die sich auf gestillte Kinder beziehen (mehr zu Flaschennahrung im Anschluss). Es wurde zwischen vaginal und durch Kaiserschnitt entbundenen Kindern unterschieden. Die Horizontale zeigt das Alter der Kinder in Stunden, die Vertikale den Gewichtsverlust in Prozent. Die Kurven belegen, dass es deutliche Unterschiede gibt. Noch eine Erklärung zum Begriff »Perzentile«. Die körperliche Entwicklung von Kindern wird oft anhand von Perzentilenkurven erfasst. Im Vorsorgeuntersuchungsheft Ihres Kindes finden Sie entsprechende Tabellen, in denen Gewicht, Körpergröße und Kopfumfang eingetragen werden. Die Kinderärztin oder der Kinderarzt werden darin die gemessenen Werte vermerken. So können Sie schnell sehen, wie Ihr Kind sich im Verhältnis zum Durchschnitt entwickelt. Auch in den folgenden Grafiken wird mit Perzentilen gearbeitet. So zeigt die oberste Kurve jeweils den Gewichtsverlust im Zeitverlauf auf der 50. Perzentile, was so viel bedeutet wie 50 Prozent der Kinder haben einen solchen Verlauf. Die unterste Kurve dagegen zeigt den Gewichtsverlust im Zeitverlauf auf der 95. Perzentile, was heißt, dass 5 Prozent der Kinder einen schlechteren Verlauf haben und 95 Prozent einen günstigeren.

Vaginalgeburt

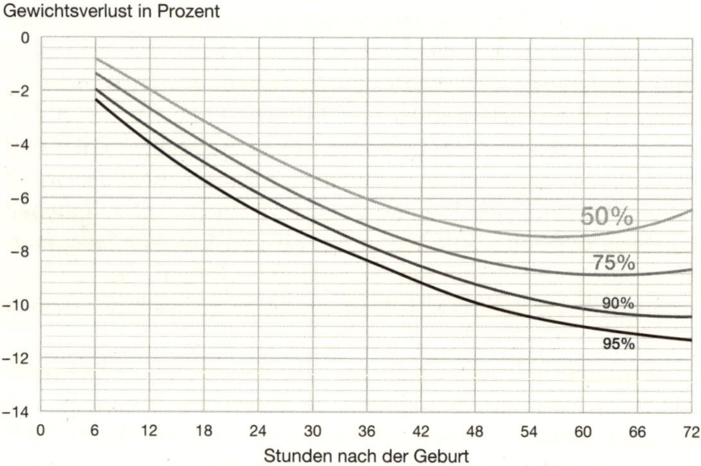

Diesen Grafiken können Sie den durchschnittlichen Gewichtsverlust und die Bandbreite entnehmen. So haben vaginal gebo-

Kaiserschnitt

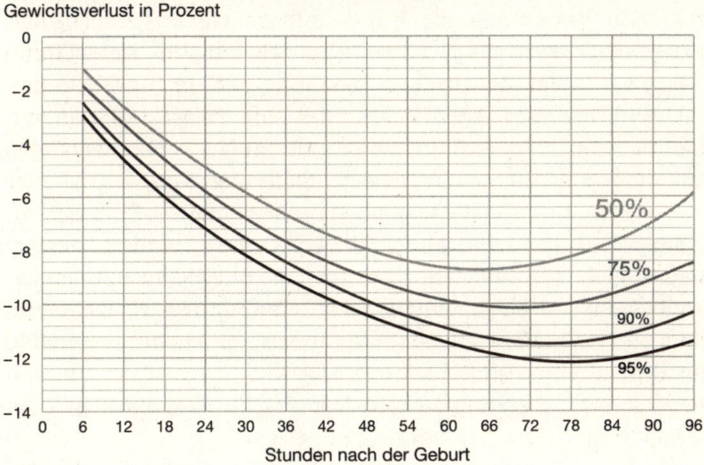

rene Babys nach 48 Stunden durchschnittlich 7 Prozent ihres Körpergewichts verloren. Nur bei 5 Prozent aller Babys sind es mehr als 10 Prozent. Zumindest einige Babys verlieren noch bis 72 Stunden nach der Geburt Gewicht.

Durch Kaiserschnitt entbundene Kinder scheinen anfangs im Durchschnitt etwas mehr Gewicht zu verlieren. Die entsprechende Grafik deckt auch einen etwas größeren Zeitraum ab, da diese Kinder üblicherweise etwas länger in der Klinik bleiben (was mit der längeren Genesungszeit der Mütter zusammenhängt).

Wofür sind solche Grafiken gut? Vor allem können Ärztinnen und Ärzte (und grundsätzlich auch Eltern) daran ablesen, ob der Gewichtsverlust eines Kindes im Normalbereich liegt oder außerhalb des Durchschnitts. Unter anderem zeigen die Kurven, dass per Kaiserschnitt geborene Kinder generell etwas mehr Gewicht verlieren und man in diesem Fall nicht unbedingt sofort etwas unternehmen muss.

Aus dem genannten Artikel entstand eine Website auf Englisch, www.newbornweight.org, auf der Eltern Geburtszeit, Entbindungsmethode, Fütterungsmethode, Geburtsgewicht und aktuelles Gewicht ihres Babys eingeben können. Sie erfahren dann, wo in der statistischen Verteilung sich ihr Kind befindet. (Deutschsprachige Alternativen sind zum Beispiel die Perzentilenrechner auf www.nutricia.de oder auf www.kinderarzt.at, allerdings können Sie da weniger Details angeben.)

Die Klinik, in der Penelope geboren wurde, bestand darauf, einem Kind, das mehr als 10 Prozent Gewicht verliert, Zusatznahrung zu verabreichen. Wie man den Grafiken entnehmen kann, hängt es entscheidend vom Zeitpunkt des Wiegens und dem einzelnen Baby ab, ob diese Grenze Sinn ergibt. 72 Stunden nach der Geburt sind 10 Prozent Gewichtsverlust im Normalbereich. Nach 12 Stunden wäre der gleiche Wert statistisch gesehen definitiv ein Sonderfall.

Die beiden Grafiken beziehen sich auf Stillkinder. Mit der Flasche gefütterte Kinder verlieren deutlich weniger Gewicht (im Gegensatz zur Muttermilch braucht Milchpulver keine Zeit zum »Einschießen«). Zum Vergleich: Gestillte Kinder haben nach 48 Stunden durchschnittlich 7 Prozent Gewicht verloren, mit der Flasche gefütterte nur 3 Prozent. Bei diesen Kindern ist ein Gewichtsverlust von mehr als 7 bis 8 Prozent sehr ungewöhnlich. Im oben genannten Artikel wurde auch für flaschengefütterte Kinder der Gewichtsverlust im Zeitverlauf genauer untersucht, mit dem Tool auf der Website lässt sich auch hier der individuelle Fall einordnen.

Was sollten Sie tun, wenn Sie, wie ich, feststellen, dass Ihr Kind sich unterhalb eines bestimmten Limits befindet? In der Regel empfehlen die Kliniken dann, Milchpulver oder, wenn möglich, Spenderinnen-Milch zuzufüttern. In früheren Zeiten griff man auf Wasser oder Zuckerwasser zurück, davon würde heute aber dringend abgeraten.

Sie werden sich in diesem Fall vermutlich fragen, ob die Zusatznahrung nicht das Stillen erschwert – ich jedenfalls machte mir darüber Gedanken. Doch dafür gibt es wenig Belege (es ist auch ziemlich schwierig, den Einfluss einer kleinen Menge Säuglingsnahrung isoliert zu untersuchen). Nach allem, was bekannt ist, müssen Sie nicht fürchten, Sie könnten nicht mehr stillen (falls Sie das vorhaben), wenn Sie eine kurze Zeit die Flasche geben.[11] Da das Zufüttern selten früher als 48 oder 72 Stunden nach der Geburt empfohlen wird, ist es hilfreich, die Gewichtsentwicklung vorher im Auge zu behalten. Wenn das Baby sehr schnell Gewicht verliert, sollte man herausfinden, woran das liegt.

Eine abschließende Bemerkung: Gewichtsverlust kann ein Zeichen von Dehydrierung sein, das ist die Hauptsorge dahinter. Doch das können Sie sehr einfach selbst beurteilen. Wenn Ihr Baby regelmäßig in die Windeln macht und keine trockene Zunge hat, ist Flüssigkeitsmangel sehr unwahrscheinlich. Im umgekehrten Fall, also bei trockener Zunge und Windel, ist Zufüttern vielleicht sinnvoll, auch wenn das Kind nicht allzu viel Gewicht verloren hat.

Die extreme Aufmerksamkeit, die der Ernährung und dem Gewicht eines Babys gewidmet wird, kann frischgebackene Eltern sehr leicht in Alarmstimmung versetzen (mir ging es jedenfalls so). Die Datenlage hierzu ist in jeder Hinsicht beruhigend: Ein signifikanter Gewichtsverlust ist völlig normal und sogar zu erwarten – kein Grund zur Panik! Und falls Sie Säuglingsnahrung zufüttern müssen, gilt ebenfalls: keine Panik!

Gelbsucht

Beim ersten Kind sind Überraschungen an der Tagesordnung, das wissen die meisten Eltern. Selbst ich als extreme Neurotikerin hatte mich darauf eingestellt, dass mich das eine oder andere unvorbereitet treffen würde. So hatten wir zum Beispiel nicht an Babykleidung gedacht, die Luft an den Nabel ließ, damit er abheilte. Noteinkäufe beim Babyausstatter waren an der Tagesordnung.

Beim zweiten Kind glaubt man zu wissen, was man tut. Vor

Finns Geburt fühlte ich mich gut vorbereitet. Ich hatte die richtigen Klamotten, ich hatte eine Wiege. Ich hatte sogar die nötigen Daten zum Gewichtsverlust parat, falls das Thema aufkommen würde (was nicht der Fall war). Ganz bestimmt würde es kein medizinisches oder sonstiges Problem geben, für das ich nicht gewappnet war. Damit lag ich aber ziemlich daneben. Zwei Tage, nachdem wir aus der Klinik gekommen waren, rief Finns Kinderärztin an: Finn hatte Gelbsucht. Also hetzte ich mit ihm in seinem Säuglings-Winterteddyanzug zurück in die Klinik, wo wir eine weitere Nacht verbrachten. Das beweist vor allem, dass ich nichts aus meinem übersteigerten Selbstbewusstsein lerne und mich immer wieder davon überraschen lasse.

Bei einer Gelbsucht ist die Leber nicht mehr in der Lage, Bilirubin, ein Abbauprodukt des roten Blutfarbstoffs, zu zerlegen. Auch Erwachsene können an Gelbsucht erkranken, wenn die Leber streikt. Aber Säuglinge sind für Gelbsucht aus verschiedenen Gründen anfälliger, man spricht auch von Neugeborenengelbsucht. Kurz nach der Geburt werden mehr rote Blutkörperchen abgebaut, weswegen die Leber mit größeren Mengen Bilirubin konfrontiert ist. Dieses Organ ist zu dem Zeitpunkt noch unreif und kann mit der Umwandlung solcher Mengen, die dann über den Darm ausgeschieden werden, überfordert sein. Außerdem nehmen Babys in den ersten Tagen ihres Lebens nicht allzu viel Nahrung auf, weswegen das Bilirubin länger im Darm bleibt und von dort wieder in den Blutkreislauf gelangen kann.

In hohen Konzentrationen wirkt Bilirubin neurotoxisch (es kann das Nervensystem schädigen), weswegen starke Gelbsucht eine sehr ernste Erkrankung ist. Unbehandelte schwere Fälle können zu einem Kernikterus (auch Bilirubinenzephalopathie) führen, einer dauerhaften Schädigung des zentralen Nervensystems. Daher wird Gelbsucht nicht auf die leichte Schulter genommen, auch wenn sie in den allermeisten Fällen – selbst unbehandelt – nicht zu einem Kernikterus führt. Außerdem kommt die Erkrankung extrem häufig vor, insbesondere bei gestillten Babys: etwa 50 Prozent aller Neugeborenen leiden in irgendeiner Form daran. Oft treten die ersten Symptome um den zweiten bis dritten Lebenstag auf und sind nach zehn bis 14 Tagen wieder abgeklungen. Wichtig zu wissen: Die Hirnschäden treten überhaupt erst ab einer bestimmten Konzentration auf; in niedriger bis moderater Konzentration überwindet Bilirubin die Blut-Hirn-Schranke nicht und ist daher unschädlich.

Um Ihnen eine Vorstellung von der Höhe des Risikos zu vermitteln: In den USA gibt es jährlich zwei bis vier Fälle von Kernikterus – während jede Woche Zehntausende von Kindern wegen Gelbsucht behandelt werden. Um wirklich jeden einzelnen möglichen Fall von dauerhafter Schädigung auszuschließen, kommt in den USA eine relativ aggressive Therapie konsequent auch bei Kindern zum Einsatz, die vermutlich von selbst wieder gesund würden. Im deutschsprachigen Raum wird bei Neugeborenengelbsucht vor allem die Bilirubinkonzentration im Blut im Auge behalten. Behandelt wird erst, wenn ein bestimmter Grenzwert überstiegen ist. Außerdem wird auch der Allgemeinzustand berücksichtigt. Bei einem Baby, das gut trinkt und auch sonst vital wirkt, wird man die Behandlung gegebenenfalls eher hinauszögern. (In Deutschland rechnen die Ärzte mit etwa zwei bis sieben Kernikterusfällen im Jahr.)

Das erste Anzeichen für eine Gelbsucht kann eine Gelbfärbung der Haut sein (manchmal geht es auch mehr ins Orange). Allerdings ist allein die Tatsache, dass Ihr Baby gelb aussieht, kein Grund für eine Behandlung und die Farbe allein auch noch nicht die Diagnose. Als ich mit der vier Tage alten Penelope bei der Kinderärztin war, sagte die uns: »Die Leute werden sagen, dass sie gelb aussieht. Das können Sie einfach ignorieren.«

Bei den meisten Babys vergeht die Gelbsucht wieder, sobald sie mehr Nahrung aufnehmen und wachsen. Nur mit einem Test lässt sich herausfinden, ob ein kritischer Level an Bilirubin erreicht ist. Viele Kliniken machen das zuerst mit einem speziellen Licht, mit dem sich die Bilirubinkonzentration durch die Haut abschätzen lässt, und entscheiden dann, ob eine Blutuntersuchung nötig ist. Möglicherweise machen sie auch gleich einen

Bluttest. Dazu wird nicht viel Blut benötigt, es reichen ein, zwei Tropfen aus der Ferse. Als Ergebnis bekommt man eine Zahl mitgeteilt (11,4 oder 16,1 zum Beispiel) – je höher, desto schlechter.

Wie beim Gewichtsverlust hängt die Interpretation dieser Zahl vom Alter des Babys ab. Die Bilirubinkonzentration steigt typischerweise in den ersten Tagen nach der Geburt an, weswegen das Ergebnis zum Alter des Kindes ins Verhältnis gesetzt werden muss. Entschieden wird nun, ob der Level so hoch ist, dass eine Lichttherapie nötig ist, die üblicherweise in der Klinik durchgeführt wird. Dazu wird das Kind nackt (abgesehen von Windel und Augenschutz) in einen Kasten gelegt und mit fluoreszierendem blauem Licht bestrahlt. Dieses Licht zerlegt das Bilirubin in andere Stoffe, die dann über den Urin ausgeschieden werden. Die Behandlungsdauer kann einige Stunden bis einige Tage betragen, je nachdem, wie schwer die Erkrankung ist und wie schnell das Baby auf die Behandlung anspricht (zum Füttern wird es selbstverständlich herausgenommen). Währenddessen wird kontinuierlich das Blut untersucht, um die Behandlungsfortschritte zu überprüfen.

Ganz allgemein gilt: Je höher der Bilirubinwert, desto beunruhigender ist er. Aber ab welchem Level ist wirklich eine Behandlung nötig? Das hängt nicht nur vom genauen Alter des Kindes (in Stunden) ab, sondern auch von anderen Faktoren. Daher werden die Kinder in Risikokategorien eingeordnet: mit niedrigem Risiko (Geburt nach der 38. SSW und ansonsten gesund), mittlerem Risiko (Geburt zwischen der 36. und 38. SSW und gesund oder nach der 38. SSW, aber mit anderen Symptomen) oder mit hohem Risiko (Geburt in der 36. bis 38. SSW und mit anderen Symptomen). Entsprechend werden die Bilirubinwerte des Kindes mit Kurven (wie bei den vorigen Grafiken) verglichen. Sollten die Werte über dem Grenzwert liegen, beginnt man mit der Lichttherapie. Die folgende Grafik gilt für Babys mit niedrigem Risiko. Liegt der Wert im Alter von 72 Stunden über 17, sollte das Kind behandelt werden.[12] Bei Babys mit höherem Risiko wird der Grenzwert niedriger angesetzt, sie werden deutlich früher behandelt.

Babys mit niedrigem Risiko

(nach der 38. Schwangerschaftswoche geboren und gesund)

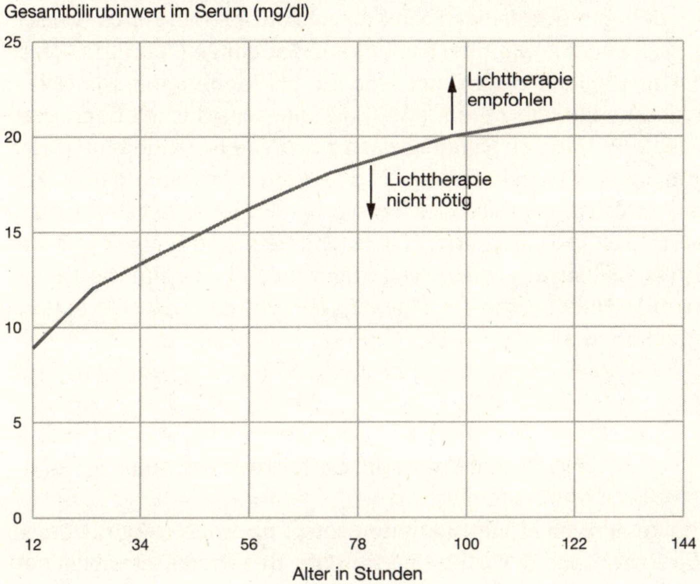

Wie für den Gewichtsverlust gibt es auch zur Gelbsucht eine Website, auf der Sie überprüfen können, ob der Wert bei Ihrem Kind einen kritischen Wert übersteigt. Sie ist zwar für Fachleute gedacht, aber auch für alle anderen zugänglich, die sich selber informieren möchten (www.bilitool.org).

Sie sollten wissen, dass sich die Richtlinien kontinuierlich verändern, und gerade geht der Trend wieder dahin, die Werte etwas großzügiger zu handhaben und erst bei schwereren Fällen einzugreifen. Wenn Ihr Baby betroffen ist, sollten Sie nachfragen, nach welchen Empfehlungen behandelt wird.

In äußerst seltenen Fällen benötigen extrem schwere oder zu lange unbehandelte Fälle von Gelbsucht eine andere Form der

Behandlung: Die letzte Option ist eine Austauschtransfusion, bei der das Blut des Säuglings komplett durch Spenderblut ersetzt wird. Diese Prozedur kann lebensrettend sein, ist aber dank des sorgfältigen frühzeitigen Monitorings nur extrem selten nötig.

Gelbsucht kommt bei bestimmten Säuglingen häufiger vor, so bei ausschließlich gestillten Kindern, bei Kindern mit asiatischen Wurzeln und falls Mutter und Kind unterschiedliche Blutgruppen haben. In seltenen Fällen können zugrunde liegende Bluterkrankungen die Neugeborenengelbsucht verschlimmern. Risikofaktoren dafür sind starker Gewichtsverlust und von der Entbindung herrührende Blutergüsse. Im Nachhinein betrachtet hätte uns Finns Gelbsucht weniger erstaunen müssen, da ihn die Geburt ziemlich mitgenommen hatte und er recht zerknautscht und lila angelaufen zur Welt kam.

Noch mal kurz zurück in den Kreißsaal

Einige ärztliche Eingriffe finden sofort nach der Geburt statt, in der Regel noch bevor Sie und Ihr Baby den Kreißsaal wieder verlassen. Dazu gehört die Abnabelung (hier stellt sich die Frage nach dem Zeitpunkt), eine Vitamin-K-Prophylaxe zur Verbesserung der Blutgerinnung und eine Augenbehandlung mit Antibiotika, um möglichen Komplikationen vorzubeugen, die sich aus einer unbehandelten sexuell übertragbaren Krankheit der Mutter ergeben könnten.

Ich habe diese Maßnahmen detailliert in *Das einzig wahre Schwangerschafts-Handbuch* diskutiert, aber da sie nach der Geburt stattfinden, fasse ich meine Schlussfolgerungen hier noch einmal zusammen.

Der Zeitpunkt der Abnabelung

Die Nabelschnur, über die das Baby im Mutterleib mit der Mutter verbunden ist, wird nach der Geburt durchtrennt – strittig ist allerdings der richtige Zeitpunkt. Soll sie sofort abgeklemmt werden, wie es Standard ist? Oder wartet man noch einige Minuten, bis das Neugeborene über die Nabelschnur noch etwas Blut aufgenommen hat, und durchtrennt sie erst dann? Letzteres wird als »verspätetes Abklemmen der Nabelschnur« bezeichnet. Als Argument dafür wird angeführt, das bis dahin noch aus der Plazenta aufgenommene Blut sei für das Neugeborene von großem Nutzen.

Bei zu früh geborenen Kindern sollte gemäß der Forschungslage abgewartet werden.[13] In randomisierten Studien wurde nachgewiesen, dass dadurch unter anderem das Blutvolumen erhöht und Anämie vorgebeugt wird sowie seltener Bluttransfusionen nötig sind. Auch bei reif geborenen Kindern spricht vieles für das verspätete Abklemmen der Nabelschnur, auch wenn die Daten hier weniger eindeutig sind.[14] Vor allem reduziert dieses Vorgehen das Risiko einer späteren Anämie und begünstigt die Speicherung von Eisen, erhöht aber auch leicht die Gefahr von Gelbsucht.

Unterm Strich wird inzwischen das spätere Abklemmen generell empfohlen, wenn nichts anderes dagegenspricht.

Vitamin K-Prophylaxe

Jahrzehntelang war es gängige Praxis, Neugeborenen innerhalb der ersten Stunden Vitamin K zu verabreichen, um Blutungen vorzubeugen. Ein zu niedriger Vitamin-K-Level kann bei 1,5 Prozent der Kinder in der ersten Lebenswoche zu spontanen Blutungen führen und wird mit später auftretenden sehr seltenen, aber schweren Blutungsstörungen in Verbindung gebracht. Eine Supplementierung mit Vitamin K kann dies verhindern.[15]

In den 1990er-Jahren gab es kurzzeitig eine wissenschaftliche Kontroverse wegen des Verdachts, diese Prophylaxe könnte das Risiko von Krebserkrankungen in der Kindheit erhöhen. Diese Befürchtung stützte sich auf sehr kleine Studien mit fragwürdigen Methoden, und Folgeuntersuchungen konnten diesen Zusammenhang widerlegen.[16] Die Maßnahme hat somit keine bekannten Nachteile, dafür viele nachweisbare Vorteile. (Und mein geschätzter medizinischer Fachlektor Adam plädiert nachdrücklich dafür!)

Antibiotikabehandlung der Augen

Falls die Mutter an einer unbehandelten sexuell übertragbaren Krankheit (insbesondere Gonorrhoe) leidet und ihr Kind vaginal geboren wird, besteht ein erhebliches Risiko, dass das Kind infolge der Infektion erblindet. Deswegen werden Kinder prophylaktisch mit antibiotischen Augensalben behandelt, was das Risiko einer Infektion um 85 bis 90 Prozent senken kann und keine bekannten Nachteile mit sich bringt. Der Grund für diese Behandlung wird allerdings immer seltener, da alle Schwangeren auf sexuell übertragbare Krankheiten getestet und gegebenenfalls behandelt werden. Wenn bei Ihnen kein Erkrankungsrisiko vorliegt, sind die Antibiotika überflüssig. In Deutschland wird diese Behandlung nicht routinemäßig durchgeführt, die Eltern müssen ihr zustimmen.

Unterm Strich

- Das Neugeborene schnellstmöglich zu baden ist unnötig, aber auch nicht schädlich. Wannenbäder sind besser als das Waschen mit Waschlappen.
- Das Rooming-in unterstützt den Stillerfolg nicht. Wenn Sie allerdings möchten, dass Ihr Baby in der Klinik die ganze Zeit bei Ihnen im Zimmer bleibt, sollten Sie darauf achten, nicht einzuschlafen, während Sie es im Arm halten oder es mit Ihnen im Bett liegt (mehr dazu in Kapitel 6).
- Der Gewichtsverlust des Neugeborenen sollte überwacht und mit den Durchschnittswerten verglichen werden. Das können Sie auch selbst auf Websites wie www.newbornweight.org (englisch) oder https://www.nutricia.de/services/risiko-tests/perzentilenrechner/(deutsch).
- Gelbsucht wird durch einen Bluttest diagnostiziert und sollte behandelt werden, wenn die Bilirubinwerte außerhalb des tolerierbaren Bereichs liegen. Auch das können Sie selbst überprüfen, zum Beispiel auf www.bilitool.org. Wenden Sie sich im Zweifel aber immer an eine Kinderärztin oder einen Kinderarzt.
- Die spätere Abnabelung ist tendenziell zu empfehlen, vor allem bei Frühgeborenen. Die Vitamin-K-Supplementierung ist eine gute Sache. Eine antibiotische Augenbehandlung ist bei den meisten Babys überflüssig, hat allerdings keine bekannten Nachteile. In Deutschland ist sie nicht vorgeschrieben.

2. Moment mal, ich soll es mit nach Hause nehmen?

Zwei Ereignisse aus Penelopes erster Zeit zu Hause sind mir förmlich ins Gedächtnis gebrannt: Zum einen ein Moment nach etwa drei Wochen, als ich hysterisch heulend auf einer Couch im Keller saß. Mir war da gerade klar geworden, dass ich in meinem ganzen Leben nie mehr ausgeschlafen sein würde (das traf nur teilweise zu). Doch vor allem erinnere ich mich an den Augenblick, als wir zu Hause ankamen. Penelope war unterwegs eingeschlafen. Wir gingen zur Hintertür rein. Ich trug den Babyautositz. Ich stellte ihn ab. Und ich weiß noch, wie ich dachte: *Irgendwann wird sie aufwachen. Und was machen wir dann?*

Vielleicht liegt es an dieser völligen Verunsicherung in jeder Hinsicht (die glücklicherweise bei weiteren Kindern in der Regel nachlässt), dass ganz kleine Sorgen plötzlich riesengroß werden. Bedenken Sie, dass Sie hundemüde sind und zugleich einer Herausforderung gegenüberstehen, die größer ist als alles, was Sie bisher gemeistert haben. Also seien Sie ein wenig nachsichtig mit sich, falls Ihnen manche Situationen absurd vorkommen.

So hatte man uns vor Verlassen des Krankenhauses gesagt, wir sollten Penelope Fäustlinge anziehen, um zu verhindern, dass sie sich kratzt. Als jedoch meine Mutter zu Besuch kam, erklärte sie uns, so würde unsere Tochter niemals lernen, ihre Hände zu benutzen. Wenn ich heute darüber nachdenke, weiß ich beim besten Willen nicht, warum mich das eine oder das andere sonderlich in Aufregung versetzte. Doch wenn ich meine Unterlagen von damals durchsehe, stoße ich auf einen Artikel mit dem Titel »Durch Fäustlinge verursachte Verletzungen bei Neugeborenen: Auswertung einer ungewöhnliche Darstellung dieses häufig übersehenen Problems und Übersicht über die Forschungsliteratur«.[17] Dies war offensichtlich der einzige Artikel, den ich zu diesem spannenden Thema finden konnte, und er deutet darauf hin, dass Verletzungen von Babys durch Fäustlinge häufiger vorkommen als die Verhinderung der Verletzung von Babys durch Fäustlinge. Es wird über 20 Fälle von Verletzungen seit den 1960er-Jahren berichtet. Ich halte es für nicht übertrieben zu behaupten, dass derartige Verletzungen selten vorkommen. Für die Behauptung, wegen der Fäustlinge würden Kinder nicht lernen, mit ihren Händen umzugehen, fand ich überhaupt keine Belege.

Ich erinnere mich, dass wir trotz der Befürchtung von Entwicklungsverzögerungen und Verletzungen bei den Fäustlingen blieben. Meine Mutter hatte während ihres Besuchs schon zuvor einen Teil ihrer Glaubwürdigkeit eingebüßt, indem sie (im Widerspruch zum Rat meiner Ärztin) darauf drang, ich solle nicht zu oft die Treppe rauf- und runtergehen.

Es würde den Umfang dieses (vermutlich jeden!) Buches sprengen, jede einzelne dieser unzähligen absurden Sorgen aufzunehmen. Es gibt auch ein paar Fragen, die ich schlicht nicht beantworten kann, zum Beispiel: Gibt es irgendeine Methode, mit der man die Flecken, die Kinderkacke in weißen Strampelanzügen hinterlässt, wieder rauskriegt? Vielleicht liefern die kommenden Jahrhunderte eine Antwort, dieses Buch jedenfalls nicht.

In Kapitel 2 gehe ich auf einige Fragen ein, die sich sehr früh stellen: Kontakt mit Krankheitserregern, Vitamin-D-Tabletten, Koliken und schließlich auch der Sinn (oder Unsinn) das Datensammelns. Solche Probleme mögen unwichtig und banal wirken, können frischgebackenen Eltern aber riesengroß vorkommen.

Nehmen wir zum Beispiel das Gefangenendilemma, auch Pucken genannt.

Pucken

Wenn die Hebammen oder Krankenschwestern in der Klinik Ihr Baby versorgen, kann es sein, dass Sie es in einem Tuch zurückbekommen, eingerollt wie ein Burrito. Im Krankenhaus wird das Pucktuch gehandhabt wie eine Zwangsjacke – da kommt kein Baby allein wieder raus.

Vielleicht zeigt Ihnen die Hebamme auch, wie man diese Tücher benutzt. Das sieht ganz einfach aus: falten, falten, einstecken, falten, einstecken, eine Differenzialgleichung lösen, noch mal einstecken, fertig!

Wenn man es dann zu Hause versucht, kriegt man es unmöglich genauso hin. Klar kann man sein Baby einwickeln, aber drei Minuten später sind die Arme schon wieder draußen, und es schlägt um sich. Dann fragt man sich, wie das noch mal ging: *falten, falten, einstecken oder falten, einstecken, falten oder einstecken, falten, falten, einstecken? Moment, kam da nicht eine Gleichung vor, oder hab ich mir das eingebildet?*

Ich empfehle Ihnen, aus den Fehlern von uns Vorgängerinnen zu lernen. Wenn Sie pucken wollen, können Sie kein ganz normales Tuch verwenden – das können nur Hebammen oder Säuglingsschwestern, Sie nicht! Glücklicherweise hat der Markt dieses Problem für uns gelöst: Es gibt eine ganze Reihe von speziellen Tüchern, mit denen es Ihnen gelingen wird, Ihr Baby so zu pucken, dass es sich nicht selbst befreien kann. Das Geheimnis besteht darin, dass man dabei ohne irgendwelche speziellen Faltungen auskommt – zum Beispiel einfach durch zig Quadratmeter Stoff oder einen Klettverschluss. Natürlich fragen Sie nun zu Recht, wozu das überhaupt gut sein soll. Gibt es dafür handfeste Argumente, oder sieht das einfach nur niedlich aus?

Man geht davon aus, dass gepuckte Babys länger und besser schlafen und weniger schreien. Wenn das zutrifft, sind das sehr gute Argumente, denn Schreien und Nichtschlafen gehört ganz offensichtlich zu den Lieblingsbeschäftigungen von Säuglingen.

Glücklicherweise ist dies nicht allzu schwierig zu erforschen, denn Schlaf ist ein sehr kurzfristig eintretender Effekt. Die Forschung kann ein und dasselbe Baby gepuckt und ungepuckt untersuchen – was die übliche Skepsis hinsichtlich sonstiger unterschiedlicher Behandlung durch die Eltern erübrigt.

Ein Beispiel: In einer Studie wurden 26 Babys unter drei Monaten beobachtet.[18] In einem Schlaflabor analysierte man ihr Schlafverhalten, während sie gepuckt und nicht gepuckt waren, wobei ein spezielles Tuch zum Einsatz kam, das ihre Bewegungen erfasste. Kurz gesagt handelte es sich um eine Art Schlafsack mit Reißverschluss (auch die Forschenden waren offenbar außerstande, ein Tuch ordnungsgemäß zu falten). Zusätzlich zu den Sensoren wurden die Babys auch auf Video aufgenommen, um herauszufinden, was sie so trieben, während sie schliefen.

Durch diese Untersuchung konnte der Nutzen des Puckens eindrucksvoll nachgewiesen werden. Gepuckt schliefen die Kinder insgesamt länger und verbrachten mehr Zeit in der REM-Phase. Der Artikel erklärte auch, warum: Das Pucken verbessert das Schlafverhalten, weil es die Erregung reduziert.[19]

Gepuckte Babys geraten zwar ebenso häufig in das erste Erregungsstadium (»Seufzen«), aber seltener ins zweite (»Aufschrecken«) oder ins dritte (»komplett wach«). Irgendetwas am Pucken scheint das zweite und dritte Stadium zu verhindern. Die Effekte sind signifikant: Laut Studie wurde bei 50 Prozent der nicht gepuckten Babys aus einem Seufzen ein Aufschrecken, bei den gepuckten Babys waren es nur 20 Prozent. Diese Ergebnisse aus dem Labor werden durch Beobachtungsdaten und deskriptive Studien gestützt.

Pucken kann auch das Schreien reduzieren, insbesondere bei zu früh geborenen Kindern oder solchen mit neurologischen Problemen. Es gibt mehrere kleine Studien zu Babys mit Hirnschäden oder dem neonatalen Abstinenzsyndrom, die belegen, dass konsequentes Pucken das Schreien reduziert.[20] Ob sich dies auch auf gesunde Babys, die viel schreien, übertragen lässt, bleibt offen, scheint aber durchaus plausibel.

Es gibt aber hinsichtlich des Puckens auch Bedenken und ein paar Vorsichtsmaßnahmen. Der Berufsverband der Kinder- und Jugendärzte in Deutschland warnt sogar ausdrücklich davor.[21] Wenn Kinder grundsätzlich die ganze Zeit sehr eng gepuckt werden (zum Beispiel, wenn sie zum Tragen auf sogenannte Wiegenbretter gebunden werden, wie es bei bestimmten indigenen Gruppen Nordamerikas üblich war), besteht das Risiko einer Hüftdysplasie.[22] Dabei handelt es sich um eine Fehlstellung des Hüftknochens in der Hüpfpfanne, was unbehandelt auf lange Sicht zu Schmerzen und Bewegungseinschränkungen führen kann. Die Hüftdysplasie lässt sich zwar durch Schienen oder Korsette behandeln (zum Beispiel Spreizhosen), banal ist diese Komplikation jedoch keineswegs. Die Gefahr besteht dann, wenn das Baby die Beine nicht in der Hüfte beugen kann, weswegen es wichtig ist, es so einzuwickeln, dass es Beinfreiheit hat. Das ist aber bei den meisten Standard-Pucktüchern der Fall.

Manchmal wird Pucken auch mit dem Plötzlichen Kindstod (Sudden Infant Death Syndrome, SIDS) in Verbindung gebracht. So weit Datenmaterial vorliegt, ist diese Sorge nicht begründet, solange das Baby zum Schlafen auf den Rücken gelegt wird (was man so oder so tun sollte).[23] Bei Kindern, die gepuckt und zum Schlafen auf den Bauch gelegt werden, besteht im Vergleich zu Kindern, die ungepuckt auf den Bauch gelegt werden, ein höheres SIDS-Risiko. Der entscheidende Faktor dabei ist allerdings die Bauchlage, nicht das Pucken.

Schließlich gibt es noch die Befürchtung, Babys könnten durch das Pucken überwärmen. Das ist zwar prinzipiell möglich – beispielsweise, wenn Sie ein Tuch aus besonders dickem Stoff verwenden, in einem heißen Raum zusätzlich den Kopf des Kindes bedecken (insbesondere wenn das Kind krank ist) –, doch unter normalen Bedingungen ist dieses Risiko sehr gering.

Natürlich müssen Sie irgendwann das Pucktuch weglassen, spätestens, wenn sich Ihr Baby allein drehen kann, da es keinesfalls gepuckt auf dem Bauch liegen sollte. Auch wenn Sie noch kein rollendes Baby haben, wird es sich, je größer und kräftiger es wird, gegen das Pucken wehren, und wenn Sie dann morgens ins Kinderzimmer kommen, stellen Sie fest, dass es sich befreien konnte, obwohl sämtliche Hersteller doch versichern, dass dies unmöglich sei.

Von diesem Moment an müssen Sie wohl oder übel darauf verzichten und sich auf ein paar Tage Geschrei einstellen, bis Ihr Kind sich daran gewöhnt hat. Doch wie ich schon berichtet habe, hat mein Sohn Finn nur kurz gejammert, als er wegen des Stromausfalls aufs Pucken verzichten musste. Insofern bin ich ein großer Fan des Puckens.

Koliken und Schreien

Die meisten Eltern haben, vor allem beim ersten Kind, den Eindruck, dass es viel schreit. Ich jedenfalls fand das durchaus. In den ersten Monaten war Penelope vor allem zwischen fünf und acht Uhr abends extrem reizbar und praktisch nicht zu beruhigen. Ich ging dann stundenlang wiegend und wippend mit ihr den Flur auf und ab und musste manchmal selbst heulen. Einmal habe ich das in einem Hotel gemacht, immer den Flur auf und ab, während sie sich die Seele aus dem Leib schrie – ich kann nur hoffen, dass wir die einzigen Gäste waren.

Ich empfand das damals als extrem anstrengend (die ganzen beim Wippen beanspruchten Muskeln), aber auch frustrierend. Warum kriegte ich dieses Problem nicht in den Griff? Alle Leute hatten gute Ratschläge parat: »Leg sie doch einfach an die Brust!« (Wenn ich das versuchte, schrie sie noch mehr.), »Schneller wippen!«, »Langsamer wippen!«, »Mehr in die Knie gehen!«, »Nicht wippen!«, »Du musst dabei singen.«

Sowohl meine Mutter als auch meine Schwiegermutter versicherten mir, Jesse und ich wären genauso gewesen. Meine Schwiegermutter Joyce erzählte mir, dass die Schwestern ihr

»Viel Glück!« gewünscht hätten, als sie mit Jesse die Klinik verließ. Vielleicht ist das Schreien genetisch bedingt oder so eine Art generationenübergreifender Fluch.

Bei Penelopes Geburt war ich einunddreißig. Bis dahin waren in meinem Leben überraschend wenige Probleme aufgetaucht, die nicht mit harter Arbeit zu lösen waren (da fällt mir höchstens die Allgemeine Gleichgewichtstheorie ein). Ich war selten in einer Lage, die sich nicht durch vermehrte Anstrengung zumindest verbessern ließ. Mit einem schreienden Baby wird man allerdings nicht durch harte Arbeit fertig. Vielleicht helfen ein paar Dinge in einem bestimmten Moment, aber Säuglinge schreien nun mal (manche von ihnen sehr viel), und oft kann man schlicht nichts dagegen tun. In dieser Situation sollte man unbedingt wissen, dass das Kind davon keinen Schaden nimmt und man mit dem Problem nicht allein ist. Woher man das wissen soll? Dafür gibt es Zahlen.

Bei Säuglingen, die viel schreien, ist oft von Koliken die Rede. Nun sind Babykoliken keine nachweisbare Diagnose wie eine Halsentzündung, sondern ein Etikett, das wir Babys aufkleben, die aus schwer zu identifizierenden Gründen viel schreien. Eine gängige Kolik-Definition (wenn auch nicht die einzige) ist die Dreier-Regel: wenn das Kind länger als drei Stunden täglich, häufiger als drei Mal pro Woche und länger als drei Wochen aus unerklärlichen Gründen schreit.

Nach dieser Definition kommen Koliken ziemlich selten vor. In einer Studie mit 3300 Babys fanden die Forschenden heraus, dass im Alter von einem Monat nur auf 2,2 Prozent der Babys die Dreier-Regel (3-3-3) zutrifft; Ähnliches galt für Babys im Alter von drei Monaten.[24] Lockert man die Definition, gehen die Zahlen nach oben. Nimmt man beispielsweise Babys, die mehr als drei Stunden täglich, häufiger als drei Tage die Woche und länger als eine Woche schreien (3-3-1-Regel) ist man im Alter von einem Monat bei 9 Prozent. Verlässt man sich allein auf die Aussage der Eltern, dass ihr Kind »viel schreit«, kommt man schon auf fast 20 Prozent. Das ist sicher keine sinnvolle Diagnosemethode, sagt aber viel darüber aus, wie das Babygeschrei wahrgenommen wird.

Das Schreien aufgrund von Koliken (gleichgültig, ob die Dreier-Regel zutrifft oder nicht) belastet und deprimiert die frischgebackenen Eltern sehr. Zur Definition gehört, dass das Kind durch nichts zu trösten oder beruhigen ist. Es scheint weder hungrig, noch hat es eine nasse Windel, noch ist es müde. Die Säuglinge drücken häufig die Wirbelsäule durch, ziehen die Beine an und scheinen verzweifelt oder schmerzgepeinigt.

Wenn Ihr Baby sehr viel schreit, ob es sich nun um definitionsgemäße Koliken handelt oder nicht, ist es vor allem wichtig, dass Sie sich um sich selbst kümmern. Denn Schreikinder stehen mit postpartalen Depressionen und Angststörungen in Zusammenhang, und die Eltern (beide!) brauchen hin und wieder eine Pause. Versuchen Sie, sich die auch zu gönnen, selbst wenn Sie Ihr schreiendes Kind dazu ein paar Minuten in seine Wiege legen müssen, während Sie duschen. Das wird ihm nicht schaden. Wirklich nicht! Duschen Sie! Wenn Sie das auf keinen Fall übers Herz bringen, rufen Sie Ihre beste Freundin an und bitten Sie sie, Ihr weinendes Baby solange zu halten. Oder auch die Mutter irgendeines anderen älteren Kindes. Die werden Ihnen den Gefallen ganz bestimmt tun.

Ebenso wichtig ist es, sich vor Augen zu halten, dass dieses Problem sich von selbst löst: In der Regel hört das unerklärliche Schreien nach drei Monaten auf (daher »Dreimonatskoliken«) – wenn nicht von einem Tag auf den anderen, so doch nach und nach.

Es gibt ein paar Dinge, die gegen die Koliken eventuell helfen, doch da man über die Ursachen noch wenig weiß, sind Lösungsansätze begrenzt. Viele Theorien gehen von einer Störung der Verdauung aus: eine schlecht entwickelte Darmflora oder eine Unverträglichkeitsreaktion auf das Milchprotein. Das sind zwar nach wie vor nur Theorien, aber die gängigsten, weswegen Lösungsvorschläge sich darauf beziehen.

Im Internet wird häufig ein Medikament namens Simeticon

vorgeschlagen, das gegen Blähungen und Völlegefühl wirken soll, für die Wirksamkeit gibt es allerdings kaum Belege. Es wurde in nur wenigen Studien untersucht und zwei kleinere, in denen man Simeticon mit einer Placebobehandlung verglich, zeigten keine Effekte auf das Schreien. Das trifft ebenso auf diverse pflanzliche Mittel und das in angloamerikanischen Ländern verbreitete Gripe Water zu.[25]

Zwei Behandlungen scheinen bei Koliken zu wirken: ein Nahrungsergänzungsmittel mit Probiotika, das laut einigen Studien das Schreien reduziert. Es wirkt offensichtlich nur bei gestillten Kindern.[26] Die Anwendung ist unkompliziert, spezielle Tropfen für Säuglinge sind rezeptfrei erhältlich. Da keine Nebenwirkungen bekannt sind, machen Sie sicher nichts falsch, wenn Sie es damit versuchen.

Die andere Methode, die auf einigen Erfolg verweisen kann, ist eine Veränderung der Ernährung des Babys. Entweder wird das Milchpulver gewechselt, oder, wenn das Baby gestillt wird, muss die Mutter ihre Ernährung umstellen. Ersteres ist unproblematisch, auch wenn die auf Kolikbabys abgestimmte Säuglingsnahrung manchmal etwas teurer ist. Eine Empfehlung lautet, auf Milchpulver mit Sojaprotein umzusteigen,[27] davon wird aber unter anderem vom deutschen Bundesinstitut für Risikobewertung abgeraten.[28] Die Studien zum Wechsel der Säuglingsnahrung werden großteils von deren Herstellern finanziert, also genießen Sie die Ergebnisse mit Vorsicht – doch einen Versuch ist es sicher wert.

Wenn Sie stillen, wird es schwieriger, die Ernährung Ihres Kindes umzustellen, denn dazu müssen Sie Ihre eigenen Essgewohnheiten verändern. Es gibt ein paar Belege für den Nutzen einer »allergenarmen« Diät der Mutter: Randomisierte Studien konnten nachweisen, dass dadurch das Schreien und die Verzweiflung des Kindes reduziert wurden.[29] Die Standardempfehlung lautet, sämtliche Milchprodukte, Weizen, Eier und Nüsse wegzulassen – eine ganz schön einschneidende Veränderung. Leider ist nicht bekannt, ob es reicht, auf eines dieser Lebensmittel zu verzichten, ob es alle sein müssen oder ob eine bestimmte Kombination ausschlaggeben ist. Die Belege sind insgesamt relativ begrenzt (es funktioniert offensichtlich nicht in allen Fällen).

Wenn es überhaupt funktioniert, scheint sich der Effekt recht schnell, nämlich innerhalb von fünf Tagen nach der Umstellung, zu zeigen, sodass ein Versuch eine machbare Zeitspanne umfasst.[30] Die Nachteile sind offensichtlich: kein Spaß für die Mutter, abgesehen davon, dass es gar nicht so leicht ist, auf diese Weise genügend Kalorien zu sich zu nehmen. Mit einer generellen Empfehlung für diese Diät sollte man also durchaus vorsichtig sein. In einer solchen Situation reißt man sich bestimmt nicht darum, täglich mit neuen Rezepten zu experimentieren. Wenn andere Optionen ausscheiden, lohnt es sich aber vielleicht doch.

Egal, was Sie ausprobieren: Ihr Baby wird auch weiterhin schreien, manchmal ohne ersichtlichen Grund. Selbst wenn Sie es sich in diesen Momenten nicht vorstellen können: Das geht vorüber, und wenn Ihr Baby ein bisschen älter ist, haben Sie es vermutlich vergessen (wahrscheinlich ist das der Grund, warum Eltern bereit sind, noch ein zweites Kind zu bekommen). Auch ältere Babys weinen hin und wieder, aber meist aus nachvollziehbaren oder zumindest identifizierbaren Gründen. Letztendlich sollten Sie mindestens genauso auf Ihre eigene psychische Belastungsgrenze achten wie auf das Schreien Ihres Babys.

Die Datensammelwut

Noch in der Klinik sagte man uns, wir sollten ein Auge darauf haben, wie häufig unsere Tochter in die Windel macht. Wenn die Windel trocken bleibt, ist das ein Zeichen für Dehydrierung und sollte genauer beobachtet werden – ein guter Rat und nicht allzu schwer zu befolgen.

Was uns allerdings nicht geraten wurde und worauf Jesse

dennoch bestand, war das Anlegen einer Tabelle. Jesse wollte auf diese Weise alles, was mit Penelopes Ernährung und Ausscheidungen zu tun hatte, besser im Auge behalten. Hier ein Ausschnitt der Tabelle zu Penelopes viertem Lebenstag:

Datum	Anzahl pro Tag	Zeit	Linke Brust	Rechte Brust	Windel schmutzig	Windel nass
12.04.2011	1	1:53	10	10	1	1
12.04.2011	2	3:50	20	10	1	1
12.04.2011	4	7:45		15	1	1
12.04.2011	5	10:00		10	1	1
12.04.2011	6	12:10	15	18		
12.04.2011	8	16:55	8	11	1	1
12.04.2011	9	17:55	15	6	1	1
12.04.2011	10	20:04	16	31	1	1

Sie werden bei den Stillzeiten teils präzisere, teils weniger präzise Einträge sehen. Die weniger präzisen stammen von mir. Und tatsächlich notierte Jesse in seinen für die Nachwelt bestimmten Aufzeichnungen aus dieser Epoche: »Daddy hat eine sehr ausgefeilte Tabelle entwickelt, um exakte Informationen über Füttern und Kacka zu sammeln. Mum war in der minutengenauen Erfassung weniger gut als Daddy und bevorzugte es, die Uhrzeiten abzurunden.« Bitte bedenken Sie: Es handelt sich um zwei miteinander verheiratete Wirtschaftswissenschaftler – bei uns ist Hopfen und Malz verloren.

Als wir nach zwei Wochen mit dieser Tabelle bei unserer Kinderärztin aufschlugen, sagte sie, wir sollten es lassen. Dabei waren unsere Bemühungen amateurhaft im Vergleich zu anderen Eltern. Meine Freunde Hilary und John entwickelten ein elaboriertes statistisches Modell, mit dem sich anhand von Kurven der Zusammenhang zwischen Nahrungsaufnahme und Schlaflänge erfassen ließ. Für alle Datenfreaks ist es natürlich verführerisch, solche Zahlen schwarz auf weiß vor sich zu sehen. Man kann nach Mustern suchen: An einem bestimmten Tag hat unser Baby sieben Stunden geschlafen. Warum? Lag es an den 23 Minuten Stillen zuvor? Sollte man es mit exakt dieser Länge wieder versuchen?

Es mag ein paar (wenige) Gründe für das Datensammeln geben: Es kann anfangs recht nützlich sein festzuhalten, wann das Baby gefüttert wurde, weil man das leicht vergisst. Es gibt sogar Apps, mit denen sich erfassen lässt, von welcher Brust es zuletzt getrunken hat. Ich weiß schon, was Sie jetzt denken: Wie könnte ich das vergessen? Glauben Sie mir, das wird auch Ihnen passieren. Ich entwickelte ein System mit Sicherheitsnadel, die ich jeweils an der Seite meines T-Shirts befestigte, wo ich beim nächsten Mal mit dem Stillen beginnen wollte. Ist allerdings nicht zu empfehlen – ich habe mich ziemlich oft gestochen.

Falls Ihr Kind schlecht zunimmt, kann es sehr sinnvoll sein, zu notieren, wie oft und wie viel es getrunken hat (im Extremfall auch, es vor und nach dem Füttern zu wiegen). Doch bei den meisten Säuglingen ist das weder notwendig noch nützlich.

Bei etwas älteren Babys sind Aufzeichnungen über die Nahrungsaufnahme eventuell hilfreich, wenn es darum geht, einen festen Tagesrhythmus zu etablieren. In den ersten Wochen ist so ein Fütterungsrhythmus allerdings reines Wunschdenken. Wenn es Ihnen Spaß macht, Daten zu sammeln und hübsche Tabellen und Kurven daraus zu bauen, dann legen Sie los! Aber vergessen Sie nicht: Das ist nur eine Illusion von Kontrolle, keine reale Kontrolle.

Krankheitskeime

Als Hygienehypothese wird eine Theorie bezeichnet, die den stetigen Anstieg von Allergien und anderen Autoimmunerkrankungen darauf zurückführt, dass wir in der Kindheit immer weniger Keimen ausgesetzt sind. Der Kontakt mit einer großen Bandbreite von Mikroben unterstütze bei Kindern die Ausbildung eines intakten Immunsystems, das echte Krankheitserreger richtig identifiziert, statt ständig auf vermeintliche überzureagieren.

Der endgültige Beweis steht noch aus, aber die Theorie wird von einigen Laborstudien an speziellen Organismen gestützt. Auch Untersuchungen, die das Auftreten bestimmter Krankheiten in verschiedenen Kulturen vergleichen, sprechen dafür. Daraus lässt sich ableiten, dass es eher keine gute Idee ist, später einmal, wenn Ihr Baby zum Kleinkind und noch älter geworden ist, alles ständig mit Desinfektionsmitteln zu besprühen oder in Restaurants eigene Einweg-Tischsets mitzubringen. Ihr Kind sollte vielleicht nicht unbedingt den Boden im Flughafen abschlecken, wie meine es manchmal taten, aber man kann ihm mehr zumuten, als man so denkt.

Aus diesem Grund sehen Kinderärztinnen und -ärzte es in der Regel ziemlich locker, wenn Kinder nach dem Säuglingsalter mit diversen Keimen in Kontakt kommen. Doch die meisten werden ebenso dazu raten, sie nicht gerade in den ersten Lebensmonaten irgendwelchen Krankheitserregern auszusetzen. Das lässt sich schlicht damit begründen, dass ernste Komplikationen desto wahrscheinlicher sind, je jünger das Baby ist. Außerdem sind bei sehr kleinen Säuglingen (vor allem unter 28 Tagen) sehr viel aggressivere Behandlungen gegen Krankheiten vorgesehen.

Wie sich das äußert? Wenn Ihrem sechs Monate alten Kind außer einem (vielleicht sogar hohen) Fieber nichts fehlt und Sie mit ihm zum Arzt gehen, wird der sich Ihr Kind ansehen, Ihnen mitteilen, dass es sich vermutlich um einen Virus handelt, und Sie mit dem Rat wieder nach Hause schicken, ihm ein fiebersenkendes Medikament wie Paracetamol und viel Flüssigkeit zu verabreichen. Viele Kinderarztpraxen schlagen in solchen Fällen sogar vor, gar nicht erst in die Sprechstunde zu kommen, wenn man sich nicht wirklich große Sorgen macht.

Wenn dagegen Ihr zwei Wochen alter Säugling auch nur leicht erhöhte Temperatur hat, sollten Sie auf jeden Fall die Kinderärztin oder den -arzt kontaktieren. Denn es kann sein, dass es dann ins Krankenhaus muss, wo Labortests vorgenommen werden (unter Umständen sogar eine Lumbalpunktion zur Entnahme von Nervenwasser), womöglich wird Ihr Kind auch stationär aufgenommen und bekommt Antibiotika. Es ist bei so kleinen Babys eben schwieriger, zwischen bedrohlichem und weniger bedrohlichem Fieber zu unterscheiden. In diesem Alter sind sie viel empfänglicher für bakterielle Infektionen, darunter Meningitis (Hirnhautentzündung), eine wirklich bedrohliche Erkrankung. Zwischen 3 und 20 Prozent der Säuglinge unter einem Monat, die mit Fieber in die kinderärztlichen Praxen gebracht werden, sind von einer bakteriellen Infektion betroffen.[31] Sie sehen, dass die Zahlen hier extrem schwanken. In einem Artikel aus der *Österreichischen Ärztezeitung* ist sogar von 12 bis 32 Prozent die Rede.[32] In einer Leitlinie für die klinische Praxis in Deutschland werden 10 Prozent angegeben. Dabei wird darauf hingewiesen, dass Frühgeborene stärker gefährdet sind.[33] Meist handelt es sich um Harnwegsinfekte, die jedoch möglichst schnell behandelt werden sollten. Aus der Kombination höherer Risiken für Säuglinge und schwierigerer Diagnose ist eine entschlossene medikamentöse Behandlung durchaus angebracht, auch wenn es den meisten fiebernden Babys ansonsten gut geht.

Wenn das Fieber bei etwas älteren Säuglingen (zwischen 28 Tagen und drei Monaten) auftritt, ist nicht mehr ganz so eindeutig zu sagen, welche Herangehensweise angebracht ist. Viele Ärztinnen und Ärzte werden dennoch bei Verdacht auf Meningitis eine Lumbalpunktion vornehmen, auch wenn der Nutzen in diesem Fall weniger evident ist.[34]

Die Vorgehensweise bei Kindern in diesem Alter (und jünger) ist abgestuft und vielfältig. Die zwei Schlüsselfragen lauten: Erstens, wirkt das Baby krank (das klingt verrückt, natürlich tut es das, wenn es Fieber hat, aber aus ärztlicher Sicht ist die Überlegung durchaus sinnvoll)? Zweitens, gibt es eine erklärbare Infektionsquelle? Nehmen wir mal an, Ihr Baby ist 45 Tage alt und hat eine Erkältung mit leichtem Fieber, zeigt ansonsten aber keine Auffälligkeiten. Wenn Sie mit diesem Kind in die Praxis kommen und seinen zwei Jahre alten Bruder dabeihaben, der eine Erkältung aus der Kita mitgebracht hat, wird der Arzt vermutlich anders reagieren als beim selben Baby, das keine Geschwister hat und apathisch wirkt. Was hat das nun mit der generellen Frage nach Krankheitserregern zu tun?

Ist ein Baby in den ersten Lebenswochen Krankheitserregern oder konkret kranken Kindern ausgesetzt, kann dies – das ist der große Nachteil – eine Reihe relativ aggressiver medizinischer Behandlungen nach sich ziehen. Wenn ein Kind wirklich krank ist, sind diese mehr als angebracht, doch wenn es sich eine Erkältung eingefangen hat, weil seine zwei Jahre alte keimbelastete Schwester es gestreichelt hat, sind diese Behandlungen überflüssig. Aus diesem Grund ist es besser, die Zweijährige vom Neugeborenen fernzuhalten, sollte das ältere Kind Anzeichen einer ansteckenden Krankheit haben.

Wenn Ihr Baby erst einmal drei Monate alt ist und vor allem, wenn es bereits die ersten Impfungen hinter sich hat, wird Fieber in der Regel so behandelt wie bei älteren Kindern: mit Paracetamol, viel Flüssigkeit und Abwarten, bis es vorbei ist. Ab dieser Phase besteht der Nachteil eines Kontakts mit Krankheitserregern ausschließlich in einem kranken Kind, ab dann sind bakterielle Infekte nicht mehr so bedrohlich, und sie müssen nicht mehr haufenweise invasive Untersuchungen befürchten.

Unterm Strich

- Pucken kann nachweisbar das Schlafverhalten verbessern und das Weinen reduzieren. Beim Pucken ist es wichtig, dass der Säugling Beine und Hüften bewegen kann.
- Koliken äußern sich durch exzessives Schreien. Diese Phase ist zeitlich begrenzt, das heißt, sie endet auf jeden Fall von selbst wieder. Für die Umstellung der Säuglingsnahrung oder der Ernährung der stillenden Mutter sowie eine Behandlung mit Probiotika konnten gewisse positive Effekte nachgewiesen werden.
- Daten über Ihr Baby zu sammeln macht Ihnen vielleicht Spaß. Es ist aber weder notwendig noch besonders nützlich.
- Wenn Säuglinge mit Krankheitserregern in Kontakt kommen, besteht ein Krankheitsrisiko. Die Behandlung bei Fieber kann sehr aggressiv sein und sogar eine Lumbalpunktion beinhalten. Schon um solche Eingriffe zu vermeiden, sollte man Babys in den ersten Wochen möglichst vor Krankheitskeimen schützen.

3. Glauben Sie mir, die Baumwollslips sind super!

Als ich mit Penelope schwanger war, besuchten Jesse und ich einen Säuglingspflegekurs im Krankenhaus. Am Ende zeigte man uns eine Tüte mit Materialien, die wir nach der Geburt überreicht bekommen würden. Sie enthielt Kühlpads, sehr dicke Damenbinden und riesige Baumwollslips.

»Die sind wirklich großartig«, erklärte uns die Kursleiterin begeistert. »Von denen sollten Sie auf jeden Fall welche mit nach Hause nehmen.« Ich sah sie mir genauer an. Das waren ja Fallschirme! Ich gebe gerne zu, dass mein Hintern zusammen mit dem Rest meines Körpers gewachsen war, aber sollte ich wirklich so etwas tragen müssen? Vielleicht hätte ich mir das mit dem Kinderkriegen unter den Umständen noch mal überlegt – war nur inzwischen ein bisschen zu spät.

Es stellte sich heraus, dass diese Baumwollslips – die Sie tatsächlich mitnehmen sollten – deshalb so groß waren, weil auch noch lauter anderes Zeug reinpassen musste. Zuerst zieht man die Unterhose an, dann legt man eine Damenbinde rein (oder auch vier) und dann eine Schicht Kühlpads. Zusammen ergibt das Ganze eine improvisierte Kühlwindel.

Es gibt jede Menge Baby-Ratgeber (wie diesen hier), die Ihnen sagen, wie das alles mit Ihrem Baby läuft. Und es gibt jede Menge Schwangerschafts-Ratgeber, die bis ins kleinste Detail darlegen, was in Ihnen vorgeht, wenn Sie schwanger sind. Aber komischerweise hört man kaum etwas darüber, was körperlich mit der Mutter passiert, wenn das Baby da ist. Vor der Geburt ist man das Gefäß, das man schützen und behüten muss. Danach wird man zu einer Art Milchautomat.

Dieses Versäumnis ist problematisch, denn so wissen Frauen

nicht, was sie zu erwarten haben, wenn es mit dem Warten aufs Baby ein Ende hat. Die körperliche Erholung von einer Geburt läuft manchmal nicht so glatt, und selbst wenn alles glattläuft, läuft manchmal was raus – daher die Kühlwindel.

In diesem Kapitel gehe ich auf das ein, was mit Ihrem Körper in den Tagen und Wochen nach der Geburt passiert – wobei meine Informationen sich auf einen normalen Genesungsverlauf beziehen. Es kann jedoch auch zu Komplikationen kommen, weswegen Sie sich unbedingt an Ihre Ärztin wenden sollten, falls Ihnen etwas Sorgen bereitet. Da die körperlichen Vorgänge nach der Geburt recht wenig thematisiert werden, könnten Sie fälschlicherweise auf die Idee kommen, alles, was Sie durchmachen, sei normal. Das aber trifft nicht immer zu. Also scheuen Sie sich nicht, nachzufragen.

(Noch ein Hinweis, für den Sie sich bei meiner Freundin Tricia bedanken dürfen: Falls Sie all das schon mal mitgemacht haben und jetzt nicht alle blutigen Details noch einmal durchleben wollen, blättern Sie weiter zum nächsten Kapitel.)

Im Kreißsaal

Das Baby ist da. Die Geburt ist überstanden. Die Plazenta ist draußen. Wenn die Geburt, egal ob vaginal oder per Kaiserschnitt, normal verlaufen ist, wird man Ihnen vermutlich Ihr Baby in den Arm gelegt und Sie aufgefordert haben, es gleich einmal anzulegen. Währenddessen ist das medizinische Personal damit beschäftigt, Sie wieder zusammenzuflicken.

Wenn Sie einen Kaiserschnitt hatten, wird Ihre Ärztin den Schnitt nähen und die Wunde versorgen. Das ist in der Regel ein unkomplizierter Vorgang, der sich von Frau zu Frau nicht sonderlich unterscheidet. Mehrere Varianten gibt es nach einer Vaginalgeburt, bei der es relativ häufig zu Geburtsverletzungen kommt. Oft reißt die Vagina ein Stück ein, meistens in Richtung

Damm (der Bereich zwischen Vagina und Anus), manchmal aber auch in Richtung Klitoris.

Wie stark das Gewebe einreißt, ist sehr unterschiedlich. Bei einigen Frauen reißt gar nichts, bei den meisten jedoch zumindest ein bisschen, vor allem beim ersten Kind. Die Risse werden in vier Grade eingeteilt. Ein Riss ersten Grades ist eine sehr leichte Verletzung, die von selbst heilt, ohne genäht werden zu müssen. Beim zweiten Grad ist mehr Dammgewebe betroffen, aber der Riss reicht nicht bis zum Anus. Risse dritten und vierten Grades gehen bis zum Anus, unterscheiden sich aber in der Tiefe. Ein Riss vierten Grades reicht bis ins Rektum (Enddarm). Solche Risse müssen genäht werden. Der dazu verwendete Faden löst sich innerhalb einiger Wochen von selbst auf. Auch wenn die meisten Verletzungen geringfügig sind, kommt es bei 1 bis 5 Prozent der Frauen zu Rissen dritten oder vierten Grades.[35] Diese treten vor allem bei Geburten mit Zange oder Saugglocke auf. Es gibt Belege dafür, dass warme Kompressen auf dem Damm während der Pressphase dem vorbeugen können. Je nach Schwere des Risses kann das Nähen einige Zeit in Anspruch nehmen. Mit einer PDA sollten Sie die Stiche nicht spüren. Ohne PDA wird unter lokaler Betäubung genäht.

In den ersten Stunden nach der Geburt sollte sich die Gebärmutter wieder auf ihre normale Größe zusammenziehen, ansonsten besteht ein erhöhtes Risiko von Blutungen. Da sich herausgestellt hat, dass Uterusmassagen diesen Schrumpfprozess unterstützen, kann es sein, dass nach der Geburt hin und wieder eine kräftige Schwester oder Hebamme vorbeikommt und fest auf Ihren Bauch drückt. Hier von »unangenehm« zu sprechen ist noch untertrieben (und es als »Massage« zu bezeichnen ist eine Beleidigung selbst für den schlechtesten Masseur). Die Schwester, die das nach Finns Geburt übernahm, teilte mir mit: »Ich bin nicht die Sorte Schwester, die die Frauen gerne zu Gesicht bekommen.« Wenn Sie einen Kaiserschnitt hatten, kann das sogar sehr schmerzhaft sein. Die gute Nachricht: Sollten Sie zu denen gehören, die diese sogenannten Massagen bekommen – zwölf bis 24 Stunden nach der Geburt haben Sie es überstanden.

In der Klinik und danach

Wenn alles so weit aufgeräumt ist, werden Sie in ein normales Krankenzimmer verlegt, wo Sie versuchen, in den Normalzustand zurückzufinden (mal abgesehen davon, dass Sie jetzt ein Baby haben). Sie sind nicht mehr die Alte, so viel dürfte klar sein.

Blutungen

Völlig gleichgültig, wie Sie entbunden haben, in den ersten Tagen danach werden Sie *sehr viel* bluten. Vor Penelopes Geburt dachte ich, das sei auf Geburtsverletzungen zurückzuführen, doch das stimmt so nicht (jedenfalls werden Sie auch ohne Verletzung bluten). Tatsächlich handelt es sich beim sogenannten Wochenfluss um Plazentagewebe, Blut und Schleim, die ausgeschieden werden. In den ersten ein, zwei Tagen kann diese Blutung beängstigende Ausmaße haben. Sie setzen sich zum Pinkeln aufs Klo oder stehen aus dem Bett auf, und danach befindet sich ein riesiger Blutklumpen in der Toilette oder in der Binde. Die Ärztinnen raten in der Regel, man möge darauf achten, ob sie »faustgroß oder größer« sind (andere verwenden gerne Vergleiche mit Obst, sprechen von Pflaumen oder kleinen Orangen). Klumpen, die kleiner (aber nicht viel kleiner) sind, sind normal. Wenn so was aus Ihnen rauskommt, ist das zwar nicht sonderlich schmerzhaft, aber doch unheimlich.

Sie können jedoch auch zu viel Blut verlieren – Blutungen sind eine mögliche Komplikation nach der Geburt. Da Sie wissen, dass auf jeden Fall etwas Blut kommen wird, können Sie vielleicht nicht unbedingt beurteilen, was zu viel ist. Wenn Sie nicht sicher sind, fragen Sie. Wenn Sie einen Klumpen erblicken und anfangen zu überlegen, ob der nun faustgroß ist oder doch ein bisschen kleiner, dann fangen Sie nicht an, ihn zu vermessen, sondern rufen Sie eine Schwester.

Nach ein paar Tagen kommen keine Klumpen mehr, aber Sie werden weiter bluten, anfangs wie bei einer schweren Monatsblutung, dann wie bei einer leichteren – bei vielen dauert das mehrere Wochen. Mit der Zeit sollten die Blutungen aber nachlassen. Wenn die Stärke der Blutung plötzlich wieder zunimmt und vor allem wenn das Blut hellrot ist, rufen Sie sofort Ihre Ärztin an.

Der Toilettengang

Viele Frauen bekommen während der Geburt einen Harnkatheter gelegt (das ist ein Schlauch in die Blase, der den Urin aufnimmt) – mit Sicherheit bei einem Kaiserschnitt und ziemlich wahrscheinlich bei einer PDA. Der wird in den ersten Stunden nach der Geburt wieder entfernt, und dann ist es an der Zeit, wieder aufs Klo zu gehen. Ab hier unterscheiden sich die individuellen Erfahrungen je nach Entbindungsmethode.

Nach einer Vaginalgeburt wird das Urinieren schmerzen. Auch wenn Sie eine sehr »leichte« Geburt hatten, wird Ihre Vagina noch ziemlich mitgenommen sein, und es kann beim Pinkeln ein bisschen stechen. Schlimmer ist es, wenn Sie dehydriert sind, weil der Urin dann konzentrierter ist. In vielen Krankenhäusern bekommen Sie eine Flasche mit Wasser, mit der Sie, während des Pinkelns, Wasser über Ihre Vagina gießen können. Durch das Wasser soll Ihr Urin verdünnt werden, sodass es weniger schmerzt. Das funktioniert einigermaßen, aber dazu noch der Rat einer Expertin: Achten Sie darauf, dass das Wasser nicht eiskalt ist.

Auch der Stuhlgang wird vermutlich wehtun, was ebenso davon abhängt, wie schwer die Geburt war. Häufig bekommt man Stuhlweichmacher, um die Darmentleerung nach der Geburt zu erleichtern. Bis dahin können einige Tage vergehen, was gut ist. Vielleicht ist es auch weniger schmerzhaft als befürchtet. Aber hinter sich bringen müssen Sie es so oder so.

Nach einem Kaiserschnitt treten andere Probleme auf. Während auch Ihre Blase aus der Narkose »erwacht«, könnte es schwer sein, den Urin überhaupt zu halten, weswegen der Katheter vielleicht nicht gleich entfernt wird. Ob das Wasserlassen wehtut, hängt vom Verlauf der Geburt ab. Wenn Sie vor dem Kaiserschnitt lange Wehen hatten, könnten noch Beschwerden und Schwellungen vorhanden sein, die das Pinkeln sehr unangenehm machen, während dies bei einem geplanten Kaiserschnitt nicht der Fall sein muss.

Nach einem Kaiserschnitt legen die Ärzte in der Regel Wert darauf, dass Sie vor Verlassen des Krankenhauses einmal Stuhlgang hatten oder zumindest ein paar Gase aus dem Darm losgeworden sind. Damit soll sichergestellt werden, dass Ihr Darm nach diesem größeren chirurgischen Eingriff wieder funktioniert. Es ist nicht ungewöhnlich, wenn dies einige Tage dauert. Um die Darmtätigkeit zu befördern, werden auch hier Stuhlweichmacher verabreicht. Da die Vagina unverletzt ist, sollte der eigentliche Vorgang nicht allzu unangenehm sein, während das Hinsetzen wegen der Naht schmerzhaft sein kann.

Längerfristige Folgen

Ein paar Tage später sind Sie wieder zu Hause. Die unmittelbaren Unannehmlichkeiten (starke Blutungen, das erste Mal pinkeln etc.) liegen bereits hinter Ihnen. Trotzdem werden Sie sich alles andere als normal fühlen. Vor allem werden Sie immer noch schwanger aussehen, und das wird ein paar Tage oder Wochen so bleiben. Später hängt da nur noch eine gewisse Menge schlabberige Haut. Auch die verschwindet irgendwann (und damit meine ich nicht Tage, sondern Wochen und Monate später), aber bis dahin ist der Anblick ein wenig verstörend. Selbst wenn die Hautfalten irgendwann weg sind, bleibt vielen von uns das, was als Mama-Bauch bezeichnet wird, eine Vorwölbung, die offenbar nie mehr verschwindet. Ich habe dazu zwar keine Forschungsliteratur gefunden, aber ich kann Ihnen versichern, dass auch zahllose Pilates-Einheiten da nichts bringen (zumindest, wenn man eine Stunde pro Woche bei Larry macht, dessen sonstige Kundschaft ältere Frauen sind).

Nach einer Vaginalgeburt hat, ganz klar, vor allem Ihre Vagina die längerfristigen körperlichen Folgen zu tragen. Eine nüchterne medizinische Beschreibung lautet: »Nach der Geburt ist die Vagina sehr weit.«[36]

Es wird einfach nicht mehr so sein wie früher. Sie wurden vielleicht genäht. Der ganze Bereich kann schmerzen und sich irgendwie komisch anfühlen. Jedenfalls ist die Vagina nicht mehr so, wie Sie sie kannten. Vieles wird verheilen, doch das dauert, und ganz genau wie vorher wird es bei den meisten Frauen nicht mehr sein. (Was nicht unbedingt heißen muss, dass es schlechter ist.) Und ganz sicher wird Ihre Vagina nicht nach zwei Wochen wieder in Form sein. Der Rest Ihres Körpers fühlt sich dann vielleicht schon wieder ziemlich normal an (von dem ausgebeulten Bauch, der Erschöpfung und den Riesenbrüsten mal abgesehen), aber da unten könnte es länger dauern. Das Ausdehnen hat schließlich auch 40 Wochen gedauert, da ist es schwierig, das von heute auf morgen rückgängig zu machen.

Nach einem Kaiserschnitt sind die Schwierigkeiten andere. Je nach Verlauf ist Ihre Vagina kaum oder gar nicht verletzt. Wie eine Freundin mit geplantem Kaiserschnitt es formulierte: »Niemand kam auch nur in die Nähe meiner Vagina!« Doch das Glück haben nicht alle – wenn Sie sehr lange in den Wehen lagen, bevor ein Kaiserschnitt nötig wurde, wird auch Ihre Genesung ähnlich wie bei einer Frau mit Vaginalgeburt verlaufen. Und jeder Kaiserschnitt ist eine größere Bauch-OP, was bedeutet, dass danach alles, was die Bauchmuskeln beansprucht, Schmerzen bereiten wird. Dazu gehört Gehen, Treppensteigen, Sitzen, Heben, sich im Liegen Umdrehen und so weiter. Alles, was Sie machen, tut weh. Ein Beispiel: Sie liegen im Bett, haben mitten in der Nacht Durst und wollen nach dem Wasserglas greifen. Falls die Wirkung Ihrer Schmerzmittel nachgelassen hat, ist das extrem schmerzhaft. Schmerzen und Beschwerden werden natürlich mit der Zeit nachlassen, aber (im Durchschnitt) dauert es länger, bis sich alles wieder normal anfühlt, als nach einer Vaginalgeburt.

Sich Hilfe zu holen ist unabhängig von der Geburtsmethode eine gute Idee, aber insbesondere nach einem Kaiserschnitt sehr wichtig. Es sollte jemand in der Nähe sein, der Sie beim Aufstehen, beim Gang zur Toilette oder bei den Alltagstätigkeiten unterstützt. Selbst wenn Sie mit Ihrem Baby allein zurechtkommen, brauchen Sie jemanden, der Ihnen selbst beim Zurechtkommen hilft. Je nach Genesungsfortschritt könnte es in den ersten ein, zwei Wochen schon eine Herausforderung sein, Ihr Kind selbst hochzuheben. Nach einem schwierigen Kaiserschnitt (auch nach einer schwierigen Vaginalgeburt) kann es Wochen dauern, bis Sie sich sicher genug fühlen, um allein aufzustehen und zu duschen.

Nach beiden Geburtsmethoden kann es häufig zu anderen länger anhaltenden Problemen kommen: Hämorrhoiden beispielsweise, auch Inkontinenz. Viele Frauen stellen nach der Geburt fest, dass sie beim Husten oder Lachen oder auch grundlos Urin verlieren. Wie vieles andere wird auch das mit der Zeit wieder besser.

Ganz unabhängig von Art und Verlauf der Geburt sind die Erfahrungen der Mütter hinterher sehr unterschiedlich. Ich hatte bei meinen beiden Kindern großes Glück. Als ich zwölf Stunden nach Finns Geburt die Klinik verließ, trug ich sogar seinen Autositz selbst. Aber das ist nicht der Normalfall, und selbst mir ging es nicht so gut, dass ich in absehbarer Zeit (oder jemals) einen Marathon hätte laufen können. Vieles an Ihrem Zustand ist Glückssache, ein bisschen hängt auch von der Anatomie Ihres Beckens ab. Am wichtigsten ist, dass Sie um Unterstützung bitten, wenn Sie sie brauchen, und sich nicht zu viel abverlangen. Es gibt viele Kulturkreise, in denen Frauen traditionell nach der Geburt etwa einen Monat lang gar nichts tun, während die älteren Frauen der Familie sich um sie kümmern. Das gilt zwar nicht für die westlichen Industrieländer, vermittelt aber einen Eindruck vom Charakter dieser Phase. Nur weil irgendeine »In Topform durch die Schwangerschaft«-Bloggerin zehn Tage nach der Entbindung wieder CrossFit betreibt, heißt das noch lange nicht, dass dies der Normalfall ist.

Schwere Komplikationen

Nach der Geburt können in seltenen Fällen auch schwere Komplikationen wie starke Nachblutungen, extremer Bluthochdruck und Infektionen auftreten. Die Risiken variieren von Frau zu Frau: So kommen Infektionen häufiger nach Kaiserschnitten vor. Ihre Ärztin wird Ihnen vermutlich abhängig von Ihrem individuellen Fall sagen, worauf Sie besonders achten sollten.

Es gibt allerdings ein paar Signale, die Sie auf jeden Fall alarmieren sollten:

!

- Fieber
- starke Bauchschmerzen
- wieder stärker werdende Blutungen, vor allem, wenn das Blut hellrot ist
- übel riechender Ausfluss
- Schmerzen in der Brust oder Kurzatmigkeit

Außerdem sollten Sie wachsam sein, wenn sich Ihr Sehvermögen verändert, Sie schwere Kopfschmerzen bekommen oder Schwellungen (zum Beispiel Ihrer Knöchel) auftreten – vor allem, wenn Sie an Präeklampsie (Schwangerschaftsvergiftung) litten oder das Risiko bestand. Angesichts der verwirrend neuen Erfahrung des Mutterseins kann es manchmal schwierig sein, all diese Hinweise im Auge zu behalten. Wenn Ihnen irgendetwas komisch vorkommt, rufen Sie auf jeden Fall Ihre Ärztin an.

Sport und Sex

In einer Zeit, in der Sie vom Bett aus kaum nach einem Wasserglas greifen können, die stärkste Periode Ihres Lebens haben und sich außerdem noch um jemanden kümmern müssen, der rund um die Uhr schreit, stehen Sport und Sex vielleicht nicht gerade ganz oben auf Ihrer Prioritätenliste. Andererseits gehörte beides vermutlich zu Ihren vorgeburtlichen Aktivitäten, weswegen Sie sie im Rahmen Ihrer Bemühungen, endlich in den Normalzustand zurückzufinden, womöglich wieder aufnehmen möchten. Und so fragen sich viele trotz aller Hindernisse: Wann darf ich wieder?

Was den Sport betrifft, gibt es dazu wenig konkrete Daten. Das American College of Obstetricians and Gynecologists, ein amerikanischer Gynäkologie-Fachverband, behauptet, man könne die sportliche Betätigung einige Tage nach einer Vaginalgeburt wieder aufnehmen. Vielleicht kriegen Sie eine Woche später noch kein Intervalltraining hin, aber ein bisschen Walking sollte klappen. Die Fachleute weisen allerdings darauf hin, dass dies nach einem Kaiserschnitt oder stärkerem Dammriss anders sein könnte. Im Falle des Kaiserschnitts lauten die Standardempfehlungen: ein wenig Walking in den ersten zwei Wochen, Bauchmuskeltraining oder Ähnliches ab der dritten Woche und Training im gewohnten Umfang ab der sechsten Woche.[37] Ich möchte aber nochmals betonen, dass die Genesung von Frau zu Frau sehr unterschiedlich verläuft, dies sind also wirklich nur Durchschnittswerte.

Nach einer Vaginalgeburt, bei der das mögliche Problem ein Damm- oder Vaginalriss ist, können Sie Ihre sportlichen Aktivitäten sogar schon früher wieder aufnehmen – vorausgesetzt,

Sie fühlen sich gesund. Fast alle Frauen – Leistungssportlerinnen ebenso wie Freizeitsportlerinnen und alle, die nur laufen oder walken, um in Form zu bleiben – können etwa sechs Wochen nach der Geburt wieder so trainieren, wie sie es vor der Schwangerschaft gewohnt waren, und vorher in leicht eingeschränkter oder abgewandelter Form.

Wenn Ihnen als Leistungssportlerin selbst diese sechs Wochen lang vorkommen, können Sie je nach persönlicher Verfassung und nach Rücksprache mit Ihrer Ärztin vielleicht schon früher wieder voll trainieren. Die meisten Frauen aber können, offen gesagt, körperlich viel früher wieder Sport treiben, als sie mental dazu in der Lage sind.

Selbst wenn Sie wieder trainieren *könnten*, wird es vermutlich schwierig, dafür Zeit zu finden. Doch wenn es Ihnen wichtig ist, sollten Sie es unbedingt versuchen. Denn Sport kann postnatalen Depressionen vorbeugen und wirkt ganz allgemein stimmungsaufhellend. Auch wenn Ihre Zeit ganz sicher von vielen anderen Dingen in Anspruch genommen wird, ist es ebenso wichtig, dass Sie sich um sich selbst kümmern.

Was Sex betrifft, gibt es eine allgemein akzeptierte Regel: erst sechs Wochen nach der Geburt und nach einer ärztlichen Untersuchung. Diese Regel bekommt man so oft zu hören, dass ich annahm, sie sei evidenzbasiert, es gäbe somit einen handfesten biologischen Grund, so lange damit zu warten.

In Wahrheit ist das frei erfunden. Es gibt keine wissenschaftlich begründbare sechswöchige Wartezeit nach der Geburt. Vielleicht wurde die Vorgabe von Ärzten erfunden, damit Männer nicht vorher anfangen, ihre Frauen damit zu nerven. Doch diese eigenartige Tradition hat sich offenbar gehalten. Bei meiner ersten gynäkologischen Untersuchung nach Finns Geburt teilte mir der Arzt (nicht meine Hebamme, sondern der gerade verfügbare Arzt) mit, bei mir sei alles in Ordnung, er könne mir aber für meinen Mann eine Bescheinigung ausschreiben, dass dem noch nicht so sei. Ich fand das ziemlich albern.

Damit will ich nicht sagen, dass es keine sinnvollen Richtlinien gibt, wann Sex wieder möglich ist. Wenn Sie einen Dammriss hatten, ist es rein physiologisch wichtig abzuwarten, bis er verheilt ist. Je nach Schwere kann dies kürzer oder auch länger als sechs Wochen dauern. Ihre Ärztin wird das bei der ersten Nachuntersuchung (die in der Regel sechs Wochen nach der Geburt ansteht) überprüfen, aber Sie können es vermutlich auch selbst feststellen.

Zwei weitere Dinge sind zu beachten: Da ist erstens die Verhütung. Auch wenn Sie erst vor drei Wochen entbunden haben und stillen, können Sie schwanger werden. Wenn Sie nicht zu den wenigen Menschen gehören, die zehn Monate nach dem letzten Kind ein weiteres möchten, sollten Sie an Verhütungsmittel denken. (Und informieren Sie sich genau: Bestimmte Verhütungsmethoden, insbesondere bestimmte Pillensorten, vertragen sich nicht mit der Milchproduktion.)

Zweitens geht es auch um das, was medizinisch als »emotionale Bereitschaft« bezeichnet wird. Sie sollten den Sex auch *wollen*. Und es gibt große Unterschiede, wann Frauen (und ihre Partner) wieder bereit für Sex sind. *Beide* sollten bereit dafür sein.

Eine Geburt ist eine enorme körperliche Anstrengung, und selbst eine verhältnismäßig leichte werden Sie noch mindestens einige Wochen lang spüren. Außerdem wird Ihre ganze Familie nach drei oder vier Wochen vermutlich ziemlich erschöpft sein. Noch immer möchte Ihr Kind vermutlich alle zwei oder drei Stunden etwas zu essen, und die Vorstellung, die Zeit zwischen dem Stillen für Sex zu nutzen (statt zu schlafen, zu duschen oder zu essen), erscheint vielen Frauen geradezu lachhaft. Das gilt selbstverständlich nur ganz allgemein, und es ist wichtig zu betonen, dass einige Leute ein paar Wochen später durchaus Lust auf Sex haben – und das muss nicht nur auf den Elternteil zutreffen, der nicht geboren hat. Wenn eventuelle Wunden verheilt sind und Sie Sex wollen, dann sollten Sie ihn auch haben.

Der Blick auf die Forschungslage ist nicht allzu aussagekräftig, weil es wirklich davon abhängt, wann *Sie* Sex wollen. Aber offensichtlich nehmen die meisten Paare spätestens acht Wochen nach der Geburt irgendeine Form von sexueller Aktivität wieder auf. Nach einer komplikationslosen Vaginalgeburt liegt der Durchschnitt bei fünf Wochen, nach einem Kaiserschnitt bei sechs Wochen und nach schwereren Vaginalverletzungen bei sieben.[38] Davon abgesehen dauert es durchschnittlich ein Jahr, bis die Paare wieder so häufig Sex haben wie vor der Schwangerschaft. Bei vielen bleibt es aber dauerhaft bei weniger.

Noch eine letzte Anmerkung: Sex nach der Geburt kann schmerzhaft sein. Stillen verursacht Scheidentrockenheit und dämpft die Libido. Außerdem können während der Geburt entstandene Verletzungen auch langfristige Folgen haben. Viele Frauen wollen, da sowieso schon rund um die Uhr ein kleines Wesen an ihnen klebt, einfach nicht angefasst werden. Die meisten Frauen benötigen nach der Geburt anfangs wegen der Scheidentrockenheit Gleitmittel. Und wollen es erst einmal langsam angehen. Und meine Ausführungen beziehen sich selbstverständlich auf penetrierenden Sex. Andere Praktiken, wie zum Beispiel Oralsex, egal ob als Gebende oder Empfangende, können den Neustart erleichtern und in der Anfangsphase genussvoller sein.

Nicht wenige Frauen haben noch lange nach der Geburt beim Sex Schmerzen oder ein ungutes Gefühl. Sie sollten das nicht ignorieren oder Ihre Zähne zusammenbeißen und sich damit abfinden, denn dagegen gibt es Behandlungsmöglichkeiten, Physiotherapie inklusive. Wenn Sex Ihnen Schmerzen bereitet, sprechen Sie mit Ihrer Ärztin darüber. Falls die das nicht will, suchen Sie sich eine andere, die bereit dazu ist.

Psychische Probleme: Postpartale Depressionen, Angsterkrankungen und Psychosen

Bis jetzt habe ich mich mit den körperlichen Folgen der Geburt beschäftigt. Sie kann aber auch schwere psychische Erkrankungen nach sich ziehen. Postpartale Depression (auch Wochenbettdepression genannt) und Angsterkrankungen, sogar Psychosen kommen in unterschiedlich starker Ausprägung häufiger vor. Viel zu viele Frauen ertragen ihr Leid im Stillen, und das muss aufhören.

In den ersten Tagen und Wochen nach der Geburt Ihres Kindes werden Sie von Hormonen geradezu überschwemmt. Die meisten Frauen stellen fest, dass sie in dieser Phase emotional sehr instabil sind. Eine kurze rührselige Filmszene kann einen völlig aus der Fassung bringen (zum Beispiel aus dem Animationsstreifen »Oben«).

Wenn ich an diese Zeit denke, fällt mir unser erster Ausflug ein, als Penelope etwa eine Woche alt war. Es war ein Brunch bei Freunden, und ich verbrachte zwei Stunden stillend und heulend im Gästezimmer. Eigentlich war alles in Ordnung, ich konnte nur nicht aufhören zu weinen. Der Auslöser war, glaube ich, die Tatsache, dass die Mütze, die ich mühevoll für Penelope gestrickt hatte, zu groß war. Und wenn sie ihr gepasst hätte, hätte ich sie vermutlich zu warm gefunden. Dieser Umstand reichte, um mehrere Stunden meine Tränen fließen zu lassen. Glücklicherweise handelte es sich um sehr gute Freunde, die mir das Essen auf einem Tablett ins Zimmer brachten – worauf ich natürlich umso mehr heulte.

Dieses Befinden wird gerne als »Babyblues« bezeichnet und verschwindet normalerweise von selbst. Denn die Hormonflut ist in den ersten Tagen nach der Geburt am heftigsten, innerhalb der folgenden Wochen lässt sie wieder nach.

Doch in dieser Phase – oder noch Monate später – können auch echte postpartale Depressionen oder andere psychische

Probleme entstehen. Viele Frauen ignorieren eine später einsetzende Depression, weil sie denken, eine Wochenbettdepression käme nur direkt nach der Geburt, was unzutreffend ist. Die Verbreitung postpartaler Depressionen ist ausgesprochen hoch, selbst wenn man nur die diagnostizierten Fälle berücksichtigt: Geschätzte 10 bis 15 Prozent der Mütter leiden daran.[39] Die meisten Gynäkologinnen achten bereits während der Schwangerschaft auf Anzeichen einer Depression. Die Daten deuten darauf hin, dass etwa die Hälfte der betroffenen Frauen tatsächlich bereits im Laufe der Schwangerschaft erkranken, was viele überrascht. Häufig (wenn auch nicht ausschließlich) wird die Diagnose »postpartale Depression« innerhalb von vier Monaten nach der Geburt gestellt.

Die entscheidenden Risikofaktoren dafür lassen sich in zwei Gruppen einteilen: Prädisposition und Situation. Der mit Abstand wichtigste Risikofaktor ist die Prädisposition beziehungsweise eine frühere depressive Episode. Auch wenn psychische Erkrankungen noch lange nicht ausreichend erforscht sind, gelten bestimmte genetische und epigenetische Einflüsse als gesichert. Sollten Sie bereits vor der Schwangerschaft depressive Episoden durchgemacht haben, ist das Risiko auch während der Schwangerschaft und nach der Geburt erhöht. Achten Sie auf entsprechende Symptome und holen Sie sich gegebenenfalls Hilfe.

Die anderen Risikofaktoren sind die Umstände, von denen sich einige ändern lassen, andere nicht. Frauen (und Männer), die in dieser Lebensphase wenig Unterstützung aus ihrem sozialen Umfeld erfahren, sich in einer schwierigen Situation befinden oder deren Baby an medizinischen oder anderen Problemen leidet, sind anfälliger für Depressionen. Auch der Säugling selbst spielt eine Rolle: Wenn er schlecht schläft, haben seine Eltern ein größeres Risiko, an einer Depression zu erkranken, vermutlich deshalb, weil auch sie selbst dann weniger Schlaf bekommen.

Wie wird eine postpartale Depression diagnostiziert? Im Idealfall sollte jede Frau beim gynäkologischen Routinecheck sechs Wochen nach der Geburt einen kurzen Fragebogen ausfüllen. Wenn auch verschiedene Tests im Umlauf sind, wird am häufigsten die Edinburgh-Postnatal-Depressions-Skala (EPDS) eingesetzt.

Sie finden den Fragebogen online (zum Beispiel hier: https://www.mutter-kind-behandlung.de/downloads/fragebogen_EPDS.pdf). Darin werden eine Reihe einfacher Gefühlszustände abgefragt: Sehen Sie die schönen Dinge im Leben?, Machen Sie sich viele Vorwürfe, wenn etwas falsch läuft?, Haben Sie häufig Angst oder Panik? und solche Sachen. Für die Antworten bekommen Sie Punkte, die Sie zusammenrechnen müssen. Eine höhere Punktzahl zeigt an, dass wahrscheinlich eine Depression vorliegt.

Manche dieser Fragen scheinen so offensichtlich, dass man sich fragen kann, warum man dafür überhaupt einen Fragebogen braucht. Könnte man die Frauen nicht einfach so fragen, ob sie traurig und teilnahmslos sind? Die Forschungslage weist jedoch darauf hin, dass es sich um ein äußerst effektives Werkzeug handelt. Die Diagnose (und damit auch die Therapie) postpartaler Depressionen konnte bei einer großen Anzahl von Frauen durch diesen Fragebogen verbessert werden, sodass die Depressionen wenige Monate später um 60 Prozent zurückgingen.[40] Es schadet also nicht, wenn Sie sich hin und wieder selbst testen, um Ihre augenblickliche Stimmungslage einzuschätzen.

Die Behandlung postpartaler Depressionen erfolgt in mehreren Schritten. Bei leichten Formen versucht man, ohne Medikamente auszukommen. Es gibt einige Belege, dass Sport oder Massagen helfen können. Oder, vielleicht am wichtigsten: Schlaf. Vor allem bei frischgebackenen Eltern ist Schlafmangel ein entscheidender Faktor für leichte Depressionen, was wenig überraschend sein dürfte. Selbst ohne Baby fällt es einem schwer, das Leben zu genießen, wenn man mehrere Nächte hintereinander schlecht geschlafen hat. Man kann sich also gut vorstellen, dass dies auf die Dauer zu emotionaler Erschöpfung und Depressionen führen kann.

Selbstverständlich ist Schlafmangel mit einem Neugeborenen schwer zu vermeiden. Eine Möglichkeit gegenzusteuern ist das Schlaftraining, auf das ich später noch zu sprechen kommen werde. Es trägt unter anderem auch dazu bei, eine Depression bei der Mutter zu lindern. Doch auch wenn Ihr Kind noch keinen festen Schlafrhythmus hat, Sie kein Schlaftraining planen oder Ihr Kind noch zu klein dafür ist, gibt es Möglichkeiten, Ihren Schlaf zu verbessern. Lassen Sie sich ein oder zwei Nächte von den Großeltern oder Freunden unterstützen. Gönnen Sie sich, wenn möglich, einen Babysitter für die Nacht. Teilen Sie sich die nächtlichen Pflichten mit Ihrem Partner, so können Sie beide wenigstens abwechselnd eine Zeit lang am Stück schlafen. Vielleicht hilft es Ihnen, sich vor Augen zu halten, dass die Behandlung Ihrer Depression auch Ihrem Baby nützt und daher alles andere als Egoismus ist.

Abgesehen vom Schlaf sind kognitive Verhaltenstherapie oder andere Formen von Gesprächstherapien gewöhnlich die erste Wahl. Sie zielen darauf ab, negativen Gedanken gegenzusteuern und sich auf positive Verhaltensweisen zu konzentrieren.

Bei schwereren Depressionen (ab 20 Punkten auf der oben vorgestellten Skala) können auch Antidepressiva verschrieben werden. Sollten Sie während der Einnahme stillen wollen, klären Sie das unbedingt mit Ihrer Ärztin oder Ihrem Arzt ab.

Sowohl in der Fachliteratur als auch in der allgemeinen Diskussion ist vor allem von postpartalen Depressionen die Rede. Doch nicht alle psychischen Probleme nach der Geburt treten als Depression in Erscheinung, auch Angsterkrankungen sind verbreitet. Zwar ähneln sich viele Symptome, und zur Diagnose von Angsterkrankungen wird der gleiche Fragebogen verwendet. Allerdings neigen Frauen mit postpartalen Angsterkrankungen dazu, sich alle möglichen schrecklichen Dinge vorzustellen, die ihrem Baby passieren könnten. Sie können nicht schlafen, selbst wenn sich die Gelegenheit dazu bietet, und tendieren zu zwanghaftem Verhalten rund um die Sicherheit ihres Kindes. Auch in diesen Fällen kommen Psychotherapien oder in schwereren Fällen Medikamente zum Einsatz.

Manchmal ist es gar nicht so einfach, zwischen der typischen elterlichen Besorgnis und obsessiven Ängsten eine Grenze zu ziehen. Wenn allerdings Ängste Sie daran hindern, die Zeit mit Ihrem Kind zu genießen, wenn sie all Ihre Gedanken okkupieren und Sie vom Schlafen abhalten, dann ist diese Grenze definitiv überschritten.

Weniger verbreitet, aber noch problematischer ist eine postpartale Psychose.[41] Sie betrifft 1 bis 2 von 1000 Frauen (im Vergleich zu 1 von 10 bei postpartalen Depressionen), und zwar besonders häufig solche, die bereits an einer bipolaren Störung litten. Sie äußert sich in Halluzinationen, Wahnvorstellungen und manischen Episoden. Eine Psychose sollte sehr ernst genommen werden und muss in den meisten Fällen stationär behandelt werden.

Zwar sind bei den gebärenden Frauen – aufgrund der hormonellen Veränderungen und da sie bei der Kinderbetreuung die Hauptlast tragen – die Risiken für psychische Erkrankungen höher, doch auch beim anderen Elternteil kann es zu einer Depression kommen. Der Vater oder die andere Mutter, auch Adoptiveltern können entsprechende Symptome aufweisen. Da Screenings sich jedoch auf die Gebärenden und nicht auf andere im Haushalt lebende Personen konzentrieren, werden sie bei Letzteren seltener diagnostiziert. Es wäre sicher keine schlechte Idee, alle im Haushalt lebenden Erwachsenen einige Wochen nach der Geburt des Babys und danach in regelmäßigen Abständen einem Depressions-Test zu unterziehen. Wenn Sie sich Sorgen machen, rufen Sie Ihre Ärztin gleich an und warten Sie nicht, bis die sechs Wochen um sind. Je früher Sie solche Probleme in den Griff bekommen, desto schneller können Sie die Zeit mit Ihrem Baby wieder genießen und desto besser ist es für alle Beteiligten.

Es gibt viele Probleme vor, während und nach der Schwangerschaft, über die nicht ausreichend gesprochen wird. Als ich meinen Schwangerschafts-Ratgeber schrieb, hat mich vor allem das Thema Fehlgeburt in Erstaunen versetzt. So viele Frauen erleiden Fehlgeburten, und doch wird kaum darüber gesprochen – bis es einen selber betrifft und man feststellt, dass viele Frauen im eigenen Umfeld das gleiche Schicksal teilen. Dieses Muster trifft auch auf körperliche und seelische Folgen der Geburt zu. Sie haben ein Baby bekommen. Da sollten Sie bitte schön überglücklich sein. Es hat Ihnen großartig zu gehen. Wenn Leute Sie fragen, wollen sie hören: »Unser Kind ist sooo süß! Wir sind ganz hingerissen!« Und nicht: »Ich bin schrecklich deprimiert und ängstlich, und mein Vaginalriss dritten Grades macht mir immer noch Probleme.« Doch wenn über Probleme nicht gesprochen wird, haben die Betroffenen den Eindruck, sie wären die Einzigen, denen es so geht, und sollten gefälligst allein damit fertigwerden.

Doch das stimmt einfach nicht, und deshalb bin ich der Ansicht, dass es allen Frauen nützt, wenn wir Schwierigkeiten häufiger ansprechen. Ich will damit nicht dazu aufrufen, ständig die Fortschritte bei der Heilung unseres Dammrisses zu twittern (auch wenn ich damit kein Problem hätte), aber es ist höchste Zeit, offener und ehrlicher mit unseren körperlichen und seelischen Erfahrungen nach der Geburt umzugehen.

Unterm Strich

- Es kann einige Zeit dauern, bis Sie sich von der Geburt erholt haben.
  - Sie werden mehrere Wochen lang Blutungen haben.
  - Wenn Sie einen Vaginal- oder Dammriss hatten, kann der Heilungsprozess mehrere Wochen in Anspruch nehmen.
  - Ein Kaiserschnitt ist ein größerer chirurgischer Eingriff, und es kann eine Zeit lang dauern, bis Sie danach wieder so beweglich sind wie zuvor.
- Wann Sie wieder Sport treiben können, hängt zum Teil vom Verlauf der Entbindung ab. In der Regel ist das ein bis zwei Wochen nach der Geburt möglich, und nach sechs Wochen können die meisten Frauen wieder in gewohntem Umfang trainieren.
- Es gibt keine feste Regel, wann Sie wieder Sex haben dürfen. Sie sollten allerdings warten, bis Sie wieder bereit dazu sind (und an Verhütung denken, falls Sie sich nicht gleich noch ein Kind wünschen).
- Postpartale Depressionen (und ähnliche Erkrankungen) sind weit verbreitet und gut zu behandeln. Holen Sie sich gegebenenfalls so schnell wie möglich Hilfe.

TEIL 2:
Das erste Jahr

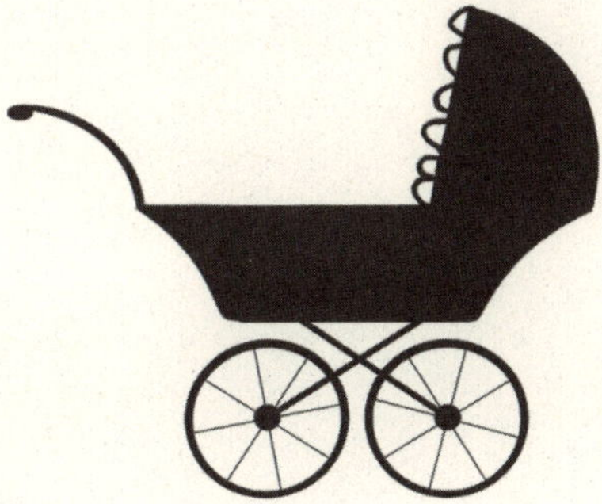

Stillen, Schlaftraining, Schlafen im Elternschlafzimmer, Impfen, Arbeiten oder nicht Arbeiten, Kita oder Tagesmutter – das sind die großen Entscheidungen, die zumindest das erste Jahr im Leben der Eltern prägen. Bevor Sie Eltern wurden, haben Sie über diese Fragen vermutlich nicht nachgedacht. Und die Antworten darauf sind alles andere als eindeutig.

Also schauen wir im Internet nach. Was ganz toll ist, weil die Leute im Internet offensichtlich auf alles eine Antwort zu haben scheinen, und zwar eine, die ganz einfach auf den Punkt zu bringen ist, nämlich: Die richtige Entscheidung ist genau die, die die entsprechende Person im Internet getroffen hat. Damit nicht genug: Alle, die sich anders entscheiden, könnten genauso gut ihre Kinder den Raubtieren zum Fraß vorwerfen. Herzlich willkommen bei den Mommy Wars. Schön, dass Sie bei uns sind!

Warum sind diese Diskussionen so emotionsgeladen? Warum scheint es immer um Leben und Tod zu gehen? Warum kreisen darum all unsere elterlichen Gedanken und Ängste? Ganz sicher bin ich zwar nicht, aber ich vermute, es hängt damit zusammen, dass genau diese Entscheidungen unseren elterlichen Alltag sehr stark prägen. Wenn Sie sich fürs Stillen entscheiden, fürs Schlaftraining oder dafür, Ihr Kind in Ihrem Zimmer (oder Bett) schlafen zu lassen – die Folgen Ihrer Entscheidung spüren Sie täglich am eigenen Leib. Außerdem werden viele dieser Entscheidungen Ihr Leben auch schwieriger machen oder zumindest teilweise nervenaufreibender. Beim Stillen erleben Mütter durchaus einige wundervolle Augenblicke, aber von den Hunderten von Frauen, mit denen ich darüber gesprochen habe, hat keine einzige mir erklärt: »Was für eine erfüllende Erfahrung des Frauseins, an allen möglichen Orten die Brust auszupacken!«

Viermal pro Nacht aufzustehen, bis das Kind ein Jahr alt ist (oder zwei oder zweieinhalb), macht einen fertig. Es beeinträchtigt die Laune, die Leistungsfähigkeit, die zwischenmenschlichen Beziehungen. Andererseits kann die Entscheidung gegen das Stillen ebenso schwer sein. Und es macht auch keinen Spaß, abzuwarten, bis das Kind sich in den Schlaf geschrien hat. Andere Leute werden einem deswegen Vorwürfe machen, und wenn wir ehrlich sind, auch wir selbst werden es uns vorwerfen. Aber es funktioniert: Wenn sich Kinder ein paarmal selbst in den Schlaf geschrien haben, schlafen sie danach meistens besser (und damit auch ihre Eltern). Ist man deshalb egoistisch und opfert das Wohl seines Kindes für das eigene?

Ein guter Moment, um noch einmal in Erinnerung zu rufen, was ich schon in der Einleitung geschrieben habe: Wie bei allen Erziehungsfragen gibt es hier nicht die eine Antwort, die für alle gleichermaßen richtig ist. Sie müssen die *für Sie richtige* Antwort finden, die zu *Ihren Präferenzen und Lebensumständen* passt. Wenn Sie in Elternzeit sind oder gar nicht wieder arbeiten werden, fällt Ihnen die Entscheidung, etwas Nachtschlaf zu opfern, vielleicht leichter, weil Sie auch tagsüber ein Nickerchen machen können. Wenn Sie in einem Büro mit blickdichter Tür arbeiten, in dem Sie gleichzeitig abpumpen und arbeiten können, oder Ihr Betrieb ein Stillzimmer zur Verfügung stellt, ist es einfacher, länger zu stillen.

Doch so wichtig auch persönliche Präferenzen sein mögen, heißt das natürlich nicht, dass es nicht auch Fakten gibt. Und nur, wenn wir sie kennen, können wir die richtige persönliche Entscheidung treffen. Sie und ich mögen angesichts derselben Fakten unterschiedliche Entscheidungen treffen, aber wir alle sollten sie zur Kenntnis genommen haben. Als Wirtschaftswissenschaftlerin fange ich immer gerne mit der Forschungslage an: Was sagt sie? Kann ich mich auf die Ergebnisse verlassen? Vor diesem Hintergrund überlege ich dann, wie ich das auf meine Familie übertragen könnte. Dabei hilft es natürlich, wenn man (wie ich) mit einem Wirtschaftswissenschaftler verheiratet ist, aber ich wage zu behaupten, dass die Kombination aus Fakten und Präferenzen bei allen funktionieren kann. Um von den Vorzügen dieser Methode zu profitieren, brauchen Sie die Nachteile, die so eine Ökonomen-Ehe mit sich bringt, nicht unbedingt in Kauf zu nehmen.

In diesem Teil des Buches gehe ich die Forschungslage zu den großen Entscheidungen der ersten Elternzeit durch. In vielen Fällen bedeutet das vor allem, die guten von den weniger guten Studien zu trennen. Wenn wir eine Entscheidung treffen, möchten wir wissen, welchen *kausalen* Effekt ein bestimmter Faktor auf eine Sachlage hat, und nicht, ob vielleicht irgendein vager Zusammenhang besteht. Die Feststellung, dass sich ein gestilltes Kind von einem nicht gestillten unterscheidet, hilft nicht weiter – wir wollen wissen, ob das wirklich am Stillen selbst liegt.

Woran erkennt man gute Studien? Das ist eine schwierige Frage. Manches erkennt man auf den ersten Blick Bestimmte Verfahren sind besser als andere: Randomisierte Studien sind gewöhnlich überzeugender als andere Herangehensweisen. Große Studien liefern im Durchschnitt bessere Ergebnisse. Wenn mehrere Studien zu ähnlichen Ergebnissen kommen, sind diese meist verlässlicher, aber auch nicht immer: Denn manchmal basieren auch alle auf den gleichen falschen Vorannahmen.

Ich habe schon sehr viele Studien gelesen, nicht nur für dieses Buch, sondern auch im Rahmen meiner Forschungstätigkeit, weswegen manche meiner Urteile auf Erfahrung beruhen. Manchmal wirft man einen Blick in eine Studie und stellt sofort fest, dass irgendwas nicht stimmen kann. Da werden dann beispielsweise zu unterschiedliche Gruppen verglichen, oder die Messmethoden verzerren das Ergebnis. Manchmal ist eine wirklich große Studie dennoch mangelhaft, sodass ich mich lieber auf eine kleinere mit besserem Studiendesign verlasse. Und, was sehr traurig für alle ist, die Daten lieben: Die verfügbaren Daten sind nie perfekt.

Wenn ich mich also mit den genannten Fragen beschäftige, muss ich mir auch über die Grenzen der vorliegenden und aller Daten im Klaren sein. Es gibt keine perfekten Studien, somit enthalten auch alle Schlussfolgerungen einen gewissen Grad von Unsicherheit. Darüber hinaus gibt es zu bestimmten Fragen überhaupt nur problematische Daten. Es liegt dann vielleicht nur eine einzige nicht sehr hochwertige Studie vor, und es lässt sich nicht viel mehr sagen, als dass daraus kein Zusammenhang ablesbar ist. Das bedeutet, dass wir nie mit absoluter Sicherheit behaupten können, etwas sei gut oder schlecht für ein Baby. Aber natürlich sind manche Sachverhalte sicherer als andere, und ich werde mich bemühen, jeweils zu erklären, warum die Datenlage auf einen gesicherten Zusammenhang hinweist oder nicht.

Nach der Lektüre sind Sie hoffentlich gut mit Fakten versorgt, manche Fakten werden allerdings auch zeigen, dass wir hier noch nichts oder wenig wissen: Es gibt Bereiche, in denen die Daten nicht ausreichend sind oder keine überzeugende Schlussfolgerung zulassen. So gewappnet können Sie Ihre Entscheidungen treffen – nicht dieselben wie andere Leute, möchte ich nochmals betonen, sondern die richtigen für Sie.

4. Stillen ist besser? Das Beste? Oder egal?

Das Krankenhaus, in dem Penelope zur Welt kam, bot schon im Vorfeld jede Menge Kurse für werdende Eltern an, darunter auch einen zum Stillen. Ich fragte eine Freundin mit einem etwas älteren Baby, ob ich den belegen sollte. Sie rümpfte die Nase und meinte: »Also weißt du, mit einer Puppe ist es einfach nicht dasselbe.« Und sie hatte verdammt recht. Offen gesagt fällt den meisten Frauen (auch mir) Stillen gar nicht so leicht. (Das soll nicht heißen, dass ein Kurs sinnlos ist, aber er löst eben auch nicht alle Probleme.)

Als Penelope noch im Krankenhaus Gewicht verlor, mussten wir mit der Flasche zufüttern, was vielleicht überflüssig war. Doch noch verrückter kam mir das vor, was die Krankenschwester installierte, um die gefürchtete »Saugverwirrung« zu vermeiden. Offenbar fällt es manchen Babys schwer, richtig an der Brust zu trinken, wenn sie ab und zu auch mit der Flasche gefüttert werden. Um das zu vermeiden, wurde mir ein Schlauch an die Brust geklebt und die Flasche mit der Säuglingsnahrung über meinem Kopf aufgehängt. Penelope sollte dann an der Brustwarze nuckeln und den Milchersatz aber aus dem Schlauch bekommen. Wir versuchten es eine ganze Weile, aber weder Penelope noch ich kapierten, wie das gehen sollte.

Die Klinik wollte uns dieses »Brusternährungsset« mit nach Hause geben, aber ich lehnte dankend ab. Für den Fall, dass Penelope noch mal mit Säuglingsnahrung gefüttert werden musste, hatten wir ja die Flasche. Irgendwann schoss dann auch bei mir die Milch ein, doch damit waren die Probleme noch nicht zu Ende. Es schien nämlich meist nicht genug zu sein. Bevor ich Penelope nachts schlafen legte, nuckelte sie ohne Ende, und zwar überwiegend aus der Flasche. Ich fühlte mich schrecklich. Alle sagten: »Wenn sie immer noch hungrig ist, lass sie doch weiter an der Brust saugen, irgendwann kommt dann schon genug Milch.« Doch meine Tochter war definitiv am Verhungern (jedenfalls machte sie den Eindruck).

Zugleich versuchte ich abzupumpen, um die Milchproduktion anzuregen und einen Vorrat zu haben, wenn ich wieder arbeiten ging. Aber wann war der richtige Zeitpunkt? Sollte ich es gleich nach dem Stillen versuchen? Aber was, wenn sie dann gleich wieder hungrig war? Sollte ich es eine Stunde später tun, während sie schlief? Und wenn sie dann aufwachte und etwas brauchte?

Das Schlimmste war, dass Penelope das Stillen zu hassen schien und es jedes Mal ein Kampf war, sie dazu zu bringen, richtig anzudocken. Als sie sieben Wochen alt war, waren wir auf der Hochzeit meines Bruders. Ich erinnere mich, wie ich in einem Abstellraum des Restaurants saß, in dem es ungefähr tausend Grad hatte, und verzweifelt versuchte, sie richtig anzulegen, während sie schrie und schrie. Irgendwann gaben wir auf, und sie bekam in einem klimatisierten Raum ein Fläschchen. Warum ich es trotzdem weiter versuchte? Im Nachhinein kann ich das nicht sagen. Nach etwa drei Monaten schien sie akzeptiert zu haben, dass ich nicht aufgab, und begann eines Tages ohne größere Proteste, an meiner Brust zu nuckeln.

So läuft es nicht immer mit dem Stillen, und es kann sich sogar von Kind zu Kind unterscheiden. Bei Finn war das Stillen ein Kinderspiel (dafür waren andere Dinge komplizierter). Meine Milch kam schneller und in größerer Menge, und er hatte nie Probleme, damit klarzukommen. Bei manchen Frauen ist das auch beim ersten Kind schon so.

Doch wenn Frauen Schwierigkeiten mit dem Stillen haben, werden diese noch dadurch verschärft, dass man von allen Seiten (der Gesellschaft, der Familie, der eigenen inneren Stimme) zu hören bekommt, welche immensen Vorteile es bietet. Im Folgenden habe ich eine Liste der *behaupteten* Vorzüge des Stillens zusammengestellt, wie sie auf diversen Websites zu finden sind.[42] Da sie sehr lang ist, habe ich sie in verschiedene Kategorien eingeteilt. (Ich sollte darauf hinweisen, dass die hier vorgestellten Vorteile des Stillens sich auf die USA und andere westliche Industrieländer konzentrieren, wo es hochwertiges Milchpulver und hygienisch einwandfreies Trinkwasser gibt. In Entwicklungsländer sind die Vorteile noch ausgeprägter und unterscheiden sich zum Teil, weil Säuglingsnahrung oft mit kontaminiertem Wasser zubereitet wird.)

!

Die vielen angeblichen Vorzüge des Stillens

Unmittelbare Vorteile für das Baby

- seltener Erkältungen, Infektionen, allergischen Ausschlag, Magen-Darm-Erkrankungen
- geringeres Risiko für Nekrotisierende Enterokolitis (NEC) und Plötzlichen Kindstod (SIDS)

Langfristige gesundheitliche Vorteile für das Kind

- seltener Diabetes, juvenile Arthritis, Adipositas, Krebserkrankungen in der Kindheit
- geringeres Risiko für Lungenentzündung, Meningitis, Harnwegsinfekte, Morbus Crohn, Allergien und Asthma

Langfristige kognitive Vorteile für das Kind

- höherer IQ

Vorteile für die Mutter

- schnellere Gewichtsabnahme
- intensiveres Bonding mit dem Säugling
- Geldersparnis
- Erhöhung der Stressresistenz
- mehr Schlaf

- wirkt sich positiv auf Freundschaften aus
- senkt das Risiko für Krebs, Osteoporose und postpartale Depressionen

Vorteil für die ganze Welt

- weniger Methanausstoß durch Kühe

Ihnen ist sicher ein Punkt ins Auge gestochen: »Wirkt sich positiv auf Freundschaften aus« – echt jetzt? Verstehen Sie mich nicht falsch: Als Neumutter läuft man durchaus Gefahr, einsam und isoliert zu sein, und deshalb ist es eine gute Idee, andere Mütter zu treffen. Dazu gibt es Kinderwagen-Yoga. Aber ich kann absolut nicht behaupten, eine meiner Freundschaften hätte sich dadurch verbessert, dass ich mit einem brüllenden Baby in einer heißen Abstellkammer saß. Und ich konnte auch keinen überprüfbaren, vertrauenswürdigen oder sonst einen Beleg dafür finden, dass Stillen Freundschaften fördert. Viele der anderen angeführten Vorteile beruhen jedoch tatsächlich auf Datenmaterial, wenn auch nicht immer auf besonders gutem.

Wie ich schon eingangs erwähnt habe, sind viele Studien zum Stillen insbesondere dadurch verzerrt, dass stillende Mütter sich noch in anderer Hinsicht von den nicht stillenden unterscheiden. In den USA und den meisten anderen hoch entwickelten Ländern sind es häufiger die gebildeten und wohlhabenden Frauen, die ihre Babys stillen. Das war nicht immer so. Stillen kam im Lauf der Zeit, auch im vergangenen Jahrhundert, immer mal wieder in und aus der Mode. Zu Beginn des 20. Jahrhunderts stillten fast alle Frauen, sofern sie körperlich dazu in der Lage waren. Als etwa um 1930 »modernere« Formen von Milchpulver verfügbar wurden, ging das Stillen rapide zurück. Das ist zumindest teilweise nachvollziehbar, da Stillen schon immer Schwierigkeiten bereiten konnte. In den Siebzigerjahren fütterte dann die überwiegende Zahl der Frauen ihre Kinder mit der Flasche. Zugleich begann man von staatlicher Seite, für die gesundheitlichen Vorzüge des Stillens zu werben, was dem Trend zur Flaschennahrung entgegenwirkte. Deren Hersteller reagierten auf das veränderte gesellschaftliche Klima, indem sie ebenfalls das Stillen propagierten. Seither hat der Anteil stillender Mütter stetig zugenommen, allerdings deutlicher in bestimmten gesellschaftlichen Gruppen, nämlich bei den gebildeteren und wohlhabenderen Müttern.[43]

Der Zusammenhang zwischen Stillen und Bildungsgrad, Einkommen sowie weiteren Aspekten stellt für die Forschung ein Problem dar. Ein höherer Bildungsgrad und höheres Einkommen wirken sich unabhängig vom Stillen positiv auf die Kinder aus, was es äußerst schwierig macht, auf einen *kausalen* Effekt des Stillens zu schließen. Ohne Zweifel besteht zwischen dem Stillen und diversen positiven Effekten ein Zusammenhang, doch das heißt noch lange nicht, dass es einem bestimmten Kind besser geht, weil es von seiner Mutter gestillt wurde.

Sehen wir uns ein konkretes Beispiel an: In den späten 1980er-Jahren verglich eine Studie den IQ von 345 skandinavischen Kindern im Alter von fünf Jahren, die weniger als drei Monate oder mehr als sechs Monate gestillt wurden.[44] Sie attestierte den länger gestillten Kindern einen etwa sieben Punkte höheren IQ. Doch die Mütter, die länger gestillt hatten, waren wohlhabender und gebildeter und hatten selbst einen höheren IQ. Wenn man diese Faktoren mitberücksichtigte, war der Effekt des Stillens deutlich geringer. Die Autoren dieser und anderer Studien behaupten, dass nach Bereinigung um diese Unterschiede die Effekte bleiben. Dabei ist es extrem unwahrscheinlich, dass sich wirklich sämtliche sonstigen Unterschiede herausrechnen lassen. So haben die Forschenden in den meisten Studien über das Stillen keine Informationen zum IQ der Mütter. Häufiger kennen sie deren Bildungsgrad, welcher Rückschlüsse auf den IQ zulässt. Frauen mit Universitätsabschluss schneiden in einem IQ-Test im Durchschnitt besser ab als solche, die nicht einmal eine höhere Schule abgeschlossen haben. Doch auch solche Kategorien lassen keine exakten Aussagen über den IQ zu.

Man fand heraus, dass selbst innerhalb einer Gruppe von Müttern mit dem gleichen Bildungsgrad diejenigen mit höherem IQ häufiger ihre Babys stillen.[45] Und genau diese Mütter mit höherem IQ haben innerhalb dieser Gruppe im Durchschnitt auch Kinder mit höheren IQ-Werten.[46] Selbst wenn die Forschenden ihre Ergebnisse um Faktoren wie den Bildungsgrad der Mütter bereinigen können, bleibt nach wie vor das Problem, dass das Stillen mit anderen Aspekten zusammenhängt (in diesem Beispiel dem mütterlichen IQ), die ebenfalls für das Abschneiden der Babys und Kinder verantwortlich sein könnten.

Um dieses Problem zu umgehen, muss man zunächst die hochwertigeren Studien von den nicht ganz so hochwertigen trennen. Für dieses Beispiel heißt das: Die Ergebnisse einer Studie, die um Faktoren wie den mütterlichen IQ bereinigt wurden, sind glaubwürdiger als andere.

Wie Sie inzwischen wissen, konzentriert sich dieses Buch auf Belege in Form von Daten und was wir aus ihnen schließen können. Es gibt jedoch noch eine andere Form von Belegen, die sich vor allem im Internet finden. Sie gehören zum Typus »Das sagen doch alle« oder »Das ist einer meiner Freundinnen passiert«. Sie kennen das: »Meine Freundin hat nicht gestillt, und ihr Sohn hat trotzdem Medizin studiert.« Oder: »Meine Freundin hat ihr Kind nicht impfen lassen, und der Kleine ist supergesund.«

Was wir daraus lernen? Nichts. Beherzigen Sie das Mantra aller Statistikerinnen: Anekdoten sind keine Fakten! (Vielleicht sollte ich T-Shirts damit bedrucken lassen.) Da wir uns beim Thema Stillen intensiver mit der Datenlage beschäftigen müssen, folgen nun ein paar Erläuterungen zu der Art von Studien, die ich für dieses Buch berücksichtigt habe.

Kurz erklärt: Verschiedene Forschungsmethoden

Wenn Forschende sich mit dem Stillen (oder anderen Themen dieses Buches) beschäftigen, versuchen sie, etwas über die *Effekte* ihres speziellen Forschungsgegenstands herauszufinden, *indem sie alle anderen Aspekte möglichst konstant halten.* Der »ideale« Versuchsaufbau sähe folgendermaßen aus: Man untersuche ein Kind, nachdem es gestillt wurde, und dann dasselbe Kind, nachdem es nicht gestillt wurde, während alle anderen Faktoren gleich geblieben sind: derselbe zeitliche Ablauf, dieselben Eltern, derselbe Erziehungsstil, dieselbe häusliche Umgebung. Wenn das möglich wäre, müssten wir nur das spätere Gedeihen dieses Kindes vergleichen, um auf die Wirkung des Stillens schließen zu können.

Das ist – natürlich – unmöglich. Doch wenn Analysen durchgeführt werden, versucht man, so nahe wie möglich an dieses Ideal heranzukommen. Ob das gelingt, hängt stark von der Forschungsmethode ab.

Randomisiert kontrollierte Studien

Der sogenannte Goldstandard unter den Forschungsmethoden ist die randomisiert kontrollierte Studie. Dazu wird eine bestimmte Zahl von Teilnehmenden rekrutiert (idealerweise eine möglichst große Zahl), und diese Stichprobe teilt man dann nach dem Zufallsprinzip in zwei Gruppen. Die eine erhält die in der Studie vorgesehene »Behandlung«, die andere ist die Kontrollgruppe. Bei einer randomisierten Studie zum Stillen würde man sich wünschen, dass die »Behandlungsgruppe« stillt, die Kontrollgruppe nicht. Wegen des Zufallsprinzips sollten sich die beiden Gruppen – außer durch das Stillen – nicht sonderlich unterscheiden. So lässt sich die stillende Gruppe mit der Kontrollgruppe vergleichen.

Das praktische Problem bei diesem Studientyp besteht darin,

dass man Menschen in der Regel nicht zu einem bestimmten Verhalten *zwingen* kann, insbesondere, wenn es um ihre Kinder geht. Stattdessen wenden die meisten Studien, die ich heranziehe, die »Ermutigung« als Prinzip an: Die eine Gruppe wird zu einem bestimmten Verhalten ermutigt – sei es Stillen, Schlaftraining oder bestimmte Erziehungsmethoden –, die andere Gruppe nicht. Diese Ermutigung könnte beispielsweise darin bestehen, die eine Gruppe über die Vorzüge eines Verhaltens aufzuklären oder sie im gewünschten Verhalten zu schulen oder sie dabei mit Empfehlungen zu unterstützen. Da man davon ausgeht, dass diese Ermutigung einen Einfluss auf das Verhalten der Betroffenen hat, lassen sich kausale Schlüsse ziehen.

Die Durchführung randomisierter Studien kostet sehr viel Geld, vor allem, wenn die Stichprobe groß ist, und natürlich kann es bei der Umsetzung Probleme geben. Doch da sie dem oben beschriebenen Ideal, ein Kind zweierlei Behandlung zu unterziehen, am nächsten kommen, haben sie, wenn vorhanden, für mein Urteil großes Gewicht.

Beobachtungsstudien

Eine zweite, sehr große Gruppe wissenschaftlicher Untersuchungen fällt in die Kategorie »Beobachtungsstudien«. Dabei werden beispielsweise gestillte mit nicht gestillten Kindern verglichen oder Kinder mit und ohne Schlaftraining – allerdings ohne, dass die Betroffenen vorher per Zufallsprinzip in zwei Gruppen aufgeteilt worden wären.

Die Grundstruktur dieser Untersuchungen ist ähnlich. Die Forschenden beschaffen oder sammeln Daten zu Kindern und ihrem kurz- oder langfristigen körperlichen oder kognitiven Zustand sowie Informationen über das Erziehungsverhalten der Eltern. Dann analysieren sie die Unterschiede, in diesem Beispiel zwischen den gestillten und den nicht gestillten Kindern.

Die meisten Daten, über die wir verfügen, stammen aus solchen Beobachtungsstudien und unterscheiden sich stark in ihrer

Qualität. Ein Unterschied besteht in der Größe der Studie – die größeren sind in der Regel besser. Noch wichtiger ist jedoch, dass die verglichenen Kinder sich idealerweise nur in einem einzigen, nämlich dem zu untersuchenden Aspekt unterscheiden sollten, während sich alle anderen Aspekte gleichen.

Die vergleichende Analyse der Daten muss die Unterschiede in den Familien und ihre unterschiedlichen Erziehungsmethoden berücksichtigen. In den meisten Studien werden die Ergebnisse hinsichtlich bestimmter Aspekte bei Eltern und Kindern bereinigt, doch inwieweit dies gelingt, hängt von der Datenqualität ab.

Am oberen Ende der Qualitätsskala hat man Studien an Geschwisterkindern derselben Familie, die nur in dem für den Studiengegenstand wichtigen Aspekt unterschiedlich behandelt wurden – beispielsweise wurde eines der Geschwister gestillt, das andere nicht. Da diese beiden Kinder dieselben Eltern haben und zusammen aufwuchsen, ist es sehr wahrscheinlich, dass ihre Lebensumstände abgesehen vom Stillen ähnlich sind. Auch solche Geschwisterstudien sind nicht perfekt (so stellt sich unter anderem die Frage, warum eines der Geschwister gestillt wurde und das andere nicht), doch gelingt es darin meist sehr gut, die größten Nachteile von Beobachtungsstudien zu minimieren. Wahrscheinlich hängt vieles beim Stillen vom Zufall ab, zum Beispiel davon, wie willig das jeweilige Baby die Brust annimmt (hier denke ich an meine eigene Erfahrung).

Diverse andere Studien können zwar keine Geschwister vergleichen, haben jedoch Zugang zu sehr vielen Informationen über die Eltern: Bildungsgrad, IQ, Einkommen, ethnischer Hintergrund und weitere Faktoren der häuslichen Umgebung sowie Angaben zur Verfassung des Babys bei der Geburt und vieles mehr. Wenn die Ergebnisse um diese Variablen bereinigt werden, kommt man näher an das Ideal zweier identischer Kinder. Ich bezeichne dies als Kontrollmechanismen. Je mehr Faktoren wir kontrollieren können – das heißt, je mehr Faktoren bei den verglichenen Kindern und Eltern konstant sind –, desto eher können wir darauf vertrauen, dass die Daten tatsächlich etwas über die Effekte des Stillens aussagen.

Qualitativ am unteren Ende befinden sich Studien, die nur wenige Unterschiede berücksichtigen können (beispielsweise das unterschiedliche Geburtsgewicht der Kinder und sonst nichts) – deren Ergebnisse sind mit größerer Vorsicht zu genießen.

Fall-Kontrollstudien

Eine letzte Kategorie von Daten stammt aus sogenannten Fall-Kontrollstudien. Die werden durchgeführt, wenn das untersuchte Resultat generell sehr selten vorkommt. Ein Beispiel: Man möchte wissen, wie sich Vorlesen darauf auswirkt, dass ein Kind sehr früh (sagen wir vor dem dritten Lebensjahr) lesen lernt. Da solche Fälle selbst bei einer großen Anzahl untersuchter Kinder nur selten vorkommen, ist es schwierig zu analysieren, welche Faktoren zu dem Ergebnis geführt haben.

Bei Fall-Kontrollstudien sammeln die Forschenden zuerst eine Reihe von »Fällen« – in unserem Beispiel wären das Kinder, die bereits vor dem dritten Lebensjahr fließend lesen können – und erfassen zu diesen Kindern eine Reihe von weiteren Informationen. Dann suchen sie sich eine Kontrollgruppe: Kinder, die in einigen Aspekten ähnlich sind, aber nicht so früh lesen lernen. Nun untersuchen sie, ob ein bestimmtes Verhalten (zum Beispiel Eltern, die vorlesen) bei den wenigen früh lesenden Kindern häufiger vorkommt als bei den anderen.

Im Allgemeinen sind solche Studien schlechter als die anderen Studientypen. Sie haben vor allem dasselbe Problem wie Beobachtungsstudien: Die Kinder der Kontrollgruppe können sich in vielerlei Hinsicht von den »Fällen« unterscheiden, und diese Unterschiede sind schwer in den Griff zu bekommen. Das Problem verstärkt sich noch dadurch, dass die Kinder der Kontrollgruppe in der Regel mit anderen Methoden für die Studie rekrutiert werden als die »Fälle«.

Es gibt allerdings noch weitere Probleme: Für solche Studien müssen Eltern in der Regel zu Verhaltensweisen befragt werden, die weit in der Vergangenheit liegen. Vielleicht können sie sich nicht erinnern, oder ihre Erinnerung wird durch die Entwicklung ihrer Kinder seither getrübt.

Und schließlich sind diese Studien üblicherweise sehr klein, und die Forschenden fahnden nach vielen möglichen Faktoren, die mit ihrem Untersuchungsgegenstand zusammenhängen, was die Schlussfolgerungen verzerren kann.

Zu manchen Themen stehen ausschließlich Fall-Kontrollstudien zur Verfügung, aus denen ich dann dennoch Erkenntnisse zu gewinnen versuche – das allerdings mit besonderer Vorsicht.

Zurück zum Stillen

Zum Thema Stillen liegen uns alle drei Studientypen vor. Es gibt eine große randomisiert kontrollierte Studie, die in den 1990er-Jahren in Weißrussland durchgeführt wurde.[47] Für sie wurde ein Teil der Frauen zum Stillen ermutigt, der andere Teil nicht, und die Stillquote bei beiden Gruppen unterschied sich. Diese Untersuchung ist sowohl hinsichtlich kurzfristiger gesundheitlicher Folgen als auch langfristiger Ergebnisse (Körpergröße und IQ der Kinder) relevant.

Es gibt auch ein paar recht gute Beobachtungsstudien. In einigen wurden erfreulicherweise Geschwisterkinder verglichen, andere haben zumindest eine große Teilnehmerzahl und berücksichtigen zahlreiche Informationen zu Kindern und Eltern.

Wo es um sehr seltene und tragische Aspekte geht, nämlich Krebserkrankungen bei Kindern und SIDS, müssen wir versuchen, aus einigen Fall-Kontrollstudien Erkenntnisse abzuleiten.

Im Folgenden werde ich mich detailliert mit allen kurz- und langfristigen Vorteilen des Stillens für Kinder und Mütter beschäftigen. Den Aspekt des Methanausstoßes durch die Produktion von Kuhmilch lasse ich beiseite. Nur so viel: Da Milchpulver tatsächlich in der Regel Bestandteile aus Kuhmilch enthält, ist Muttermilch in dieser Hinsicht eindeutig im Vorteil.

Auch wenn Sie längst zum Stillen entschlossen sind, sollte ich noch darauf hinweisen, dass es dennoch nicht immer so leicht hinzubekommen ist. Wenn Sie es in Angriff nehmen wollen (bitte nicht in heißen Abstellkammern), dann sollten Sie unbedingt das nächste Kapitel lesen.

Die Vorteile

Stillen und die frühkindliche Gesundheit

Der Zusammenhang zwischen dem Stillen und der frühkindlichen Gesundheit gehört zu den am besten erforschten Aspekten des Themas. Es war der ursprüngliche Schwerpunkt der oben erwähnten randomisierten Studie. Und in diesem Fall sind die Mechanismen, die den Zusammenhang herstellen, auch am überzeugendsten. Muttermilch enthält Antikörper, da ist es recht plausibel, dass sie das Kind vor bestimmten Krankheiten schützt.

Beginnen wir mit besagter randomisierter Studie. Die sogenannte PROBIT-Studie wurde in den 1990er-Jahren in Weißrussland durchgeführt, mit 17 000 Mutter-Kind-Paaren aus verschiedenen weißrussischen Orten. Die Forschenden begannen mit einer Gruppe von Frauen, die bereit waren zu stillen. Diese wurden nach dem Zufallsprinzip in zwei Gruppen geteilt, von denen die eine Gruppe beim Stillen Ermutigung und konkrete Unterstützung erhielt. Der anderen Gruppe wurde zwar nicht abgeraten, aber sie wurde auch nicht motiviert. Die Ermutigung hatte großen Einfluss auf das Stillen. Nach drei Monaten wurden 43 Prozent der Kinder, deren Mütter ermutigt worden waren, ausschließlich gestillt, aus der anderen Gruppe nur 6 Prozent. Auch gab es Unterschiede hinsichtlich der Frage, ob die Babys zu diesem Zeitpunkt überhaupt Muttermilch bekamen. Nach einem Jahr bekamen in der »Ermutigungs«-Gruppe immer noch 20 Prozent der Babys Muttermilch, im Vergleich zu 11 Prozent in der anderen, woraus sich schließen lässt, dass der Effekt der Motivation anhielt.[48] Sie sehen: Nicht alle Mütter, die zum Stillen ermutigt wurden, taten es auch, und umgekehrt stillten auch

Mütter, die keine Ermutigung erfuhren. Vielleicht sind die Effekte deshalb geringer, als wenn die Stillquote in den beiden Gruppen sich deutlicher unterschieden hätte.

Die Studie brachte zwei signifikante Ergebnisse: Im ersten Lebensjahr hatten die gestillten Kinder seltener Magen-Darm-Infektionen (wie Durchfall) und seltener Ekzeme und andere Ausschläge. Ein paar Zahlen: Aus der Gruppe der zum Stillen ermutigten Mütter hatten nur 9 Prozent der Kinder zumindest ein Mal Durchfall, im Vergleich zu 13 Prozent der Kontrollgruppe. Bei Ekzemen und Ausschlägen waren es 3 Prozent in der Ermutigungsgruppe und 6 Prozent in der Kontrollgruppe.

Das sind durchaus signifikante und auch ziemlich große Effekte, was das generelle Auftreten dieser Erkrankungen betrifft: So wurde das Vorkommen von Ekzemen und Ausschlägen halbiert. Dennoch darf man auch die generelle Häufigkeit nicht aus dem Blick verlieren. Selbst in der Gruppe, in der weniger gestillt wurde, traten diese Probleme nur bei 6 Prozent aller Kinder auf. Auch muss man sehen, dass es sich hier im Allgemeinen nicht um schwere Erkrankungen handelt.

Es gibt eine bedrohliche frühkindliche Erkrankung, die ebenfalls mit der Verdauung zu tun hat und auf die Muttermilch offensichtlich einen Einfluss hat: Die Nekrotisierende Enterokolitis (NEC), eine schwere Erkrankung des Magen-Darm-Trakts, für die sehr früh geborene Kinder anfällig sind (am häufigsten trifft sie Babys, die bei der Geburt weniger als 1500 Gramm wogen). In randomisierten Studien konnte nachgewiesen werden, dass Muttermilch (von der Mutter oder einer Spenderin) das Risiko einer Erkrankung senken kann.[49] Das wiederum stützt die generelle These eines Zusammenhangs zwischen Muttermilch und der Verdauung des Kindes, wenn auch NEC bei reif (oder fast reif) geborenen Kindern höchst selten vorkommt.

In der PROBIT-Studie wurden auch andere Krankheiten untersucht, bei denen sich kein Einfluss des Stillens feststellen ließ, so Infektionen der Atemwege und Ohren, Pseudokrupp und Pfeifatmung. In beiden Gruppen war der Anteil der betroffenen

Kinder nahezu identisch. Ich möchte deutlich machen, was das bedeutet. Es bedeutet nicht, dass das Stillen überhaupt keinen Einfluss auf Atemwegserkrankungen hat. Diese Einschätzungen hat eine statistische Unschärfe, die fachsprachlich als Konfidenzintervall oder Vertrauensintervall bezeichnet wird und anhand derer wir beurteilen können, wie sicher man hinsichtlich bestimmter Beobachtungen sein kann. Und aus den Daten dieser speziellen Studie lässt sich ein Einfluss des Stillens auf Atemwegserkrankungen weder eindeutig belegen noch widerlegen.

Warum heißt es trotzdem immer wieder, es sei »erwiesen«, dass Stillen Erkältungen und Mittelohrentzündungen reduziert? Das liegt vor allem daran, dass es zahlreiche Beobachtungsstudien gibt (die gestillte und nicht gestillte Kinder vergleichen, aber eben nicht per Zufallsprinzip eingeteilte Gruppen), die tatsächlich einen Einfluss auf diese Krankheiten zeigen. Besonders viele Studien behaupten einen Effekt des Stillens auf Mittelohrentzündungen.[50]

Sollen wir diesen Daten überhaupt Beachtung schenken, wo es doch eine randomisierte Studie gibt? Eine schwierige Frage: Einerseits sind unter sonst gleichen Bedingungen randomisierte Studien eindeutig hochwertiger. Wir wissen ja, dass Frauen nicht aus einer Laune heraus stillen und stillende Mütter andere Lebensumstände aufweisen als die nicht stillenden. Andererseits ist die randomisierte PROBIT-Studie nur eine unter vielen und auch nicht extrem groß. Wenn das Stillen kleinere Vorteile hat, würden sie nicht als signifikante Effekte auftauchen, und doch wüsste man gerne davon. Daher ist es sehr sinnvoll, auch die nicht-randomisierten Daten zu berücksichtigen, insbesondere hinsichtlich von Mittelohrentzündungen, die sehr gut erforscht sind und wo die Belege aus sehr großen und hochwertigen Datensätzen stammen.

So wurde in einer 2016 veröffentlichten Studie mit 70 000 Däninnen herausgefunden, dass sechs Monate durchgehendes Stillen das Risiko einer Mittelohrentzündung von 7 Prozent auf 5 Prozent senkt.[51] Es handelt sich um eine sehr sorgfältige, umfassende Studie mit ausgezeichnetem Datenmaterial, und die Ergebnisse konnten hinsichtlich vielerlei Unterschiede bei Müttern und Kindern bereinigt werden. Doch dieser Effekt zeigt sich nicht überall: Eine vergleichbare Studie aus Großbritannien weist keinen Einfluss auf Mittelohrentzündungen nach.[52] Dennoch halte ich einen Zusammenhang angesichts des Gewichts aller Belege für plausibel.

Eine ähnlich überzeugende Studie wie die dänische zum Thema Mittelohrentzündungen gibt es jedoch nicht zu Erkältungen und Husten. Zu diesen Symptomen sind die Untersuchungen kleiner, statistisch weniger überzeugend und die Ergebnisse weniger belastbar. Aus ihnen lassen sich nur schwer brauchbare Schlussfolgerungen ziehen.

Was heißt das nun? Sehr sicher kann man davon ausgehen, dass das Stillen Ekzeme und Magen-Darm-Erkrankungen bei Säuglingen reduziert. Was andere Erkrankungen betrifft, sprechen die überzeugendsten Daten für eine leichte Reduzierung von Mittelohrentzündungen.

Stillen und Plötzlicher Kindstod (SIDS)

Ich möchte die Diskussion über die Auswirkungen des Stillens auf die frühkindliche Gesundheit nicht abschließen, ohne auch auf den Zusammenhang zwischen Stillen und SIDS einzugehen, die tragischen Fälle, in denen ein Säugling ohne erkennbare Ursache im Schlaf stirbt. Dieser Zusammenhang ist allerdings, auch wenn er oft hergestellt wird, schwer zu ermitteln.

Der Tod ihres Kindes ist sicher das Schlimmste, was Eltern sich vorstellen können. Auch wenn ich in diesem Buch viele schwierige Themen behandele, ist wohl nichts mit diesem traumatischen Ereignis zu vergleichen – was selbst einem nur vermuteten Zusammenhang zwischen Kindersterblichkeit und Stillen ein zusätzliches emotionales Gewicht verleiht.

SIDS ist selten, Mittelohrentzündungen und Erkältungen sind weit verbreitet. Ob Sie nun stillen oder nicht, irgendwann werden sich Ihre Kinder mit Sicherheit eine Erkältung einfangen.

SIDS tritt dagegen nur bei 1 von 1800 Geburten auf, bei Babys ohne Risikofaktoren (keine Frühgeburt, kein Schlaf in Bauchlage) sogar bei 1 von 10 000 Geburten. Dies ergaben Studien in Großbritannien, Europa und Australien.[53] Laut Gesundheitsberichterstattung des Bundes (GBE) waren in Deutschland 2013 insgesamt 2 von 10 000 betroffen, aber in dieser Zahl sind auch die Fälle mit Risikofaktoren enthalten.[54] Das sollte ängstliche Eltern einigermaßen beruhigen, doch zugleich erschwert es Untersuchungen zum Zusammenhang zwischen Stillen und SIDS, da eine extrem große Zahl von Babys vonnöten ist, um irgendwelche hilfreichen Aussagen treffen zu können. Deswegen greift man in diesem Fall auf Fall-Kontroll-Studien zurück: Man wählt eine bestimmte Anzahl von SIDS-Fällen aus, befragt die betroffenen Eltern und eine Kontrollgruppe von Eltern, deren Kinder am Leben sind. Anschließend vergleicht man bestimmte Aspekte der Eltern und ihrer Kinder.

Es gibt viele Studien diesen Typs.[55] Diese zeigen, dass die lebenden Kinder im Durchschnitt häufiger gestillt wurden. Man schloss daraus, nicht gestillte Kinder hätten ein höheres SIDS-Risiko. Die neuesten Daten weisen darauf hin, dass sich der positive Einfluss bei Kindern, die länger als zwei Monate gestillt wurden, am stärksten bemerkbar macht.[56]

All diese Daten habe ich mir genau angesehen, aber diese Schlussfolgerung leuchtet mir nicht ein. Zwischen den an SIDS verstorbenen Kindern und der Kontrollgruppe gibt es grundsätzliche Unterschiede, die wenig mit dem Stillen zu tun haben, aber die Ergebnisse beeinflussen. Sobald Aspekte wie rauchende Eltern, Frühgeburt und weitere Risikofaktoren miteinbezogen werden – bei denen es sowohl Korrelationen zum Stillen gibt als auch einen Zusammenhang mit SIDS –, reduzieren sich die Effekte oder verschwinden ganz. Abgesehen davon zeigt sich in einigen Studien (gerade die, die am deutlichsten auf Auswirkungen verweisen) ein schwerwiegendes Problem bei der Auswahl der Kontrollgruppe. Beim Studiendesign ist entscheidend, dass die Kontrollgruppe den untersuchten Fällen von SIDS möglichst ähnlich ist, und genau das gelingt nicht allen diesen Studien.

Zur Erklärung: Üblicherweise werden alle Fälle von SIDS in einer bestimmten Region als Fälle zusammengefasst, dann rekrutiert man schriftlich oder telefonisch Eltern von lebenden Kindern. Das bedeutet, die Methode zur Auswahl der Kontrollgruppe ist schon mal verschieden. Und Menschen, die Interesse an der Teilnahme an einer Studie haben, unterscheiden sich grundlegend – mehr oder weniger offensichtlich – von solchen, die nicht teilnehmen wollen.[57] Skepsis ist hier also angebracht. Umso mehr, als Studien mit einer sorgfältigeren Auswahl der Kontrollgruppe – indem beispielsweise in einer englischen Studie die Babys der Kontrollgruppe von derselben Säuglingsschwester zu Hause besucht wurden – zeigen konnten, dass mit dem Nicht-Stillen kein erhöhtes SIDS-Risiko einhergeht.[58]

Fälle von Plötzlichem Kindstod sind zum Glück äußerst selten, und genau deshalb kann man nicht ausschließen, dass Stillen das Risiko eventuell doch ganz leicht senkt. Meiner Meinung nach weist allerdings das hochwertigste verfügbare Datenmaterial keinen signifikanten Zusammenhang nach.

Stillen und die spätere Gesundheit des Kindes

Die wissenschaftliche Forschung konzentriert sich beim Stillen überwiegend auf die Effekte beim Säugling – zum Beispiel Infektionen in genau dem Zeitraum, in dem das Baby gestillt wird. In der öffentlichen Diskussion dagegen spielt der langfristige Nutzen eine viel größere Rolle. Und wenn da wirklich was dran sein sollte, könnte man es als nicht stillende Mutter schon mit Schuldgefühlen zu tun bekommen.

Nur ganz selten hört man: »Toll, dass du stillst, das senkt das Durchfallrisiko in den nächsten sechs Monaten!« Stattdessen sagen die Leute so was wie: »Toll, dass du stillst, damit ermöglichst du deinem Kind ein besseres Leben: So wird es klüger, größer, schlanker!« Und solche Aussagen kommen nicht nur von Leuten auf der Straße – eine Frau erzählte mir, ihr Arzt habe ihr erklärt, wenn sie mit dem Stillen aufhöre, koste es ihr Kind drei IQ-Punkte.

Die Befürchtung, eine Entscheidung gegen das Stillen hätte negative Auswirkungen auf das gesamte spätere Leben des eigenen Kindes, belastet Eltern viel stärker als die Überlegung, ihr Baby könnte deswegen vielleicht eine Mittelohrentzündung mehr bekommen. Gute Nachrichten für alle schuldgeplagten Mütter: Noch weniger als für kurzfristige Effekte konnte ich für langfristige Auswirkungen überzeugende Belege finden.

Beginnen wir mit den Ergebnissen der PROBIT-Studie. Die Forschenden begleiteten die untersuchten Kinder bis zum siebten Lebensjahr und konnten keine Belege für langfristige gesundheitliche Effekte finden: keine Unterschiede bei Allergien, Asthma, Karies, Körpergröße, Blutdruck und Gewicht, weder Anzeichen für Übergewicht noch für Fettleibigkeit.[59]

Insbesondere die Ergebnisse hinsichtlich Fettleibigkeit sollte man sich genauer ansehen, da gerade hier der Nutzen des Stillens besonders hervorgehoben wird. (Als ich mit Finn schwanger war, prangte in der Praxis meiner Hebamme ein riesiges Poster mit der Botschaft, Stillen reduziere die Gefahr der Fettleibigkeit, illustriert war das Ganze mit zwei von Kirschen gekrönten Eiskugeln, die wie Brüste aussahen. Das war natürlich ein Hingucker, doch die Aussage schien mir unklar – vielleicht, dass man später mehr Eis essen kann, wenn man gestillt wurde?)

Es besteht tatsächlich ein Zusammenhang zwischen Fettleibigkeit und Stillen, insofern als gestillte Kinder später seltener fettleibig werden. Doch das beweist noch lange keinen *kausalen* Zusammenhang, nämlich dass Kinder fettleibig werden, *weil* sie nicht gestillt wurden. Die Daten der PROBIT-Studie zeigen keinen direkten Einfluss des Stillens darauf, ob ein Kind im Alter von sieben Jahren oder bei der letzten Überprüfung mit elf Jahren fettleibig war.[60]

Dies wird auch von Untersuchungen an Geschwistern gestützt, die teils gestillt, teils nicht gestillt wurden: kein Unterschied in Sachen Fettleibigkeit. Diese Studien zeigen oft Effekte des Stillens beim Vergleich *unterschiedlicher* Familien, nicht aber innerhalb der gleichen Familie. Dies deutet darauf hin, dass bestimmte Charakteristika einer Familie die Wahrscheinlichkeit von Fettleibigkeit beeinflussen, nicht aber das Stillen selbst.[61] Tatsächlich ergibt sich bei der Auswertung zahlreicherer Studien zu Stillen und Fettleibigkeit ein umfassenderes Bild: Wenn Unterschiede beim sozioökonomischen Status der Mütter, Rauchen und mütterliches Übergewicht berücksichtigt werden (auch wenn es sich nicht um Geschwisterstudien handelt), zeigt sich kein Zusammenhang.[62] All diese Ergebnisse sind mit statistischen Unschärfen behaftet. Können wir *mit Sicherheit* sagen, dass sich das Stillen nicht auf das spätere Körpergewicht auswirkt? Nein! Aber wir können sagen, dass die vorhandenen Daten einen signifikanten Zusammenhang nicht überzeugend belegen.

Einige längerfristige Effekte – Auswirkungen beispielsweise auf juvenile Arthritis und Harnwegsinfekte – wurden in der PROBIT-Studie nicht untersucht. Ein, zwei andere Studien konnten aber zumindest einen gewissen Zusammenhang aufzeigen. Die Belege für solche Zusammenhänge sind allerdings sehr begrenzt.[63] Entweder zeigt sich nur in einer einzigen Studie ein signifikanter Zusammenhang, oder das Studiendesign ist fragwürdig oder die Stichprobe sehr ungewöhnlich, sodass sich aus den vorliegenden Daten einfach keine Schlüsse ziehen lassen.

Etwas ausführlicher wurde zu Typ-1-Diabetes geforscht, einer Krankheit, die sich bereits in der Kindheit entwickelt. 2017 publizierten Forschende aus Nordeuropa einen Artikel, der auf großen Datensätzen aus zwei Ländern basierte. Darin heißt es, bei nicht gestillten Babys bestände ein größeres Risiko, daran zu erkranken. Es wurde tatsächlich gezeigt, dass Babys von Müttern, die es *gar nicht* mit dem Stillen versucht hatten, häufiger an Typ-1-Diabetes erkrankten als solche, deren Mütter sie zumindest teilweise gestillt hatten. Mich überzeugt diese Schlussfolgerung allerdings nicht ganz. Denn in der ausgewerteten Bevölkerungsgruppe kommt es nur sehr selten vor, dass Frauen gar nicht stillen (nur 1 bis 2 Prozent der Frauen entscheiden sich dagegen). Diese Frauen unterscheiden sich sehr deutlich vom Rest der Probandinnen (unter anderem hatten sie selbst ein erhöhtes Diabetes-Risiko) und trotz hochwertiger Daten sind nicht alle diese Unterschiede erkennbar. Vielleicht haben die Forschenden recht, doch zur Bestätigung bräuchten wir mehr Daten (im Idealfall aus einem Umfeld, in dem es normaler ist, nicht zu stillen).[64]

Auch zu Krebserkrankungen in der Kindheit wurde intensiv geforscht. Zum Glück haben Kinder generell sehr selten damit zu tun, aber wenn sie erkranken, dann meistens an Leukämie. Und es gibt die These, nicht gestillte Kinder seien gefährdeter. Üblicherweise wird bei den Untersuchungen auf Fall-Kontroll-Studien zurückgegriffen: Es werden Familien mit leukämiekranken Kindern und eine Kontrollgruppe mit Kindern ohne Krebsdiagnose rekrutiert. 2015 wurden in einem ausführlichen Artikel mehrere kleine Studien dazu ausgewertet. Insgesamt, so die Aussage, zeige sich eine signifikante Reduzierung des Krebsrisikos durch das Stillen. Doch in anderen Veröffentlichungen wird darauf hingewiesen, dass diese Schlussfolgerung nicht besonders belastbar ist. Die Forschenden der erstgenannten Studie haben außer der Krebsdiagnose keine weiteren Unterschiede zwischen den Kindern berücksichtigt, obwohl sich die beiden Gruppen in vielerlei Hinsicht unterschieden. Wenn man auch nur das Alter der Mütter berücksichtigt, sind die Effekte viel kleiner und statistisch nicht mehr signifikant. Würden die Effekte noch um weitere Unterschiede bereinigt, wären sie noch weniger überzeugend.[65]

Gerade beim Thema Stillen bekommen oft Studien Aufmerksamkeit, die nicht besonders sorgfältig gemacht wurden und kaum aussagekräftig sind. Die Medien stellen die Forschungsergebnisse meist wenig differenziert dar. In den fetten Schlagzeilen werden die Behauptungen der wissenschaftlichen Artikel, über die berichtet wird, völlig übertrieben. Warum?

Ein Grund ist natürlich, dass die Menschen ein Faible für schlechte und schockierende Nachrichten haben. Sie klicken lieber auf »Studie enthüllt: Nicht gestillte Kinder fliegen öfter von der Schule!« als auf »Umfangreiche und hochwertige Studie belegt kleinere Effekte des Stillens auf Durchfallerkrankungen«. Diese Neigung bildet dann eine unheilige Allianz mit den mangelhaften Statistikkenntnissen, die die meisten nun mal haben. Die Medien brauchen sich gar nicht die Mühe zu machen, nur über die »besten« Studien zu berichten, da sie kaum jemand von den weniger guten unterscheiden kann. Oft wird dann so was geschrieben, wie: »Eine neue Studie hat gezeigt …« statt »Eine neue Studie mit vermutlich verzerrten Ergebnissen behauptet …« Im Gegensatz zu ein paar Leuten wie mir, die ihrem Ärger dann auf Twitter Luft machen, kriegen die meisten Leserinnen und Leser den Unterschied gar nicht mit.

Es ist ziemlich schwierig, aus der Medienberichterstattung die Studienqualität herauszulesen, auch wenn es uns das Internet ein bisschen leichter macht. Viele Artikel verlinken inzwischen zum ursprünglichen Forschungsartikel. Wenn die Behauptung von den nicht gestillten Kindern, die öfter von der Schule fliegen, dann auf einer Studie mit 45 Probandinnen beruht, die dazu befragt werden, ob und wie sie ihre inzwischen einundzwanzigjährigen Kinder gestillt haben, sind die Ergebnisse vermutlich für die Tonne.

Schlau durch Muttermilch?

Für die Gehirnentwicklung Ihres Kindes ist Muttermilch das Beste! Stillen Sie Ihr Kind zum Erfolg! Heißt es. Aber stimmt das auch? Macht Muttermilch Ihr Kind schlauer? Kehren wir mal aus dem Reich der magischen Muttermilch in die Realität zurück. Selbst bei der optimistischsten Beurteilung des Stillens ist der Einfluss auf den IQ klein. Jedenfalls steigt er durch Muttermilch nicht um 20 Punkte. Wenn dem so wäre, würden wir das aus den Daten herauslesen, und es wäre auch in unserem Alltag deutlich erkennbar.

Bleibt die Frage, ob Stillen den Kindern zumindest einen kleinen Vorsprung in Sachen Intelligenz verschafft. Wenn man den

Studien Glauben schenkt, die einfach gestillte und nicht gestillte Kinder vergleichen, trifft das zu. Ich habe solche Studien schon weiter oben erwähnt, zum Glück gibt es auch noch andere. Sie zeigen eine deutliche Korrelation: Gestillte Kinder haben offenbar einen höheren IQ.

Das aber heißt nicht, dass das Stillen den höheren IQ *verursacht*. In Wahrheit ist der Kausalzusammenhang sehr viel schwächer ausgeprägt. Das erkennt man, wenn man sich ausführlich mit einigen Studien beschäftigt, in denen gestillte Kinder mit ihren nicht gestillten Geschwistern verglichen wurden. In solchen Studien zeigt sich zwischen dem Stillen und dem IQ keinerlei Zusammenhang. Die gestillten Kinder schnitten bei IQ-Tests nicht besser ab als ihre nicht gestillten Geschwister.

Dieses Resultat unterscheidet sich deutlich von den Untersuchungen, in denen nicht Geschwisterkinder verglichen wurden. Warum, zeigt eine sehr nette kleine Studie.[66] Entscheidend ist, dass die Forschenden die gleiche Kindergruppe anhand sehr unterschiedlicher Fragestellungen unter die Lupe nahmen. Zuerst verglichen sie gestillte und nicht gestillte Kinder mit wenigen einfachen Kontrollmechanismen. Dabei zeigten sich zwischen den gestillten und den nicht gestillten Kindern große IQ-Unterschiede. In der zweiten Phase berücksichtigten sie den IQ der Mutter und stellten deutlich geringere Auswirkungen des Stillens fest – der höhere IQ war zum großen Teil auf einen höheren IQ der Mütter zurückzuführen, aber ein kleiner Unterschied blieb. Doch dann führten sie eine dritte Analyse durch, für die sie Geschwister (Kinder, die von der gleichen Mutter geboren wurden) verglichen, von denen eines gestillt, das andere nicht gestillt wurde. Das ist sehr nützlich, da so sämtliche Unterschiede der Mütter einflossen, nicht nur ihr unterschiedliches Abschneiden beim IQ-Test. Nun zeigte sich kein signifikanter Einfluss des Stillens auf den IQ mehr. Alles weist darauf hin, dass das Resultat der ersten Analyse mit den Müttern (oder den Eltern) zu tun hat und nicht mit der Mutter*milch*.

Auch in der PROBIT-Studie wurde der Zusammenhang zwischen Stillen und IQ untersucht. In der entsprechenden Stichprobe wussten die Forschenden, die den IQ-Test durchführten, ob ein Kind aus der Gruppe stammte, in der die Mütter zum Stillen ermutigt wurden. Es zeigte sich kein signifikanter Einfluss des Stillens auf die allgemeine Intelligenz oder die Beurteilung der Schulleistungen durch das Schulpersonal. In einigen der Tests zeigte sich ein kleiner Effekt des Stillens auf den verbalen IQ, doch tiefer gehende Analysen ließen vermuten, dass diese auf die Personen zurückzuführen waren, die die Tests durchführten. Eventuell wurden ihre Einschätzungen beeinflusst, weil sie wussten, welche der Kinder gestillt worden waren.[67] Insgesamt kann diese Studie die These, Stillen fördere den IQ, nicht wirklich stützen.[68] Und so finden sich keine überzeugenden Beweise dafür, dass Muttermilch schlau macht.

Der Nutzen für Mütter

Einige Frauen macht das Stillen selbstbewusst und glücklich. Sie finden es bequem, dass sie die Nahrung für ihr Baby immer und überall dabeihaben, und den Vorgang selbst empfinden sie als beruhigend und entspannend. Das ist großartig!

Andere wiederum kommen sich dabei vor wie eine Kuh (vor allem, wenn sie eine Milchpumpe nutzen). Manchmal sind sie nicht einmal sicher, ob ihr Kind gerne gestillt wird und ob es dadurch genug zu essen bekommt. Ihre Brustwarzen schmerzen, und die ganze Angelegenheit geht ihnen vor allem auf die Nerven.

Damit will ich betonen, dass viele der Vorteile, die das Stillen angeblich für die Mütter hat, von der subjektiven Einschätzung abhängen. Ich kenne, wie die meisten meiner Freundinnen, beide Seiten der Medaille. Es gab definitiv Momente – vor allem mit Finn –, in denen ich Stillen extrem praktisch und großartig fand. In anderen Momenten (ich denke da vor allem an das Abpumpen von Milch in einer Flughafentoilette) kam es mir völlig absurd vor.

In den langen Listen der vielen Vorteile des Stillens taucht sehr häufig der Punkt »spart Geld« auf. Kommt drauf an, würde ich sagen. Ja, Milchpulver ist teuer, aber das gilt auch für Still-BHs, Brustwarzencreme, Stilleinlagen und die 14 unterschiedlichen Stillkissen, die man braucht, damit es läuft. Und – noch entscheidender – es kostet Zeit, und die ist auch was wert.

Stillen erhöht die Stressresistenz, lautet eine weitere Behauptung. Stimmt das? Auch das ist eine subjektive Einschätzung. Stress hängt sehr häufig mit zu wenig Schlaf zusammen – kriegt man aber mehr Schlaf, wenn man stillt? Auch das hängt von mehr ab als vom Stillen.

Die »positive Wirkung auf Freundschaften« habe ich schon erwähnt – Sie müssen selbst beurteilen, ob Ihre Freundschaften durch das Stillen gefördert werden (das hängt wohl auch von Ihren Freundinnen und Freunden ab).

Das sind nur einige der angeblichen Vorteile des Stillens, für die es keine Belege gibt. Ein paar andere lassen sich wenigstens teilweise auf Fakten zurückführen. Dazu gehört Stillen als »kostenloses Verhütungsmittel«. Die Wahrheit lautet: Die Wahrscheinlichkeit, schwanger zu werden, sinkt mit dem Stillen. Aber es ist keine – ich wiederhole, KEINE – verlässliche Verhütungsmethode!!! Vor allem, wenn Ihr Kind ein bisschen älter ist und die Pausen zwischen Stillen oder Abpumpen länger werden. Ich habe in diesem Buch nicht genug Platz, um all die Frauen aufzuzählen, die ich kenne, die trotz Stillens schwanger wurden (herzliche Grüße an Adam, meinen Fachlektor, seine Frau und ihr zweites Kind). Wenn Sie definitiv nicht schwanger werden wollen, brauchen Sie ein richtiges Verhütungsmittel.

Kommen wir zur These vom Gewichtsverlust. Es tut mir leid, Sie zu enttäuschen, aber der Effekt ist, wenn überhaupt vorhanden, gering. Eine große in North Carolina durchgeführte Studie zeigt, dass drei Monate nach der Geburt stillende und nicht stillende Mütter etwa gleich viel abgenommen hatten. Sechs Monate nach der Geburt hatten die stillenden Mütter etwa 635 Gramm mehr abgenommen.[69] Die Untersuchung wurde sogar dafür kritisiert, den Effekt des Stillens überzubewerten, aber so oder so ist er wirklich klein.

Sie fragen sich nun vielleicht: »Verbrennt das Stillen wirklich keine Kalorien? Ich habe doch gehört, dass man dafür 500 Kalorien pro Tag braucht!« Das ist richtig, aber stillende Frauen essen in der Regel auch mehr. Stillen als Diätmethode funktioniert nur, wenn Sie die durch das Stillen verbrauchten Kalorien nicht durch die Nahrungsaufnahme wieder wettmachen. Während ich stillte, habe ich jeden Vormittag um halb elf einen Bagel mit Ei und Käse vertilgt, und so ein Verhalten sorgt dafür, dass man die verbrannten Kalorien mit Sicherheit wieder ausgleicht.

Auch die Daten zum Einfluss des Stillens auf postpartale Depressionen sind wenig zwingend, die Ergebnisse der Studien fallen gemischt aus. Die Bewertung ist auch deswegen schwierig, weil der Mechanismus in beiden Richtungen funktioniert. Frauen mit postpartaler Depression tendieren dazu, das Stillen zu lassen, was dann so aussieht, als ob Stillen die Depression lindert, obwohl Ursache und Wirkung vertauscht sind.[70]

Auch die Behauptung, Stillen wirke sich positiv auf die Knochen aus und senke das Osteoporose-Risiko, bestätigte sich in großen Datensätzen nicht.[71] Die Resultate zu Diabetes sind ebenfalls gemischt und lassen sich wahrscheinlich von anderen Unterschieden zwischen den Probandinnen nicht sauber trennen.

Es gibt aber auch einen Vorteil für stillende Mütter. Daten belegen einen Zusammenhang zu Krebserkrankungen, insbesondere zu Brustkrebs. Dieser Zusammenhang zeigt sich in einer großen Bandbreite von Studien aus verschiedenen Regionen, und er ist signifikant: Stillen reduziert das Brustkrebsrisiko um etwa 20 bis 30 Prozent. Da Brustkrebs sehr verbreitet ist – etwa 1 von 8 Frauen erkrankt in ihrem Leben daran –, handelt es sich auch in absoluten Zahlen um eine relevante Reduzierung.

Die Datenlage ist nicht ideal (unter anderem fehlt fast immer eine Berücksichtigung des sozioökonomischen Status der Mutter), doch ein kausaler Zusammenhang wird auch von einem nachweisbaren biologischen Mechanismus gestützt: Das Stillen verändert bestimmte Eigenschaften der Brustzellen, was sie widerstandsfähiger gegen Karzinogene macht. Darüber hinaus senkt Stillen den Östrogenspiegel, was das Brustkrebsrisiko ebenfalls senkt.

Während man sich hauptsächlich auf den Nutzen des Stillens für die Kinder konzentriert, wäre es somit durchaus möglich, dass der positive Einfluss auf die Gesundheit der Mutter deutlich relevanter ist.

Ein abschließendes Urteil

Kehren wir nun zu unserer langen Liste der Stillvorteile zurück und sortieren wir diejenigen aus, für die keine überzeugenden Belege vorliegen. Einige Punkte fallen schlicht deshalb weg, weil es dafür überhaupt keine Daten gibt: »wirkt sich positiv auf Freundschaften aus« zum Beispiel. Es gibt keine überzeugenden Daten, um diesen Punkt zu widerlegen, doch es hat ihn bisher auch noch niemand in einer Studie untersucht. Zu anderen Punkten (Beispiel Fettleibigkeit) wurde durchaus geforscht, aber die zuverlässigsten Daten ergaben keinen kausalen Zusammenhang.

Für die Punkte, die ich von der Liste genommen habe, gibt es in der Forschung keine überzeugenden Hinweise auf einen Zusammenhang mit dem Stillen. Anders ausgedrückt, man könnte auch alle möglichen anderen Effekte behaupten, beispielsweise, dass aus gestillten Kindern schnelle Läuferinnen oder exzellente Geiger werden. Das heißt nicht, dass das nicht stimmen könnte, es gibt nur keine Daten, die es belegen. Sie dürfen gerne daran glauben, aber halten Sie es nicht für eine Tatsache.

Unsere durch Belege gestützte Liste fällt somit deutlich kürzer aus, doch ganz leer ist sie nicht. Offensichtlich hat das Stillen einige kurzfristige gesundheitliche Vorteile für Ihr Kind und möglicherweise langfristige für Sie selbst. (Nicht zu vergessen das ganze eingesparte Methan!)

Die nachgewiesenen Vorzüge des Stillens

Kurzfristige Vorteile für das Baby:

- seltener allergischer Ausschlag und Magen-Darm-Erkrankungen, möglicherweise auch seltener Mittelohrentzündungen
- geringeres Risiko für Nekrotisierende Enterokolitis (NEC)

Langfristige gesundheitliche Vorteile für das Kind

Langfristige kognitive Vorteile für das Kind

Vorteile für die Mutter

- senkt das Brustkrebs-Risiko

Vorteil für die ganze Welt

- weniger Methanausstoß durch Kühe

Der gesellschaftliche Druck, der in Sachen Stillen ausgeübt wird, kann immens sein. Man kann den Eindruck bekommen, dies sei die eine entscheidende Sache, die man dem Kind ermöglichen muss, damit es ein erfolgreiches Leben führen kann. Stillen ist Magie! Muttermilch ist flüssiges Gold! Doch das stimmt einfach nicht! Wenn Sie stillen möchten, ist das großartig. Es hat – wie schon gesagt – durchaus einige kurzfristige Vorteile für Ihr Baby, aber es ist es auch keine Tragödie, wenn es bei Ihnen nicht klappt oder wenn Sie einfach nicht möchten. Auf keinen Fall müssen Sie sich schuldig fühlen, weil Sie nicht stillen.

Während ich dieses Buch schrieb, habe ich mir die Bücher angesehen, die meine Mutter und Großmutter lasen, als sie ihre Kinder bekamen. Meine Mutter war ein großer Fan von *Dr. Spock's Baby and Child Care* (dt. *Dr. Benjamin Spock, Säuglings- und Kinderpflege*), das erstmals in den 1940er-Jahren erschien und seither regelmäßig aktualisiert wurde. Ich besitze ihre Ausgabe aus den 1980er-Jahren.

Zum Thema Stillen rät der Verfasser allen Müttern, es wenigstens zu versuchen, um herauszufinden, ob es ihnen liegt. Er geht kurz auf den möglichen Schutz der gestillten Kinder vor Infektionen ein und fasst dann zusammen: »Die überzeugendsten Beweise für den Nutzen des Stillens liefern uns die Mütter, die es getan haben. Sie berichten von einer enormen Befriedigung, weil sie wussten, dass sie etwas für ihre Kinder taten, was niemand sonst kann … weil sie ihnen nah waren.«

Für mich jedenfalls klingt das sehr überzeugend. Ich bin sehr froh, dass ich meine Kinder gestillt habe, weil ich es, von Episoden in heißen Abstellkammern einmal abgesehen, genossen habe. Es waren schöne Augenblicke mit ihnen, weil wir etwas taten, was nur wir zusammen tun konnten, und ich sah, wie sie dabei einschliefen. Das ist ein großartiger Grund, es zu tun – ein guter Grund, es zu versuchen. Es ist auch ein Grund, Mütter, die es versuchen wollen, zu unterstützen, und Mütter, die in der Öffentlichkeit stillen, nicht schief anzuschauen. Es gibt aber keinerlei Gründe, sich Vorwürfe zu machen, wenn Sie sich gegen das Stillen entscheiden.

Unterm Strich

- Stillen hat ein paar kurzfristige gesundheitliche Vorteile für das Baby, auch wenn die Belege dafür begrenzter sind, als es in der Öffentlichkeit dargestellt wird.
- Vermutlich gibt es auch einen langfristigen gesundheitlichen Nutzen für die Mutter, nämlich die Reduzierung des Brustkrebs-Risikos.
- Die Daten können nicht überzeugend belegen, dass das Stillen langfristige gesundheitliche oder kognitive Vorteile für das Kind bietet.

5. Stillen: eine Anleitung

In den ersten Wochen waren meine Stillversuche mit Penelope eine einzige Quelle der Enttäuschung. Ich hatte damals den Eindruck, mich mit allen möglichen Stillproblemen auf einmal herumschlagen zu müssen: das Andock-Problem, das Mengen-Problem... Ich stillte und stillte, und trotzdem mussten wir Penelope jeden Abend eine riesige Flasche Säuglingsnahrung verabreichen. Die nuckelte sie bis zum letzten Tropfen leer und machte mir so den Vorwurf, nicht genug Milch zu liefern (bildete ich mir zumindest ein). Dann das Theater mit der Milchpumpe. Ich hatte eine, um weiter stillen zu können, als ich wieder zur Arbeit musste (siehe Kapitel 9). Die Frage war nur: Wann sollte ich abpumpen? Wie oft und gleich von Anfang an? Und wie würde das im Büro laufen? Würde ich dort überhaupt Ruhe dafür haben? Kann man während einer Telefonkonferenz abpumpen? Muss man dann den Ton abstellen?

Es kommt einem manchmal so vor, als wäre man mit diesen Problemen ganz allein auf der Welt – vor allem zu Beginn, wenn es noch nicht richtig funktioniert. Man fühlt sich total isoliert, wenn man Stunden allein mit einem Neugeborenen in einem Zimmer verbringt und versucht, es zum Saugen zu animieren. Schlimmer wird es, wenn man all die stillenden Mütter sieht, die gemütlich mit ihrem Säugling an der Brust über den Wochenmarkt schlendern, gleichzeitig eine Tasche mit Gemüse schleppen und ihre Dreijährige an der Kuchenauslage vorbeilotsen. Vielleicht ist man selbst wirklich die Einzige, die es nicht hinkriegt.

Sollte Ihnen das bekannt vorkommen, dann lassen Sie sich versichern: Sie sind nicht die Einzige, der das so geht! Für dieses

Kapitel habe ich andere Mütter über Twitter aufgefordert, ihren Stillkummer bei mir abzuladen. Es gab jede Menge zu berichten:

Sie erzählten von endlosen erfolglosen Versuchen, ihr Baby dazu zu bringen, richtig zu anzudocken. Sie schrieben von ihren »blöden Mininippeln« und wie sie dann »Booby tubes« kauften (in den USA erhältliche Thermopacks, googeln Sie mal). Sie klagten über blutende, rissige und in einem Extremfall halb abfallende Brustwarzen. Sie hatten Probleme mit zu wenig Milch: Eine Frau schickte ihren Mann eine halbe Stunde mit dem Bus durch die Stadt, um ihr *sofort* Brennnesseltee zu besorgen. Sie versuchten, durch ständiges Stillen die Milchbildung anzuregen, und pumpten dann zwölf Mal täglich ab, nach jedem Stillversuch. Sie berichteten auch von Problemen mit zu viel Milch: von Brüsten, aus denen es ununterbrochen tropfte, von Matratzen, die nach Parmesan rochen, und Kleidung, die durch die ganze getrocknete Milch brettsteif war. Eine Frau schrieb mir, dass sie eigentlich zu wenig Milch habe, sobald sie aber im Bus ein Baby weinen höre, sprudele es geradezu aus ihr heraus.

Und dann die Milchpumpe: Von den »Das Abpumpen ist die Hölle«-Nachrichten quoll mein Posteingang förmlich über. Eine Mutter schrieb, sie habe schon kaum mehr Haut an den Fingerspitzen, so oft habe sie sich an den (durch Abkochen) sterilisierten Teilen der Pumpe verbrannt. Frauen, die kurz nach der Geburt wieder arbeiten gegangen waren, fühlten sich isoliert und wurden ihrem Job nicht mehr gerecht, weil sie sich stundenlang in ihrem Büro einsperrten, um abzupumpen. Es ging auch um die Peinlichkeit, auf einer Geschäftsreise um eine Pause zum Abpumpen zu bitten. Und dann war der einzige Raum, der dafür infrage kam, oft eine Toilette. Immer wieder ging es auch um diesen Frust, wenn trotz aller Bemühungen nie genug Milch kam.

Es klingt vielleicht nach Küchenpsychologie, aber ich glaube, dass das alles gerade deshalb so belastend ist, weil das, was sonst immer hilft – nämlich sich richtig reinzuhängen –, beim Stillen häufig nicht weiterführt: Sie haben sich vermutlich reingehängt, um einen Job zu bekommen oder es auf die Uni zu schaffen, vielleicht sogar, um schwanger zu werden. Und Sie haben es geschafft. Aber kaum ist ein neuer Mensch da und noch ein paar biologische Nebenbedingungen – und nichts geht mehr. Vielleicht müssen Sie einfach irgendwann, so wie ich, akzeptieren, dass es egal ist, wie sehr Sie sich reinhängen: Sie haben nicht genug Milch.

Viele denken vielleicht: Mensch, das tun doch Millionen Mütter, so schwer kann das nicht sein! Mir gestanden eine Menge Frauen, sie hätten gerne vorher gewusst, wie schwer es sein kann. Dann hätten sie sich weniger geschämt und nicht so viel Druck verspürt, es immer weiter zu probieren. Dazu verweise ich aufs vorige Kapitel. Hier nur so viel: Stillen fällt den meisten Frauen alles andere als leicht, viele hadern damit, vor allem beim ersten Kind. Wenn Sie dazugehören, sind Sie nicht allein. Auf den folgenden Seiten liefere ich ein paar Informationen, die Ihnen helfen könnten. Manchmal hilft es auch, wenn Sie etwas nachsichtiger mit sich sind.

Allgemeine Maßnahmen

Wenn Sie sich mit den geschilderten Problemen herumgeschlagen haben, sind Ihnen sicher auch die einen oder anderen Strategien zur Abhilfe zu Ohren gekommen. Manche davon klingen vernünftig, andere weniger. Aber was sagt die Forschung?

Die Daten zu den Faktoren erfolgreichen Stillens kann man in zwei Kategorien einteilen. Einerseits gibt es ein paar sehr spezielle Fragen wie: Funktionieren Stillhütchen? Regt Bockshornklee die Milchproduktion an? Andererseits sind da generelle Überlegungen zum Beispiel: Lässt sich der Stillerfolg durch bestimmte Maßnahmen beeinflussen, die man schon vor der Geburt planen kann? Letzteres kann man ganz allgemein mit Ja beantworten. Ich beginne mit zwei Dingen, für die es wissenschaftliche Belege gibt.

Erstens haben mehrere randomisierte Studien gezeigt, dass der direkte Hautkontakt sich positiv aufs Stillen auswirkt. Frauen sollten also ihr nacktes (oder nur mit einer Windel bekleidetes) Baby – am besten sofort nach der Geburt – auf die Brust gelegt bekommen. Der Geruch und die unmittelbare Nähe der Mutter animieren das Baby, sofort mit dem Saugen zu beginnen. Die Untersuchungen wurden großteils in Entwicklungs- oder Schwellenländern durchgeführt, in denen die Stillquote und eventuell auch die Geburtsmedizin etwas anders ist als in Industrieländern. Aber da das Stillen eine universale menschliche Verhaltensweise ist, spricht nichts dagegen, von den Erfahrungen der Frauen in diesen Ländern zu profitieren. In einer Studie wurden 200 indische Frauen nach dem Zufallsprinzip in zwei Gruppen geteilt: In der einen hielten die Frauen ihre Neugeborenen nach der Geburt 45 Minuten lang direkt auf der Haut, in der anderen kamen die Babys in ein Wärmegerät.[72] In der ersten Gruppe mit dem Hautkontakt stillten sechs Wochen nach der Geburt mehr Frauen (72 Prozent im Vergleich zu 57 Prozent). Auch berichteten sie von weniger Schmerzen, falls sie nach der Geburt genäht werden mussten. Die Auswertung vieler kleinerer Studien bestätigt diesen Effekt.[73] Insgesamt lässt sich sagen, dass sowohl der Stillbeginn als auch der Stillerfolg durch den sofortigen direkten Hautkontakt begünstigt wird (das trifft auch auf Kaiserschnittgeburten zu).

Zweitens gibt es (wenn auch limitierte) Belege dafür, dass Unterstützung – durch eine Ärztin, Säuglingsschwester oder Stillberaterin – die Wahrscheinlichkeit erhöht, dass mit dem Stillen begonnen und auch weitergemacht wird.[74] Da die Ergebnisse aus einer Vielzahl sehr unterschiedlicher Studien mit ganz unterschiedlichen Formen der Unterstützung stammen, ist es schwierig, präzise zu bestimmen, was am besten funktioniert. Ganz allgemein scheint das Stillen vor allem am Anfang schwerzufallen, daher ist es hilfreich, wenn der Mutter zur Überwindung der gängigsten Probleme eine erfahrene Person zur Seite steht. Möglicherweise genügt schon jemand, mit dem Sie gemeinsam beratschlagen können – möglichst jemand, der die letzten Nächte durchschlafen konnte und somit mehr Gelassenheit mitbringt (das übrigens hilft bei vielen Fragen rund um das Neugeborene).

Einige kleinere Studien untersuchten, ob Unterweisung im Krankenhaus oder zu Hause mehr bringt, und belegen leichte Vorteile für Letzteres.[75] Die Atmosphäre im Krankenhaus ist wenig heimelig, weswegen es vermutlich viel nützlicher ist, wenn die Mutter in den eigenen vier Wänden gezeigt bekommt, wie es funktionieren könnte.

Nur so nebenbei: Die Stillunterstützung im Krankenhaus kann hop oder top sein. Ich habe Klagen über vorwurfsvolle und fiese Drachen genauso gehört wie Hymnen über ganz wunderbare Stillberaterinnen. Wenn Sie noch nicht die richtige gefunden haben, lassen Sie sich nicht entmutigen und suchen Sie weiter. Eine Helferin, die Sie kennen und der Sie vertrauen (sei es Ihre Doula oder eine Stillberaterin, mit der Sie schon vor der Geburt besprochen haben, was Sie sich wünschen), ist Gold wert.

Als letzte allgemeine Maßnahme sollte noch das Rooming-in im Krankenhaus erwähnt werden. Wie schon weiter oben in Kapitel 1 erörtert, gibt es keine Belege, dass ein Stillerfolg dadurch wahrscheinlicher wird.

Das Anlegen

Wenn Sie stillen möchten, ist das richtige Anlegen die erste Herausforderung. Um ausreichend Milch aus der Brust zu bekommen, muss Ihr Baby seinen Mund ziemlich weit öffnen und die ganze Brustwarze in den Mund nehmen. Dann setzt es Zunge und Lippen zum Saugen ein. Im Gegensatz zu dem, was ich mir vorgestellt habe, nuckelt es nicht nur ganz sanft an der Spitze. Meine Freundin Jane drückte es so aus: »Du musst es dir da richtig ranklemmen.«

Wie die folgende Abbildung zeigt, sollte das Kind wirklich ziemlich viel Brust im Mund haben, auch wenn man es nicht wirklich »ranklemmen« muss. Bevor Sie es nicht selbst mit einem echten Baby erlebt haben, können Sie es sich vermutlich schlecht vorstellen.

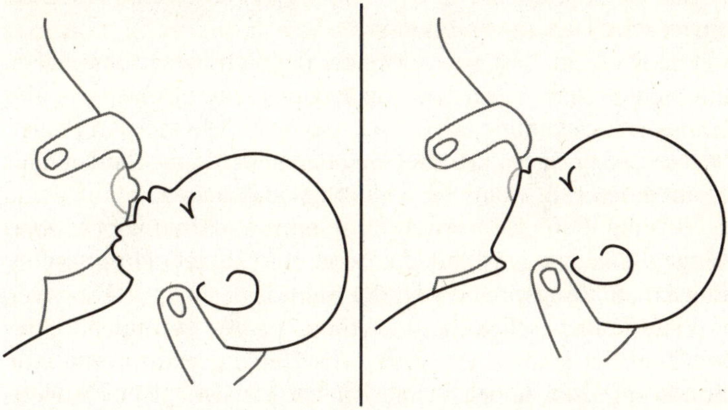

Manche Babys haben Schwierigkeiten, richtig anzudocken. Dann bekommen sie nicht genug Milch, was auch für die Mutter sehr schmerzhaft sein kann. Woher Sie wissen sollen, dass Ihr Baby es richtig macht? Wenn Sie es eine Zeit lang probiert haben, merken Sie es. Sie werden dann auch den unverwechselbaren Seufzer erkennen, den viele Babys von sich geben, wenn sie die Brust richtig im Mund haben. Und bis dahin … ist es auf jeden Fall hilfreich, jemanden zu haben, der einem sagt, ob es passt. Im Internet steht, dass ein richtig angelegtes Baby keine Schmerzen bereitet. Dazu später mehr, hier nur so viel: Anfangs stimmt das häufig nicht. Viele Frauen haben in den ersten Wochen Schmerzen beim Stillen, ob das Baby nun richtig andockt oder nicht. Schmerz ist also kein eindeutiges Indiz.

Und warum haben manche Babys Schwierigkeiten beim Andocken? Außer Frühgeburt, Krankheit oder Verletzungen bei der

Geburt könnte es auch mit den Brustwarzen der Mutter zusammenhängen: Bei Hohlwarzen ist das Andocken schwieriger. Manchmal liegt es auch am Mund des Kindes: Vor allem, wenn Zungen- oder Lippenbändchen zu kurz sind, kann das Saugen zum Problem werden. Oder Ihr Baby mag Sie einfach nicht!

Das war natürlich ein Witz. Aber glauben Sie mir, es kann einem durchaus so vorkommen.

Das Problem lässt sich vielleicht dadurch lösen, dass Sie es mit fachkundiger Unterstützung immer wieder probieren – hier kommt die Hebamme oder Doula ins Spiel. Die meisten Frauen bekommen es über kurz oder lang in den Griff, aber besser läuft es auf jeden Fall, wenn Sie Geduld mit sich haben.

Falls die Probleme beim Anlegen nicht aufhören, gibt es zwei gängige Lösungen: Stillhütchen und ein (kurzer) chirurgischer Eingriff am Zungenbändchen des Kindes.

Viele Frauen schwören, vor allem zu Beginn, auf die Stillhütchen. Sie sind in der Regel aus Silikon, geformt wie eine Brustwarze und haben kleine Löcher. Man stülpt ein Stillhütchen über die Brustwarze, und das Baby saugt daran, was ihm das Andocken erleichtern und die Schmerzen der Mutter lindern soll. Die Stillhütchen haben, abgesehen davon, dass das ständige Säubern nervt, einen großen Nachteil: Sie beeinträchtigen den Milchtransfer, da die Brust weniger stimuliert wird.[76] Dieser klare physiologische Zusammenhang wurde in randomisierten Studien bestätigt.

Das beantwortet natürlich nicht die Frage nach der Effektivität der Stillhütchen. Es geht ja erst einmal nicht darum, den Milchfluss zu erhöhen, sondern das Baby überhaupt an die Brust zu bekommen. Leider gibt es dazu keine besonders guten Daten. In der besten verfügbaren Studie ermittelten die Forschenden bei 34 Frühgeborenen, wie viel Milch sie mit und ohne Stillhütchen tranken. Mit Hütchen war es mehr als vier Mal so viel wie ohne, was ermutigend klingt. Allerdings war die Studie nicht randomisiert und die Stichprobe klein und auf eine spezielle Population beschränkt.[77]

Als Belege haben wir jedoch auch qualitativ hochwertige Befragungen von Frauen zu ihren Erfahrungen. Sie sagen, dass die Stillhütchen ihnen ermöglichten, weiter zu stillen und Probleme wie Schmerzen oder Schwierigkeiten beim Andocken zu überwinden.[78] Darin steckt implizit die Annahme, dass sie ohne Hütchen aufgegeben hätten, was im Nachhinein schwer zu beurteilen ist.

Allerdings kommt man womöglich nicht so leicht wieder davon weg, wenn man einmal mit den Stillhütchen angefangen und sich daran gewöhnt hat. Wenn Sie gut damit klarkommen und Ihr Baby genug Milch bekommt, können Sie auch dabei bleiben, aber es bedeutet eben einen zusätzlichen Schritt im Fütterungsprozess. Deshalb sind sie vielleicht nicht die Lösung, die man als Erstes ausprobieren sollte – falls es allerdings gar nicht funktioniert, durchaus eine Option.

Mehr Aufwand ist ein chirurgischer Eingriff am Zungen- oder Lippenbändchen des Babys, der natürlich nur vorgenommen wird, falls es tatsächlich verkürzt ist. Die Zunge ist durch ein Bändchen (das *Frenulum*) mit dem Mundboden verbunden. Bei manchen Menschen ist dieses Bändchen sehr kurz, was die Beweglichkeit der Zunge einschränkt. Bei Babys kann dies auch das Saugen erschweren, da die Zunge daran beteiligt ist. Ein verkürztes Zungenbändchen (Ankyloglossie) kommt gar nicht so selten vor und kann in schweren Fällen auch die spätere Sprachentwicklung des Kindes beeinträchtigen. Seltener ist das Lippenbändchen (zwischen Oberlippe und Zahnfleisch) verkürzt oder sitzt sehr tief, was die Mobilität der Lippe einschränkt.

Die simple chirurgische Lösung besteht im Durchtrennen des Bändchens, sodass sich Zunge oder Lippe freier bewegen können. Der Eingriff ist gängig und unkompliziert, und rein theoretisch klingt er logisch und effektiv.[79] Die Belege, die dies auch in der Praxis bestätigen, sind jedoch ziemlich überschaubar. Es gibt dazu vier randomisierte Studien, alle sehr klein, und nur drei davon werten überhaupt den Einfluss des Eingriffs auf den Stillerfolg aus.[80] Zwei konnten keinen Unterschied beim Stillerfolg nachweisen, eine Studie zeigte Verbesserungen. In allen vier Studien berichteten die Mütter, danach weniger Schmerzen beim Stillen gehabt zu haben. Angesichts der dürftigen Datenlage sollten Sie lieber noch ein paar andere Dinge ausprobieren (dann vielleicht doch erst mal die Stillhütchen), bevor Sie sich für den Eingriff entscheiden, selbst wenn das Zungenbändchen tatsächlich leicht verkürzt ist.

Die meisten Frauen haben zumindest direkt nach dem Anlegen leichte Schmerzen, unabhängig davon, ob ihr Baby richtig andockt. Der Schmerz sollte nach den ersten ein, zwei Minuten nachlassen und nicht die ganze Zeit anhalten. Wenn doch, können dafür bestimmte Erkrankungen verantwortlich sein, zum Beispiel eine Candida-Infektion an der Brustwarze, die aber behandelbar ist. Es wäre dumm, das zu ignorieren, suchen Sie daher bei anhaltenden Schmerzen unbedingt medizinischen Rat.

Die Brustwarzen können rissig und wund werden und sogar bluten. Dagegen gibt es kein Zaubermittel. Manche Frauen schwören zwar auf Lanolincreme oder Kühlpackungen und -pads, aber es gibt keine randomisierte Studie, die eine Wirkung belegen würde.[81] Die einzige durch randomisierte Daten gestützte Maßnahme ist das regelmäßige Einreiben der Brustwarzen mit Muttermilch. Ich weise aber vorsichtshalber darauf hin, dass es sich nur um eine einzige kleine Studie handelt.[82] Es gibt aber keinen Grund, warum Sie es nicht mit Lanolin oder Muttermilch versuchen sollten. Wenn es bei Ihnen funktioniert oder Sie es zumindest probieren wollen, nur zu. Meine Freundin Hilary riet mir: »Tu irgendwas drauf, was die Dinge geschmeidig hält!«

Die gute Nachricht lautet, dass die Schmerzen bei den meisten Frauen so oder so nach ein paar Wochen verschwinden oder sich zumindest auf ein erträgliches Maß einpendeln. Diese Aussage stützt sich auf Untersuchungen mit Frauen, die an gravierenden Verletzungen der Brustwarze (Blutungen und offenen Wunden) litten. Also denken Sie daran: Auch wenn es im ersten Moment böse aussieht, lösen sich selbst größere Probleme in den meisten Fällen von selbst.[83]

Die Daten besagen aber auch, dass es nicht normal ist, nach zwei Wochen immer noch quälende Schmerzen zu haben. Sie sollten das also nicht mit einem »Ach, das gibt sich schon, ich muss es nur weiter versuchen« abtun. Nehmen Sie Hilfe in Anspruch. Wenn Sie keine Ärztin oder Hebamme aufsuchen wollen, gibt es Still-Hotlines, bei denen Sie sich telefonisch beraten lassen können, in Deutschland zum Beispiel die Hotline der Arbeitsgemeinschaft Freier Stillgruppen (AFS), zu finden unter www.afs-stillen.de. Es gibt auch eine Landesvertretung in Österreich. Und La Leche Liga vermittelt Stillberaterinnen in Ihrer Nähe (Deutschland: www.lalecheliga.de/, Österreich: www.lalecheliga.at/home/, Schweiz: www.lalecheleague.ch). Auch der Berufsverband Deutscher Laktationsberaterinnen (BDL) kann weiterhelfen.

Neben schmerzenden Brustwarzen kann man sich beim Stillen auch eine Brustentzündung (Mastitis) zuziehen, die durch eine Infektion hervorgerufen wird. Es gibt einige Risikofaktoren, zum Beispiel bei Milchüberschuss oder wenn die Brüste nach einem Stillvorgang nicht vollständig entleert sind oder nicht regelmäßig genug entleert werden. Im Großen und Ganzen ist das Entstehen einer Brustentzündung allerdings eher Zufall. Mastitis ist leicht zu diagnostizieren (Symptome sind rote, schmerzende und geschwollene Brüste und hohes Fieber) und muss gegebenenfalls mit Antibiotika behandelt werden. Sie kann extrem schmerzhaft sein und darf keinesfalls einfach ignoriert werden.

Saugverwirrung

Wenn Sie vorhaben, zu stillen, haben Sie sicher schon von der gefürchteten Saugverwirrung gehört. Man wird Sie vor künstlichen Saugern – an Babyflaschen oder Schnullern – gewarnt haben, weil diese Ihr Kind verwirren könnten und es daraufhin nicht mehr richtig andockt. In dieser Diskussion ist offensichtlich eine Unterscheidung wichtig: zwischen der Flaschenfütterung, bei der das Baby lernt, dass Nahrung auch aus einer anderen Quelle als der Brust kommen kann, und dem Schnuller, aus dem keine Nahrung kommt.

Trotz der vielen Warnungen gibt es keinerlei Belege dafür, dass ein Schnuller den Stillerfolg beeinträchtigen kann. Das haben mehrere randomisierte Studien gezeigt, sogar solche mit Babys, die von Geburt an den Schnuller bekamen.[84] Eine der Studien mit 281 Frauen liefert zumindest einen Hinweis, warum man auf die (absurde) Idee kommen kann, den Schnuller für Schwierigkeiten beim Stillen verantwortlich zu machen. Den Müttern wurden Schnuller entweder empfohlen oder man riet ihnen davon ab. Die Gruppe, der davon abgeraten wurde, setzte auch seltener Schnuller ein.[85] Bei der Analyse wurden beide Gruppen in erster Linie hinsichtlich der Stillquote im Alter von drei Monaten verglichen (die beiden linken Balken in der Grafik unten). Dabei wurde kein Unterschied festgestellt: In beiden Gruppen stillten etwa 80 Prozent der Mütter ihre drei Monate alten Kinder, obwohl in der einen Gruppe sehr viel häufiger zugleich Schnuller zum Einsatz kamen. Dann taten die Forschenden etwas sehr Cleveres: Sie behandelten ihre Daten im Grunde so, als hätte gar keine randomisierte Studie stattgefunden, und verglichen gezielt die Stillquote mit und ohne Schnuller. Das Ergebnis zeigen die beiden Balken rechts in der Grafik Mütter, die ihren Babys Schnuller geben, stillen offensichtlich weniger häufig, wenn die Kinder drei Monate alt sind. Aus diesen unterschiedlichen Ergebnissen schlossen die Forschenden, dass es noch einen anderen Faktor geben müsse, der für den Einsatz des Schnullers und das frühe Beenden des Stillens verantwortlich war. Angesichts der Antischnuller-Stimmungsmache könnte man sich zum Beispiel vorstellen, dass der Stillwunsch bei Frauen, die ihren Kindern den Schnuller geben, sowieso weniger stark ausgeprägt ist.

Stillen und Schnuller

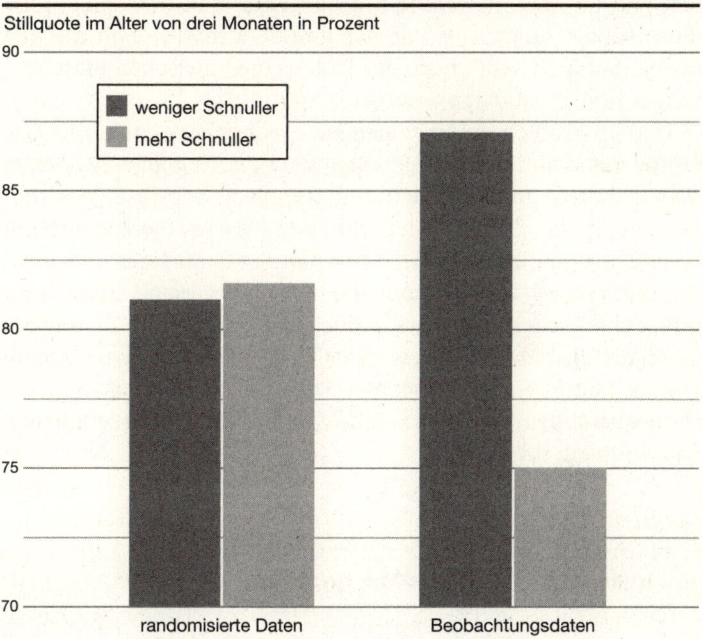

Wir sollten unsere Schlussfolgerung auf die randomisierten Daten stützen, denen zufolge Schnuller den Stillerfolg nicht beeinträchtigen. Da die Argumentation jedoch häufig auf die Beobachtungsdaten baut, ist es kein Wunder, dass viele Menschen auf den Mythos hereinfallen, der Schnuller sei für die Saugverwirrung verantwortlich.

Der Zusammenhang zwischen dem Flaschegeben und Saugverwirrung ist schwieriger zu analysieren, da hier zwei Faktoren zu berücksichtigen sind, nämlich der Ersatz der Muttermilch durch Säuglingsnahrung und die Saugverwirrung. Gehen wir einmal davon aus, dass es einen Zusammenhang zwischen Stillerfolg und Flaschenfütterung gibt, beispielsweise, weil Frauen, denen das Stillen sehr schwerfällt, mit größerer Wahrscheinlichkeit mit der Flasche zufüttern. Dann wird man feststellen, dass diese Kinder langfristig seltener gestillt werden, doch das hat nichts damit zu tun, ob sie der Unterschied zwischen Flaschensauger und Brustwarze verwirrt.

Diesem Problem widmet sich eine sehr schöne randomisierte Studie mit simplem Design.[86] Dazu wurden Säuglinge, bei denen man zufüttern musste, nach dem Zufallsprinzip in zwei Gruppen geteilt: die einen wurden mit einer Flasche, die anderen mit einer Tasse gefüttert, bei Letzterer hätte es dann eigentlich nicht zu einer Saugverwirrung kommen dürfen. Insgesamt spielten die unterschiedlichen Füttermethoden aber keine Rolle. In beiden Gruppen, egal ob mit Flasche oder Tasse zugefüttert wurde, stillten die Mütter etwa vier Monate lang, davon zwei bis drei Wochen ausschließlich – was nahelegt, dass die Saugverwirrung kein Problem darstellt.

Die Milchmenge

Meine Mutter verließ sich in den 1980er-Jahren auf ihren Dr. Spock. Der Ratgeber meiner Großmutter hieß *The Mother's Encyclopedia* und bestand aus sechs kleinen Büchlein, die erstmals 1933 erschienen waren. Eine ausgesprochen unterhaltsame Lektüre, die von Masern über Blinddarmentzündung bis zu Ferienlager sämtliche Themen abdeckt. Und da diese alphabetisch geordnet sind, folgt da schon mal Kampfsport auf Kaiserschnitt.

Im Abschnitt Stillen nimmt die Frage nach der Milchmenge großen Raum ein: Es wird betont, dass »moderne« Frauen Schwierigkeiten hätten, ausreichend Milch zu bilden. Als Ursache nennt das Buch die Empfehlung, nur alle vier Stunden und nur aus einer Brust zu stillen. Die beste Passage handelt von den »primitiven« Müttern (nicht meine Wortwahl), »die ihre

Kinder anlegen, sobald sie schreien – bei jeder Gelegenheit!« Es wird darauf hingewiesen, dass diese »primitive« Methode zwar die Milchbildung fördere, niemand aber für die Rückkehr zu diesem Verhalten plädieren würde. Daran kann man erkennen, wie sehr sich Empfehlungen mit der Zeit verändern: Heute wird ausdrücklich dazu geraten, zumindest in der ersten Zeit nach Bedarf zu stillen, um die Milchbildung anzuregen. Einen festen Rhythmus könne man, wenn überhaupt möglich, später etablieren.

Ein biologischer Mechanismus ist für den Zusammenhang zwischen Stillen und Milchbildung verantwortlich. Diese Feedbackschleife sorgt dafür, dass dem Säugling immer so viel Nahrung zur Verfügung steht, wie er braucht. Deshalb versuchen Mütter auch, ihre Milchmenge zu erhöhen, indem sie gleich nach dem Stillen abpumpen – sie täuschen damit ihrem Körper einen größeren Bedarf vor. Obwohl die Evolution das im Prinzip sehr vernünftig geregelt hat, läuft nicht immer alles nach Plan. Erstens kann es lange dauern, bis ausreichend Milch fließt. Zweitens kann es trotzdem nicht genug sein. Drittens kann es umgekehrt auch zu viel werden.

Nach der Geburt produziert der Körper zuerst in kleinen Mengen das Kolostrum (die Vormilch), eine an Antikörpern reiche Substanz. (Genau genommen beginnt die Produktion bereits am Ende der Schwangerschaft). Nach den ersten Tagen des Stillens geht der Körper (theoretisch) dazu über, statt Kolostrum größere Mengen Muttermilch zu bilden. Man geht davon aus, dass dieser Übergang zur normalen Milchbildung (wissenschaftlich: Laktogenese II, umgangssprachlich: Einschießen) innerhalb von 72 Stunden nach der Geburt stattfindet. Wenn nicht, spricht die Medizin von »verspäteter Laktogenese«. Tatsächlich dauert es bei vielen Frauen länger, wie die folgende Grafik (aus einer Studie mit 2500 Frauen) zeigt. Bei fast einem Viertel der Frauen dauerte es länger als drei Tage nach der Geburt, bis die Milch einschießt. Bei Erstgebärenden lag dieser Anteil sogar bei 35 Prozent.[87]

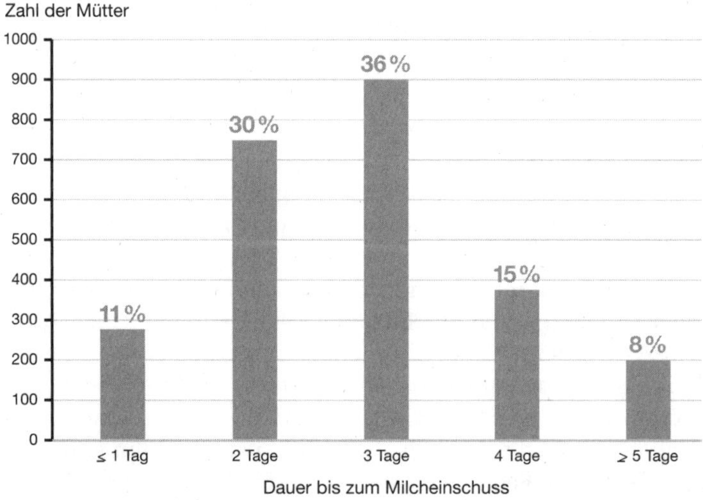

Die Daten legen nahe, dass zwischen dem verspäteten Einsetzen der Milchbildung und einer frühen Aufgabe des Stillens ein Zusammenhang besteht.[88] Möglicherweise liegt das an dem starken Gewichtsverlust des Kindes, der durch die Verzögerung eintritt, was das Stillen wiederum erschwert. Frauen, die nicht so fest entschlossen sind zu stillen, könnten durch diesen Rückschlag ganz davon abgebracht werden. Ob da nun ein kausaler Zusammenhang besteht oder nicht, in jedem Fall kann die verspätete Milchbildung extrem frustrierend sein. Für das Problem gibt es allerdings einige korrelierende Faktoren.[89]

So verzögern sowohl Rauchen während der Schwangerschaft als auch Fettleibigkeit die Milchbildung. Ebenso kommt es nach einem Kaiserschnitt sowie nach einer PDA häufiger zu einer Verzögerung. Zwei Verhaltensweisen der Mutter nach der Geburt reduzieren die Wahrscheinlichkeit verspäteter Milchbildung, nämlich das erste Anlegen des Neugeborenen innerhalb einer

Stunde nach der Geburt und das Stillen nach Bedarf. Ich möchte betonen, dass es sich nur um Korrelationen handelt, nicht um Kausalzusammenhänge. Für eine PDA gibt es dennoch gute Argumente. Selbst wenn Sie allen Empfehlungen folgen, kann es dauern, bis Ihre Milch fließt. Und wenn sie erst einmal fließt, kann es immer noch zu wenig sein – oder auch zu viel.

Frauen mit zu wenig Milch rät man vor allem zum Stillen nach Bedarf, um die Feedbackschleife zur Milchbildung zu nutzen. Manche Ärztinnen empfehlen auch, nach jedem Stillen oder zumindest relativ häufig abzupumpen, um dem Körper zu signalisieren, dass mehr Milch benötigt wird. Nach allem, was wir über die Mechanismen der Milchbildung wissen, könnte das hilfreich sein, doch ich konnte keine Untersuchung finden, der zu entnehmen ist, wie genau das am besten funktioniert.

Auch das Internet hat eine Reihe von Anregungen zu bieten. Dazu gehören sowohl pflanzliche Arzneien (vor allem Bockshornklee, aber auch Brennnesseltee wird genannt) als auch bestimmte Nahrungsmittel (zum Beispiel dunkles Bier) sowie der Rat, für genügend Flüssigkeitszufuhr zu sorgen.

Letzteres ist immer eine gute Idee, es finden sich allerdings keine vertrauenswürdigen Belege dafür, dass es bei der Milchbildung hilft.[90] Bier kann das Problem sogar noch verschärfen (mehr dazu weiter unten beim Thema »Stillen und Ernährung«).

Die Forschungslage zu den pflanzlichen Mitteln ist gemischt.[91] Ein Überblicksartikel von 2016 wertete zwei kleine randomisierte Studien aus, die den Einfluss der Einnahme von Bockshornklee auf die Milchbildung untersuchen. Die eine Studie konstatiert eine Anregung der Milchbildung, die andere nicht. Zu anderen pflanzlichen Mitteln (Shatavari, Moringa) liegen ähnlich gemischte Forschungsergebnisse vor. Da diese Naturheilmittel in den empfohlenen Dosen keinerlei Nebenwirkungen haben, ist es bestimmt kein Schaden, es damit zu versuchen, aber Wunder sollten Sie nicht erwarten.

Mehr positive Ergebnisse gibt es zu konventionellen Medikamenten. So wurde in verschiedenen randomisierten Studien gezeigt, dass der Wirkstoff Domperidon (der eigentlich gegen Übelkeit und Erbrechen helfen soll) die Milchmenge steigern kann.[92] Domperidon ist verschreibungspflichtig, weswegen Sie die Einnahme in jedem Fall mit einer Ärztin absprechen müssen.

Es ist möglich, dass Sie, egal, was Sie unternehmen, zu wenig oder keine Milch haben. Das kommt selten vor und wird auch kaum thematisiert, umso überraschender ist es, wenn es einen betrifft. Die Diagnose lautet üblicherweise unzureichendes Drüsengewebe, also zu wenige Milchdrüsen. Das Problem kann angeboren sein, in diesen Fällen muss (zumindest ergänzend) Säuglingsnahrung gefüttert werden. Auch nach einer Brustverkleinerung ist je nach Operationsmethode die Milchbildung möglicherweise eingeschränkt, was ebenfalls Zufütterung nötig machen könnte.[93]

Frauen können aber auch zu viel Milch haben, entweder weil sie einfach dazu neigen oder weil sie es mit den Versuchen, das »Zu wenig Milch«-Problem zu lösen, übertrieben haben. Es kann durchaus zu viel des Guten sein, von Beginn an nach dem Stillen auch noch abzupumpen. Ich kenne ein paar Frauen, die diese Empfehlung befolgten und sich daraufhin mit literweise Überschuss und schmerzenden Brüsten herumschlagen mussten.

Hauptprobleme beim Milchüberschuss sind ein extrem unangenehmes Gefühl in den Brüsten und ein erhöhtes Risiko für Brustentzündungen. Die Brüste schwellen durch die Milch an, werden hart, heiß und schmerzen. Abpumpen lindert diese Beschwerden zwar kurzfristig, verschleppt aber durch die Rückkopplung das Problem. Um den Überschuss zu reduzieren, muss man verhindern, dass ständig zu viel nachfließt. Dazu werden diverse Maßnahmen empfohlen: Akupunktur, Akupressur, spezielle Massagen, kalte oder warme Umschläge, Wärmepackungen in Brustform, Kohlwickel und vieles mehr.[94] Die Daten dazu sind nur teilweise brauchbar. Es gibt einige randomisierte Studien, allerdings klein und meist unausgewogen. Kalte und heiße Umschläge sowie kalte und raumtemperierte Kohlblätter scheinen für eine gewisse Linderung zu sorgen. (Ja, Kohlblätter, Sie haben richtig gelesen: Man legt sie erst in den Kühlschrank und packt dann die Brüste damit ein – niemand hat behauptet, die Mutterschaft wäre etwas Glamouröses). Eine Studie konnte zeigen, dass die sogenannte Gua-Sha-Therapie, bei der die Haut leicht aufgekratzt wird, einen gewissen Nutzen hat. Gwyneth Paltrow schwört darauf, und daraus können Sie Ihre eigenen Schlüsse ziehen.

Abgesehen von den Schmerzen wird der Überschuss eventuell auch beim Stillen selbst zum Problem: Wenn das Baby zu saugen beginnt, wird es von der schieren Menge überfordert und kann schlecht schlucken. Das ist, als würden Sie aus einem Feuerwehrschlauch trinken wollen. In diesem Fall ist es hilfreich, vor dem Stillen ein wenig Milch abzupumpen oder per Hand auszustreichen. Sobald das Baby etwas größer ist, legt sich das Überschussproblem.

Stillen und Ernährung

»Hallo Emily! Unserem Baby geht's prächtig«, schrieb mir Humphrey. »Aber Maggies Eltern behaupten, Maggie darf keinen Blumenkohl essen und kein Leitungswasser trinken, während sie stillt, weil Kinder dann mehr schreien. Ist da was dran?«

Es wäre natürlich der blanke Hohn, wenn man nach neun Monaten restriktiver Speisegesetze auch noch wegen des Stillens alle möglichen Einschränkungen beim Essen auf sich nehmen müsste. Dürfen wir Mütter endlich wieder halb rohe Steaks essen? Ist Rohmilchkäse, auf den wir die ganze Zeit solchen Appetit hatten, immer noch verboten? Und wie sieht es mit einem Glas Wein (oder mehreren) aus?

Die gute Nachricht: Im Großen und Ganzen gelten für stillende Mütter keine Einschränkungen. Fangen wir mal mit dem Essen an: Das Einzige, wovon Müttern aus medizinischen Gründen während des Stillens abgeraten wird, sind Fischsorten mit hohem Quecksilbergehalt.[95] Das war's schon. Schwertfisch, Königsmakrele und Thunfisch sind tabu. Alle anderen Fischsorten sowie Rohmilchkäse, Sushi, nicht durchgebratenes Steak, Wurst und alles mögliche andere gehen völlig in Ordnung. Wenn Ihr Säugling an Koliken leidet (also extrem viel schreit), könnte laut einigen Studien eine allergenarme Diät Abhilfe schaffen (dazu Genaueres im 2. Kapitel zum Thema »Koliken und Schreien«).

Und was ist jetzt mit dem Blumenkohl? Ja, es gibt dieses Ammenmärchen, dass blähende Speisen (wie Blumenkohl, Brokkoli, Bohnen) auch beim Baby Blähungen verursachen und Koliken verstärken könnten. Ich habe nur einen Artikel dazu gefunden, der auf einer schriftlichen Umfrage zu den Ernährungsgewohnheiten der Eltern beruhte und nach Zusammenhängen zwischen Nahrungsmitteln und Babys mit und ohne Koliken forschte.[96] Diese Studie will nachweisen, dass Blumenkohl und Brokkoli zu etwas mehr Koliken führen. Die problematische Form der Datenerhebung und -analyse ist aber so offensichtlich (schriftliche Umfrage mit geringem Rücklauf, überproportional viele Antworten von Menschen, die sich intensiv mit dem Stillen beschäftigen, statistische Ungenauigkeiten), dass ich der Ansicht bin, man kann sie getrost ignorieren. Essen Sie einfach, was Sie wollen!

Und wie sieht es mit Alkohol aus? Viele Frauen erfahren aus dem Internet (in der Regel nicht von ihren Ärztinnen), sie sollten Alkohol entweder komplett meiden oder die Milch nach Alkoholgenuss abpumpen und wegschütten. Umgekehrt empfehlen manche Leute Alkohol, genauer gesagt Bier, um die Milchbildung anzuregen. Sollten Sie daher sogar mehr davon trinken? Kann das stimmen? Nein, nicht wirklich.[97]

Wenn Sie Alkohol trinken, entspricht der Alkoholgehalt der Milch in etwa dem Ihres Bluts. Da Ihr Baby die Milch, nicht den Alkohol direkt konsumiert, bekommt es nur äußerst geringe Konzentrationen ab. In einem Artikel wurde sorgfältig errechnet, welche extrem geringe Menge Alkohol das Baby zu sich nimmt, wenn man vier Gläser nacheinander trinkt und in dem Moment stillt, in dem der Alkoholgehalt im Blut am höchsten ist: Es ist sehr unwahrscheinlich, dass die Menge dem Baby schadet.[98] Dabei handelt es sich sogar um ein Worst-Case-Szenario. In dem Artikel wird darauf hingewiesen, dass vier Gläser Ihre Fähigkeit, einen Säugling angemessen zu versorgen, stark beeinträchtigen und außerdem höchst ungesund sind, weswegen Sie keinesfalls so viel trinken sollten. Das Problem ist aber nicht der Alkoholgehalt der Muttermilch. Es gibt somit keinen Grund für die Abpumpen-und-Wegschütten-Regel. Ihre Milch hat den gleichen Alkoholgehalt wie Ihr Blut. Und der sinkt wieder, ebenso wie der in der Milch. Alkohol wird in der Milch nicht gespeichert.

Entsprechend gibt es wenige Daten zu den Auswirkungen des Alkoholkonsums der Mutter auf ihr Baby. Zum Teil wird darüber berichtet, dass die Schlafintervalle der Babys kürzer sind, wenn sie gestillt werden, nachdem ihre Mutter Alkohol getrunken hat. Aber die Ergebnisse sind dahingehend nicht einheitlich. Langfristige Beeinträchtigungen wurden nicht nachgewiesen. Und wenn Sie ganz besonders vorsichtig sein und Ihrem Baby auch nicht die geringsten Mengen Alkohol zuführen wollen? Auch kein Problem. Trinken Sie ein Glas und warten Sie zwei Stunden mit dem Stillen, bis der Alkohol abgebaut ist (nach zwei Gläsern etwa vier Stunden).[99]

Zu Recht weisen sämtliche Studien darauf hin, dass über Binge-Drinking (heftiges Betrinken) oder regelmäßigen starken Alkoholgenuss (drei oder mehr Gläser pro Tag) wenig bekannt ist. Frauen, die zu Binge-Drinking neigen, haben das häufig auch während der Schwangerschaft getan und unterscheiden sich somit deutlich von anderen Müttern. Auch für nicht schwangere oder nicht stillende Frauen ist Binge-Drinking sehr schädlich. Während der Schwangerschaft ist es eine große Gefahr für das Baby, und nach der Geburt beeinträchtigt es die Fähigkeit, ein Kind zu betreuen.

Umgekehrt muss ich leider auch zu Protokoll geben, dass

Alkohol in keiner Weise die Milchbildung anregt. Wenn überhaupt, bremst er sie ein wenig – wenn Sie anfangs das Problem von zu wenig Milch haben, sollten Sie Alkohol keinesfalls als Therapie betrachten.[100]

Abgesehen vom Alkohol machen sich viele Frauen auch Gedanken über die Einnahme von Medikamenten während des Stillens. Es würde den Rahmen dieses Buches sprengen, diverse Arzneimittel im Einzelnen durchzugehen, aber oft ergeben sich daraus keine Probleme. Ihren speziellen Fall sollten Sie dennoch unbedingt mit Ihrer Ärztin besprechen. Die einzelnen Arzneimittel und Wirkstoffe können Sie auch auf www.embryotox.de abfragen. Diese Datenbank wird gepflegt von der Forschungsstelle zu Arzneimittelverträglichkeit während Schwangerschaft und Stillzeit der Berliner Universitätsklinik Charité. Dort können Sie sich auch beraten lassen.

Zwei Medikamentenklassen sind so verbreitet, dass ich genauer darauf eingehen möchte: Schmerzmittel (wie sie beispielsweise nach der Geburt eingesetzt werden) und Antidepressiva.

Eine Entbindung ist kein Vergnügen, weswegen Sie danach vermutlich ein paar Tage oder sogar länger beträchtliche Schmerzen haben könnten. Dagegen werden in erster Linie Paracetamol oder Ibuprofen verordnet, Letzteres in der Regel in relativ hohen Dosen. Beide Wirkstoffe werden gut vertragen und können während des Stillens eingesetzt werden. Allerdings reicht Ibuprofen häufig nicht aus, vor allem nach einem Kaiserschnitt. Im zweiten Schritt wurde früher zu Codein gegriffen, doch neuere Daten weisen darauf hin, dass dieser Stoff das Nervensystem der gestillten Säuglinge signifikant beeinträchtigt. Sie werden dadurch extrem schläfrig, in einigen wenigen Fällen führte man auch gravierendere Schäden auf dieses Medikament zurück.[101] Darum wird in aktuellen Empfehlungen von Codein oder anderen Opioiden wie Oxycodon abgeraten.[102] Da bis zur vollständigen Genesung nach der Geburt, insbesondere nach einem Kaiserschnitt, beträchtliche Schmerzen auftreten können, werden manchmal dennoch Opioide verordnet, wenn auch mit entsprechender Zurückhaltung. Das heißt, für eine möglichst kurze Zeitspanne und in extrem niedriger Dosierung. Die Abwägung zwischen Schmerzlinderung und Stillwunsch sollten Sie unbedingt mit Ihrer Ärztin besprechen.

Was Antidepressiva betrifft, sieht die Sache etwas besser aus. Eine Depression, auch eine postpartale Depression, ist eine gravierende Erkrankung, die unbedingt behandelt werden muss. Zwar gehen verschiedene Antidepressiva in unterschiedlichem Maß in die Muttermilch über, dennoch besteht Konsens, dass die Betroffene den Wirkstoff bekommen sollte, der ihr am besten hilft. Wenn Sie schon früher ein Antidepressivum eingenommen haben und wissen, was bei Ihnen wirkt, sollte es das Mittel Ihrer Wahl sein.[103] Aber klären Sie das unbedingt mit Ihrer Ärztin ab. Ansonsten werden bei stillenden Müttern unter den selektiven Serotonin-Wiederaufnahmehemmern (SSRI) vor allem die Wirkstoffe Paroxetin und Sertralin eingesetzt, die am wenigsten in die Muttermilch übergehen.

Noch eine Bemerkung zu Koffein: Die meisten Frauen haben keine Probleme mit Koffein beim Stillen, und es gibt definitiv keine wissenschaftlichen Hinweise auf Gefahren für das Baby. Dennoch reagieren einige Säuglinge empfindlich darauf, es macht sie quengelig und reizbar. Falls das bei Ihrem Baby der Fall ist, sollten Sie wohl oder übel auf Kaffee verzichten.

Und Leitungswasser? Nur zu! Ausreichend Flüssigkeit ist mit oder ohne Stillen wichtig, trinken Sie also das Wasser, das zur Hand ist.

Das Abpumpen

Vor einigen Jahren veranstaltete das Massachusetts Institute of Technology (MIT) einen sogenannten Hackathon zur Verbesserung des Designs von Milchpumpen. Bis jetzt ist leider kein marktreifes Produkt dabei herausgekommen, obwohl die Menschheit nach wie vor sehnsüchtig darauf wartet, denn Milchpumpen sind wirklich extrem nervige Apparate. Hier eine kleine Auswahl von Problemen, über die Frauen regelmäßig berichten: Milchpumpen tun weh, sind schlecht zu bedienen, müssen ständig gesäubert werden, sind laut, schwer, ineffektiv. Und das betrifft erst mal nur die Pumpe selbst. Dazu kommen noch die endlosen Schwierigkeiten, wenn man während der Arbeit abpumpen muss (Arbeitszeit geht verloren) oder auf Reisen (zum Beispiel auf Flughafentoiletten – ganz zu schweigen von den Sicherheitskontrollen, durch die man die fürsorglich für zu Hause vollgepumpten Flaschen auch noch kriegen muss).

Ich erinnere mich noch genau daran, wie ich mich freute, als ich am Flughafen von Milwaukee ankam und dort einen Raum zum Abpumpen vorfand – eine kleine Kammer mit abschließbarer Tür, Steckdose und Sitzgelegenheit. Es sagt schon viel aus, dass ich vor lauter Begeisterung Jesse anrief und seither Milwaukee (Slogan »Milwaukee – das echte Amerika«) regelrecht ins Herz geschlossen habe.

Ein paar Innovationen hat es in den letzten Jahren durchaus gegeben. Es gibt ein Modell, bei dem die Hauben in den BH geschoben werden können. Die Milch läuft dann in dieses ergonomisch an die Brust angepasste Auffanggefäß. Die Grundidee besteht darin, beim Abpumpen herumlaufen zu können. Mir wurde berichtet, es gebe Ärztinnen, die operieren, während sie an solch einer Milchpumpe hängen, aber das fällt wohl in den Bereich der Mythen. Das Gerät kam erst nach meiner Stillzeit auf, ich habe es also nicht selbst getestet. In Deutschland kann man es bislang nicht kaufen, aber solche Entwicklungen sollte man im Auge behalten, wenn man viel abpumpen muss und noch am Leben teilhaben will.

Es gibt grundsätzlich drei Gründe fürs Abpumpen:

1) Die Milchmenge reicht nicht aus. Dann hat Ihre Ärztin vielleicht geraten, nach dem Stillen grundsätzlich oder hin und wieder abzupumpen, um die Milchbildung anzuregen. Wie schon weiter oben erörtert, klingt die Theorie gut, es gibt dafür

aber kaum empirische Beweise. Wenn Sie die Pumpe sonst nicht brauchen, können Sie sich eine in der Apotheke ausleihen, die sind meist hochwertiger.

2) Viele Frauen fangen frühzeitig damit an abzupumpen, um ihrem Kind hin und wieder eine Flasche geben zu können. (Oder damit mal jemand anders füttern kann, zum Beispiel der Partner.) Natürlich pumpt man in der Zeit ab, in der das Kind gerade die Flasche bekommt, aber irgendwann müssen Sie ja damit anfangen, bevor das Baby das erste Fläschchen bekommt. Vielleicht möchten Sie auch einen Vorrat anlegen, weil Sie vorhaben, bald wieder zu arbeiten.

Ich erinnere mich, dass ich die entsprechende Logistik ziemlich kompliziert fand, vor allem bei Penelope, als ich nicht genug Milch hatte. In einigen Ratgebern steht, man solle zwei Stunden nach dem Stillen abpumpen, auch wenn das Kind gerade schläft, damit Milch vorhanden sei, wenn es wieder Hunger hat. Doch manchmal wollte meine Tochter sofort nach dem Aufwachen trinken, und die Milch reichte dann nicht, weil ich ja gerade erst abgepumpt hatte. Im Nachhinein betrachtet fand ich diese Phasen in den ersten Tagen am stressigsten.

Es gibt dazu keine wissenschaftlichen Empfehlungen, machen Sie sich deshalb zur Vermeidung von Stillstress am besten einen konkreten Plan. Viele Frauen berichten, dass es am einfachsten ist, einmal am Tag abzupumpen, meistens nach dem ersten Füttern, weil viele morgens am meisten Milch haben. Wenn Sie rechtzeitig anfangen und jedes Mal ein bisschen Milch sammeln, haben Sie nach ein bis zwei Wochen eine Flasche beisammen. Und während Sie die verfüttern, können Sie eine weitere Flasche abpumpen.

3) Die meisten Frauen pumpen ab, um einen Ersatz für das Stillen zu haben, wenn sie wieder arbeiten gehen. Am besten macht man das etwa zu der Zeit, zu der das Baby normalerweise trinkt, und diese Milch bekommt es dann am nächsten Tag in der Flasche. Wer viel abpumpt, kann vielleicht sogar eine Extra-Ration einfrieren.

Es muss leider gesagt sein: Die meisten Frauen finden das

schwierig und lästig. Eigentlich müssen Arbeitgeber Pausen zum Abpumpen ermöglichen, aber nicht immer lassen sich diese Regeln einhalten. Super, wenn Sie Ihr eigenes Büro haben, ansonsten wird diese Tätigkeit häufig an eher nicht so idealen Orten stattfinden. Eine Ärztin erzählte mir, sie hätte vor den Augen aller in der gemischten Umkleide abpumpen müssen (mit einem Handtuch über der Brust). Firmen einer bestimmten Größe müssen Stillzimmer zur Verfügung stellen, was nicht immer gemacht wird, und keine Vorschrift besagt, dass dieser Raum behaglich zu sein hat. Doch selbst in perfekter Umgebung müssen Sie die Teile der Pumpe nach jeder Benutzung reinigen, was zusätzliche Zeit kostet (spezielle Reinigungstücher können da hilfreich sein). Wenn Sie dreimal täglich 30 Minuten pumpen, was nicht ungewöhnlich ist, sind das 90 Minuten, die Sie auch anders nutzen könnten.

Es ist zumindest manchmal möglich, beim Abpumpen weiterzuarbeiten, und deshalb rate ich dringend zu einem Modell, bei dem Sie die Hände frei haben. Dann können Sie währenddessen wenigstens etwas auf Ihrem Handy lesen. Es wird häufig empfohlen, sich beim Abpumpen zu entspannen, Fotos vom Kind anzusehen und ganz allgemein zur Ruhe zu kommen – das soll die Milchmenge erhöhen. Dafür gibt es keine direkten Belege. Eine Studie mit Müttern, die für ihre auf der Intensivstation liegenden Babys abpumpten, zeigt, dass die Milchmenge sich erhöht, wenn die Mütter ihren Babys nahe sind. Doch das ist nur entfernt zu vergleichen.[104]

Ach ja, wo Sie so viel Zeit an dieser Pumpe hängend verbringen, sollte ich vielleicht noch erwähnen, dass dieses Gerät die Milch nicht so effektiv pumpt, wie Ihr Baby saugen würde. Selbst die beste Pumpe kann Ihr Kind nicht ersetzen. Dabei gibt es allerdings individuelle Unterschiede: Einige Frauen können ihre Kinder ohne Probleme voll stillen, kriegen aber mit einer Pumpe keinen Tropfen Milch aus ihrer Brust. Andere dagegen schaffen es ohne Schwierigkeiten, so genug Milch zu produzieren.

Die ideale Lösung gibt es nicht. Ich habe eine sehr gute Freundin, bei der alle Voraussetzungen zu stimmen schienen: Sie hatte einen flexiblen Job und die Tagesmutter in der Nachbarschaft, sodass sie mehrmals täglich zum Stillen hinüberlaufen konnte. Alles lief wunderbar – bis sie einmal einen Tag lang wegmusste und ihr Sohn sich weigerte, die Flasche zu nehmen.

Wir alle warten sehnsüchtig auf bessere Technik. Also los, ihr Leute vom MIT, klemmt euch gefälligst dahinter!

Zu guter Letzt: Für Frauen, deren Babys dauerhaft Probleme beim Andocken haben, ist das Abpumpen die einzige langfristige Lösung. Wenn Sie also ausschließlich abpumpen und sich fragen, wie Sie das am besten bewerkstelligen, dann muss ich Ihnen leider sagen, dass die Wissenschaft kaum Daten dafür parat hat. Falls Sie betroffen sind, können Sie immerhin online bei zahlreichen Müttern Rat suchen.

Unterm Strich

- Stillen kann echt hart sein.
- Frühe Maßnahmen:
  - Direkter Hautkontakt von Mutter und Kind gleich nach der Geburt erhöht die Wahrscheinlichkeit des Stillerfolgs.
- Anlegen und Andocken:
  - Stillhütchen funktionieren bei manchen Frauen gut, es ist allerdings manchmal schwierig, wieder davon wegzukommen.
  - Es gibt wenig Belege dafür, dass die Korrektur von Zungen- oder Lippenbändchen das Saugverhalten des Babys verbessert.
- Schmerzen beim Stillen:
  - Eine Korrektur des Zungenbändchens kann Schmerzen der Mutter reduzieren.
  - Zur Abhilfe bei schmerzenden Brustwarzen gibt

    es nur wenige wissenschaftliche Daten, doch manchmal hilft es, auf das richtige Andocken zu achten.
  - Wenn die Schmerzen einige Minuten nach Beginn des Stillvorgangs oder mehrere Wochen nach Beginn des Stillens nicht nachlassen, sollten Sie ärztlichen Rat suchen. Es könnte an einer Infektion liegen, die gut zu behandeln ist, oder an einem anderen lösbaren Problem.
- Saugverwirrung:
  - ist in der Forschungsliteratur nicht belegt.
- Milchbildung:
  - Bei den meisten Frauen schießt die Milch innerhalb der ersten drei Tage nach der Geburt ein, bei etwa 25 Prozent kann es länger dauern.
  - Die natürlich Feedbackschleife klingt plausibel: Häufigeres Stillen sollte zu mehr Milch führen.
  - Es gibt nur wenig Belege dafür, dass pflanzliche Mittel (wie Bockshornklee) die Milchmenge erhöhen.
- Abpumpen:
  - nervt.

6. Schlafposition und Schlafort

Meine Kinder besitzen ein sehr altes Bilderbuch namens *Wynken, Blynken, and Nod* von Eugene Field, das vermutlich aus einer Ramschkiste oder dem Secondhandladen stammt. Am Ende des Buchs ist ein schlafendes Baby abgebildet. Beim Anblick der Illustration zucke ich jedes Mal zusammen: Was da alles in der Wiege rumliegt! Plüschtiere, eine Decke, Gitterpolster, ein Kissen. Selbst als meine Kinder schon im Kleinkindalter waren, befanden sich in ihren Betten nicht mehr als eine winzige Schmusedecke und eine Wasserflasche. Penelope wechselte im Alter von drei Jahren dann schließlich in ein Kinderbett und brauchte Monate, bis sie das Konzept einer Zudecke begriffen hatte.

Alle möglichen Ratschläge zur Kindererziehung verändern sich mit der Zeit, aber wohl nichts hat sich seit meiner Kindheit so stark gewandelt wie die Empfehlungen zum Schlafen. Als wir klein waren, war es durchaus üblich, Kinder zum Schlafen auf den Bauch zu legen, zugedeckt mit einer Flauschdecke, umgeben von dicken Kissen. Babys sind schließlich klein und ihre Betten nicht von Natur aus kuschelig. Irgendwie passt das nicht, so ein winziges Baby allein in einer riesigen Wiege.

Doch die aktuellen Empfehlungen stehen in eklatantem Widerspruch zu einem Bettchen voller Spielzeug und Kuscheldecken. Die AAP sowie wie die Deutsche Gesellschaft für Kinder- und Jugendmedizin (ebenso die entsprechenden Österreichischen und Schweizer Ärzteverbände) raten dringend: Babys sollen allein und auf dem Rücken in ihrer Wiege (Stubenwagen/Gitterbett etc.) schlafen. Außer dem Kind darf sich nichts darin befinden – auch keine Gitterpolster oder sogenannte Nestchen, die verhindern sollen, dass Hände oder Füße zwischen den Gitterstäben eingeklemmt werden. Das Baby sollte zwar im Elternschlafzimmer schlafen, aber im eigenen Bett, nicht im Bett der Eltern. Diese Empfehlungen sind Bestandteil einer Kampagne für sicheren Schlaf, die das Risiko des Plötzlichen Kindstods (SIDS) reduzieren soll.

Am Anfang der Kampagne »Back to Sleep« ging es, wie der Name sagt, vor allem um die Empfehlung, Babys zum Schlafen grundsätzlich auf den Rücken (engl. back) zu legen. In der Zwischenzeit sind weitere Empfehlungen zum Schlafen im gleichen Zimmer und im Elternbett hinzugekommen. Diese offiziellen Ratschläge sind zwar leicht verständlich, aber dennoch häufig schwer zu befolgen, vor allem, wenn man in der ersten Zeit als Eltern vor Erschöpfung kaum klar denken kann und für zwei Stunden Durchschlafen alle seine Ersparnisse opfern würde. Denn viele Säuglinge schlafen auf dem Bauch besser, weswegen die Versuchung groß ist, es so zu probieren, wenn nichts anderes funktioniert. Ebenso verlockend ist die Vorstellung, das Baby einfach mit ins eigene Bett zu nehmen, vor allem, wenn man stillt. Wenn Ihr Kind dabei einschläft und Sie wissen, dass es weiterschläft, solange es nur in Ihrer Nähe ist, kostet es Sie sicher große Überwindung, es woanders hinzulegen.

Auch die Empfehlung, das Kinderbett ins Schlafzimmer zu stellen, ist nicht immer so leicht zu realisieren. Jesse konnte mit unseren Kindern in einem Raum nie schlafen. Als Finn geboren wurde, schlief unser Sohn ein paar Wochen lang in unserem Schlafzimmer und Jesse auf einer Luftmatratze im noch nicht fertig ausgebauten Dachgeschoss. Langfristig fanden wir das keine gute Lösung.

Sie sehen, das sind wichtige und zugleich schwierige Überlegungen. Um Entscheidungen zu treffen, sollte man mit den Risiken vertraut sein.

Plötzlicher Kindstod (SIDS): Risikoabschätzung

Abgesehen von Geburtsfehlern ist SIDS in den USA die häufigste Todesursache bei reif geborenen Kindern im ersten Lebensjahr. Auch in Deutschland, Österreich und der Schweiz ist das eine der prominentesten Ursachen für Säuglingssterblichkeit. Durch intensive Aufklärungsarbeit ist die Zahl dort in den letzten Jahrzehnten jedoch deutlich zurückgegangen. Definiert ist SIDS als der unerklärliche Tod eines offenbar gesunden Kindes unter einem Jahr. 90 Prozent aller Fälle ereignen sich in den ersten vier Lebensmonaten. Noch immer sind die Ursachen nicht hinreichend erforscht. Das Kind stirbt vermutlich, weil es plötzlich aufhört zu atmen. SIDS kommt bei vorbelasteten Kindern (zum Beispiel durch Frühgeburt) und bei Jungen häufiger vor.

Besonders quälend am Elterndasein ist die eigene Verwundbarkeit angesichts der Tatsache, dass man über das Wesen, das man am meisten liebt, keine wirkliche Kontrolle hat. Ich kenne kein Elternteil, das nicht zumindest hin und wieder das intensive Bedürfnis hat, das eigene Kind zu Hause einzusperren, es niemals aus den Augen zu lassen, es im eigentlichen Sinne des Wortes auf keinen Fall loszulassen. Und doch gehen wir immer wieder Risiken ein: Wir lassen unsere Kinder Fahrradfahren lernen – wohl wissend, dass sie sich irgendwann die Knie aufschürfen. Wir lassen sie mit anderen Kindern spielen, obwohl sie sich dabei ganz sicher die eine oder andere schlimme Erkältung oder Magen-Darm-Grippe einfangen werden. Einerseits ist Magen-Darm-Grippe wirklich höchst unangenehm, andererseits macht ihnen das Spielen mit anderen nicht nur Spaß, sondern ist auch für ihre Entwicklung notwendig. Also wägen wir ab und kommen in der Regel zu dem Schluss, dass es in Ordnung ist, wenn unsere Kinder mit anderen spielen, außer diese anderen sind gerade offensichtlich krank. Viel schwieriger ist so eine Abwägung, wenn es um potenzielle Katastrophen geht: schwere Krankheit oder Tod, zum Beispiel in Fall einer Pandemie.

Der erste Schritt besteht darin, die Risiken des Säuglingsschlafs ins Verhältnis zu setzen zu anderen Risiken, die wir täglich auf uns nehmen. Wir setzen unsere Kinder in Autos, was nicht hundertprozentig sicher ist. Über die damit verbundenen Gefahren denken wir nicht viel nach, obwohl sie vorhanden sind. Im Vergleich zu den Risiken, die wir unbewusst ständig einzugehen bereit sind, sind einige der Risiken, über die ich gleich sprechen werde, zwar real, aber klein.

Außerdem müssen wir uns eingestehen, dass der Schlaf unseres Babys einen direkten Einfluss auf unsere eigene Lebensqualität hat. Wenn Sie immer nur dann ein bisschen Schlaf abkriegen, wenn Ihr Baby in Ihrem Bett liegt, dann werden Sie sich vielleicht dafür entscheiden, um Ihre psychische Balance, Ihre Fähigkeit, Auto zu fahren, und, noch allgemeiner gesprochen, Ihre Fähigkeit, im Alltag zu funktionieren, aufrechtzuerhalten – was auch für Ihr Kind von Nutzen ist. Das sind relevante Beweggründe, die ein klitzekleines Risiko aufwiegen können, selbst wenn es dabei um ein schreckliches Ereignis geht. Man winkt gerne ab, wenn man ermahnt wird, auch auf sich selbst aufzupassen. Aber genau das ist Teil unserer Verantwortung als Eltern.

Über Dinge, die mit Risiken verbunden sind, will man oft gar nicht nachdenken, erst recht will man dazu keine Entscheidung treffen. Zumindest in einigen Fällen, über die wir hier sprechen, sind die Risiken nicht zu übersehen – dann fällt die Entscheidung leicht. In anderen wiederum scheint das Risiko verschwindend gering. Es gibt dabei jedoch ein paar Dinge – insbesondere das Schlafen im Elternbett –, bei denen komplexere Überlegungen nötig sind, und mit denen sollten wir uns beschäftigen.

Für die Arbeit an diesem Buch unterhielt ich mich mit meiner Freundin Sophie, die viele Monate lang mit ihrem jüngsten Kind in einem Bett schlief. Sie ist eine hoch qualifizierte Ärztin und kennt definitiv die damit verbundenen Risiken. Sie erklärte mir, dass sie sich die Entscheidung nicht leicht gemacht habe und die offiziellen Empfehlungen der AAP auch gar nicht infrage stelle. Doch da ihr Baby nur im Elternbett überhaupt geschlafen habe, hielt sie sich penibel an alle Richtlinien, die in diesem Fall die Risiken minimieren sollen: Sie und ihr Partner rauchten und tranken nicht und entfernten sämtliche schweren Decken oder Überwürfe aus dem Bett. Trotz dieser Vorsichtsmaßnahmen mussten sie mit einem minimalen Restrisiko leben.

Solche Entscheidungen müssen Eltern individuell treffen, und das geht am besten, wenn sie über gute Informationen verfügen. Die medizinischen Empfehlungen zur Vermeidung von SIDS beinhalten vier Komponenten: Das Baby soll erstens auf dem Rücken schlafen, zweitens allein in der Wiege liegen, drittens im Elternschlafzimmer schlafen und viertens keine weichen Gegenstände um sich haben.

Empfehlung 1: auf dem Rücken schlafen

Bis in die frühen 1990er-Jahre war sowohl in den USA als auch anderswo die gängigste Schlafposition für Säuglinge die Bauchlage. Das lag vermutlich daran, dass viele Babys so besser schlafen – sie wachen weniger häufig auf.[105] Allerdings gab es schon in den 1970er-Jahren erste Hinweise darauf, dass dies mit einem erhöhten SIDS-Risiko einhergeht.[106] In Studien, die unterschiedliche Populationen und die jeweils übliche Schlafposition für Säuglinge verglichen, zeigten sich für die Bauchlage höhere Todeszahlen. Diese ersten Ergebnisse ignorierte man weitgehend; bis in die Mitte der 1980er-Jahre rieten die meisten Kinderärztinnen und -ärzte, Babys zum Schlafen auf den Bauch zu legen. In der Ausgabe des schon erwähnten Dr.-Spock-Ratgebers meiner Eltern hieß es: »Es ist meines Erachtens von Vorteil, die Kinder von Anfang an daran zu gewöhnen, auf dem Bauch zu schlafen.«[107] Dies änderte sich erst in den 1990er-Jahren, als eine ganze Reihe von Studien ein dadurch dramatisch erhöhtes SIDS-Risiko präziser nachweisen konnte.

Diese Frage anhand von Daten zu untersuchen ist eine große Herausforderung, da SIDS glücklicherweise selten vorkommt und gängige Forschungsmethoden daher schwer umzusetzen sind. Selbst sehr große randomisierte oder Beobachtungsstudien weisen im Allgemeinen nicht genügend Fälle für statistisch signifikante Ergebnisse auf. Die Forschenden müssen daher meist auf Fall-Kontroll-Studien ausweichen.

Eine dieser Studien, die auf Daten aus Großbritannien beruhte, wurde 1990 im *British Medical Journal* veröffentlicht.[108] Sie konzentrierte sich auf eine bestimmte Region (Avon) und identifizierte 67 SIDS-Fälle. Für jeden Fall wurden zwei Kontrollkinder in ähnlichem Alter und/oder Geburtsgewicht ausgewählt und dann sämtliche Eltern befragt.

Am auffallendsten waren die Ergebnisse zum Schlafen in Bauchlage. Fast alle SIDS-Babys hatten auf dem Bauch geschlafen (62 von 67, das sind 92 Prozent), während von den Kontroll-Babys nur 56 Prozent auf dem Bauch geschlafen hatten. Daraus schlossen die Forschenden, dass Schlafen in Bauchlage das SIDS-Risiko verachtfacht. Zusätzlich wurde auch Überwärmung als Risikofaktor genannt: Die verstorbenen Babys hatten beim Schlafen häufiger dicke Kleidung getragen oder unter dicken Zudecken oder in heißen Räumen gelegen. Ähnlich angelegte andere Untersuchungen kamen zu denselben Ergebnissen.[109] Hinzu kommt, dass ein biologischer Mechanismus für diesen Zusammenhang spricht: Auf dem Bauch liegend schlafen Babys offenbar tiefer, und mit tieferem Schlaf steigt das SIDS-Risiko. Außerdem stammen aus den Niederlanden Daten zu der in den letzten Jahrzehnten geänderten Schlafposition.

In den 1970er-Jahren wurde niederländischen Eltern geraten, ihre Kinder zum Schlafen auf den Bauch zu legen, von 1988 an wurde die Rückenlage empfohlen. Damit änderte sich auch die Zahl der SIDS-Fälle: Während sie nach der Bauchlage-Empfehlung angestiegen war, ging sie seit der Rückenlage-Empfehlung wieder zurück.[110] Dieser Wandel allein wäre noch kein endgültiger Beweis für einen Kausalzusammenhang zwischen SIDS und

Schlafposition, doch in Kombination mit den anderen Daten wird der immer plausibler.

Spätestens in den frühen 1990er-Jahren war erwiesen, dass Schlafen in Bauchlage für die Babys ein Risiko darstellte. In einem Übersichtsartikel, der in dieser Zeit im *Journal of the American Medical Association* erschien, wurden sämtliche vorliegenden Daten diskutiert. Das Resümee lautete: Trotz Fehlens einer randomisierten Studie reiche das vorliegende Material aus, um Eltern dringlich von der Bauchlage abzuraten.[111] Daraus entstand die bereits erwähnte »Back to Sleep«-Kampagne, die in den USA im Jahr 1992 anlief und einen beachtlichen Erfolg verzeichnete. Umfragen aus dem Jahr 1992 ergaben, dass etwa 70 Prozent der Babys zum Schlafen auf den Bauch gelegt wurden.[112] Im Jahr 1996 waren es nur noch 20 Prozent. Mit dieser Veränderung gingen auch die SIDS-Zahlen zurück – eine erneute Bestätigung der These, dass die Schlafposition bei SIDS eine entscheidende Rolle spielt. Auch in Deutschland, Österreich und der Schweiz wird seit den 1990ern zur Rückenlage geraten. Und auch dort gingen die SIDS-Fälle deutlich zurück (wobei natürlich zusätzlich auch zu den anderen Vorsichtsmaßnahmen geraten wurde, die bereits erwähnt wurden). Während in Deutschland 1991 noch 0,15 Prozent an Plötzlichem Kindstod starben, waren es 2013 nur noch 0,02 Prozent.[113]

In der Kampagne (Back to Sleep) wurde betont, wie wichtig die Rückenlage sei, weswegen man nicht nur von der Bauch-, sondern auch von der Seitenlage abriet. Alle Daten deuten jedoch darauf hin, dass vor allem die Bauchlage, nicht die Seitenlage mit einem hohen Risiko verbunden ist. Man befürchtet bei der Seitenlage allerdings, die Kinder könnten ungewollt auf den Bauch rollen, und um diese Gefahr möglichst auszuschließen, wird so großer Wert auf die Rückenlage gelegt.

Ein wichtiger Hinweis: Wenn Ihr Kind sich selbst auf den Bauch rollt, müssen Sie es nicht zurück in die Rückenlage bringen. Sobald Babys in der Lage sind, sich selbst zu drehen, ist die größte SIDS-Gefahr sowieso vorbei. Vermutlich, weil sie dann auch genug Kraft haben, um ihren Kopf in eine Position zu bringen, in der sie leichter atmen können.

Nebenwirkung: Plagiozephalie – auch bekannt als platter Hinterkopf

Das Schlafen in Rückenlage hat einen signifikanten Nachteil: die Plagiozephalie, eine lagerungsbedingte Kopfverformung. Bei Babys, die auf dem Rücken schlafen, kommt es häufiger zu einem platten Hinterkopf. Seit die Rückenlage empfohlen wird, hat dieses Problem zugenommen.[114]

Eine Verformung ist dann wahrscheinlicher, wenn das Baby im Schlaf seinen Kopf immer auf eine bestimmte Seite dreht. In der Forschungsliteratur gibt es außerdem Hinweise, dass die Gefahr größer ist, wenn eine gewisse Abflachung schon bei Geburt vorhanden war.[115] Auch bei Zwillingen und Frühgeborenen kommt die Plagiozephalie häufiger vor. Es handelt sich um ein rein ästhetisches Problem und hat keinerlei Auswirkungen auf die Größe und Funktion des Gehirns. Sie können die Gefahr reduzieren, indem Sie dafür sorgen, dass Ihr Kind tagsüber häufiger auf dem Bauch oder zumindest nicht ausschließlich auf dem Rücken liegt.

Ein platter Hinterkopf lässt sich bis zu einem gewissen Grad behandeln. Die Standardtherapie besteht aus einem Helm, den das Baby den größten Teil des Tages und der Nacht tragen sollte. Allerdings ist umstritten, ob dies wirklich etwas bringt. Falls Sie mit dem Problem konfrontiert sind, besprechen Sie es am besten mit Ihrer Kinderärztin.[116]

Empfehlung 2: allein im eigenen Bett

Die zweite Empfehlung für schlafende Säuglinge lautet »allein in der Wiege«, mit anderen Worten: nicht gemeinsam mit den Eltern in deren Bett – was unter Eltern extrem kontrovers diskutiert wird. Einige Leute plädieren mit dem Argument, Säuglinge würden seit Jahrtausenden so schlafen, sehr eindringlich für das gemeinsame Bett. Das stimmt natürlich: In Höhlen gab es keine Kinderbettchen, und auch heute noch ist es in vielen Kulturen üblich, dass Kinder jahrelang zusammen mit ihren Eltern in einem Bett schlafen. Ein Argument für die Sicherheit ist das allerdings nicht. Wir Menschen haben unseren Umgang mit Säuglingen schließlich in vielerlei Hinsicht verändert, um ihre Überlebenschancen zu erhöhen. Es seien bereits Säuglinge unter einem schlafenden Elternteil erstickt, lautet ein gängiges Argument gegen das Familienbett. Auch das stimmt. Diese Möglichkeit besteht. Das bedeutet aber nicht, dass die Gefahr groß ist, und sie lässt sich durch verschiedene Maßnahmen minimieren.

Die zentralen Fragen lauten somit: Ist das SIDS-Risiko durch Schlafen im Elternbett signifikant erhöht? Und wenn ja, wie stark? Die Daten dazu stammen, wie schon beim Thema Schlafposition, aus Fall-Kontrollstudien: Man eruiert für eine Reihe von SIDS-Fällen, wo die betroffenen Kinder in der Regel schliefen und wo sie schliefen, als sie starben. Außerdem will man wissen, ob sie gestillt oder mit der Flasche gefüttert wurden und wie die Eltern sich verhielten, insbesondere ob sie Alkohol konsumierten und/oder rauchten. Dann sucht man Kontrollfälle, also Kinder, die den verstorbenen hinsichtlich Alter und anderer Kennzeichen ähneln, befragt die Eltern zu den genannten Aspekten und vergleicht die Antworten mit denen der SIDS-Fälle.

Die einzelnen Studien hierzu sind in der Regel sehr klein, weswegen Metastudien hilfreich sind, also Überblicksartikel, in denen die Ergebnisse vieler ähnlicher Studien zusammengefasst werden. Eine 2013 im *British Medical Journal* veröffentlichte exzellente Metastudie verglich Untersuchungen aus Schottland, Neuseeland, Deutschland und anderswo (allerdings nicht aus den USA).[117] Dieser Analyse kommt zugute, dass sie sich ausdrücklich mit der Erhöhung des SIDS-Risikos durch unterschiedliche Verhaltensweisen der Eltern befasst. Sie konzentriert sich auf die Aspekte Rauchen, Alkohol (mehr als zwei Gläser täglich) und Stillen. Die Grafik basiert auf den Ergebnissen der Analyse und zeigt die Todesraten der Kinder – je nachdem, ob sie im Elternbett schliefen oder nicht – aufgeschlüsselt nach Risikofaktoren (und deren Kombination) im Verhalten der Eltern. Das absolute Risiko wurde auf Basis normalgewichtiger, reif geborener Kinder berechnet.

Plötzlicher Kindstod und Verhalten der Eltern

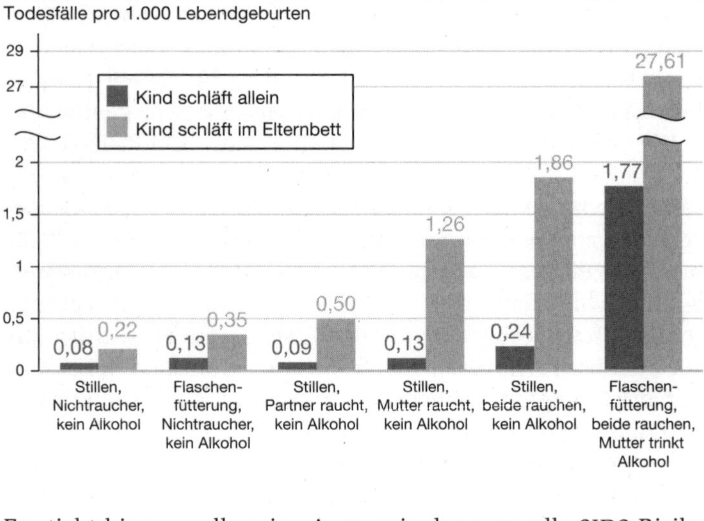

Es sticht hier vor allem ins Auge, wie das generelle SIDS-Risiko *und* das durch das gemeinsame Bett erhöhte Risiko durch zusätzliche Risikofaktoren nochmals deutlich ansteigt – insbesondere, wenn die Eltern rauchen und Alkohol trinken. Im Extremfall, wenn das Kind mit den Eltern im Bett schläft, mit der Flasche gefüttert wird, beide Eltern rauchen und die Mutter mehr als zwei Gläser Alkohol pro Tag trinkt, liegt das Risiko bei 27 Todesfällen pro 1000 Geburten. Das ist 16 Mal höher im Vergleich zu den Kindern, bei denen alle sonstigen ungünstigen Faktoren gleich waren, die aber in einem eigenen Bett schliefen.

Insbesondere Rauchen in Kombination mit dem gemeinsamen Bett stellt ein erhöhtes Risiko dar, darin stimmt die Fachliteratur weitgehend überein.[118] Der Zusammenhang zwischen SIDS und Zigarettenrauch ist noch nicht vollständig erforscht, doch vermutlich beeinträchtigen chemische Substanzen beim Passivrauchen die Atmung des Kindes, ein Problem, das sich verschärft, je näher das Kind dem rauchenden Elternteil ist (auch wenn dieser gerade nicht raucht).[119]

Die Grafik beantwortet auch die entscheidende Frage vieler Familien, ob das Schlafen im Elternbett auch dann das SIDS-Risiko erhöht, wenn alle sonstigen Risikofaktoren ausgeschlossen werden: die Eltern weder rauchen noch viel trinken und das Baby gestillt wird. Die Daten sagen Ja. In der Gruppe mit den wenigsten sonstigen Risikofaktoren liegt das Risiko für allein schlafende Kinder bei 0,08 Fällen pro 1000 Geburten, während es für die im Elternbett schlafenden Kinder bei 0,22 Fällen pro 1000 Geburten liegt. Doch auch hier lohnt es sich, diese Zahlen in einen größeren Kontext zu stellen: Die Säuglingssterblichkeit in den USA beträgt 5 pro 1000 Geburten, in Deutschland, Österreich und der Schweiz sind es durchschnittlich 3 Kinder pro 1000 Geburten. Das Risiko durch Schlafen im Elternbett stellt somit im Vergleich zur allgemeinen Säuglingssterblichkeit eine nur minimale Erhöhung dar.

Schließt man also alle weiteren Risikofaktoren aus, ist die Gefahr äußerst gering, darin stimmen die meisten Studien überein. Auch wenn die genauen Zahlen leicht variieren, bewegen sie sich doch immer in einem ähnlichen Bereich.[120] Dieses Risiko ist allerdings auf eine sehr frühe Lebensphase beschränkt und nach dem dritten Lebensmonat offensichtlich nicht mehr erhöht, sofern beide Eltern nicht rauchen oder viel Alkohol konsumieren.

Der wichtigste Schluss, den Sie aus dieser Analyse ziehen können, lautet: Wenn Sie mit Ihrem Baby in einem Bett schlafen möchten, sollten Sie nicht trinken und weder Sie noch Ihr Partner sollten rauchen. Dadurch minimieren Sie das Risiko, wenn Sie es auch nicht komplett eliminieren können.

Umgekehrt hat das Schlafen im gemeinsamen Bett auch einige Vorteile. Am häufigsten habe ich von Müttern gehört, es sei einfach bequem. Kinder wachen, wenn man sie bewegt, nachdem sie gerade eingeschlafen sind, häufig wieder auf. Man überlegt sich also zweimal, ob man ein Baby, das im Elternbett eingeschlafen ist, noch einmal umbettet. Mit manchen mag das gehen, am besten können Sie das selbst entscheiden. Sicher ist, wenn Babys seltener aufwachen, können Eltern mehr schlafen.

Mehr Schlaf war in der Tat für meine Freundin Sophie (und andere Freundinnen, darunter viele Ärztinnen) der Hauptgrund, warum sie ihr Baby mit zu sich ins Bett nahmen. Für Sophie, deren Familie aus zwei Vollzeit arbeitenden Erwachsenen und zwei weiteren Kindern besteht, war es einfach nicht machbar, nachts zigmal aufzustehen und zur Wiege zu gehen. Noch dazu schlief ihr Sohn in ihrem Bett besser als in seinem. Sie hatte die Wahl zwischen gemeinsam schlafen oder gar nicht schlafen. Sophie und ihr Mann beschlossen daraufhin, dass es für die Familie insgesamt am besten war, das Baby ins Elternbett zu holen.

Ein zweiter Vorteil, der sich auch mit Zahlen belegen lässt, ist der größere Stillerfolg. Ganz sicher besteht da eine Korrelation: Mütter, die ihr Baby bei sich im Bett schlafen lassen, stillen auch häufiger und länger.[121] Das beweist allerdings noch keinen Kausalzusammenhang. Wir wissen aus der Forschung, dass Frauen, die vor der Geburt fest entschlossen sind zu stillen, auch häufiger das Bett mit ihrem Säugling teilen.[122] Allerdings könnte auch der Stillwunsch das gemeinsame Bett nach sich ziehen und nicht umgekehrt. Und tatsächlich: In einer randomisierten Studie wurde untersucht, inwiefern ein Beistellbettchen direkt am

Elternbett (statt separater Wiege) das Stillverhalten beeinflusst, doch ein Zusammenhang zwischen dem gemeinsamen Schlafen und dem Stillen konnte nicht nachgewiesen werden.[123] Was nicht heißen soll, dass das Schlafen im gemeinsamen Bett für Ihre Familie keine Vorteile bietet, es ist nur vermutlich kein Zaubermittel für einen größeren Stillerfolg.

Empfehlung 3: schlafen im Elternschlafzimmer

Während vom Schlafen im gemeinsamen Bett abgeraten wird, wird das Schlafen in einem gemeinsamen Zimmer wiederum sehr empfohlen, um das SIDS-Risiko zu senken: laut AAP zumindest in den ersten sechs Monaten, besser noch das ganze erste Lebensjahr, Gleiches rät die Bundeszentrale für gesundheitliche Aufklärung (BZgA). Man geht davon aus, Eltern könnten besser auf ihr Baby achten, wenn es sich im gleichen Raum befindet.

Die Datenlage zu SIDS und Schlafen im Elternschlafzimmer ist deutlich weniger umfassend als zum Schlafen im Elternbett. Methodisch verfahren die vorhandenen Studien ähnlich, allerdings gibt es davon weniger, und sie sind kleiner. Auch wird zusätzlichen Aspekten wenig Beachtung geschenkt, zum Beispiel der Frage, ob ein Videomonitor im Kinderzimmer auch genügen würde. Dazu finden sich überhaupt keine Daten. Trotz dieser Vorbehalte sollten wir einen Blick auf die vorhandenen Untersuchungen werfen.

So wurde zum Beispiel 1999 im *British Medical Journal* eine Studie publiziert, in der die Forschenden etwa 320 Fälle von verstorbenen Säuglingen und dazu 1300 Kontrollkinder untersuchten. Sie kamen zu dem Ergebnis, dass Babys, die allein in einem Raum schlafen, ein höheres Sterberisiko haben.[124] Allerdings sind die Ergebnisse in sich nicht schlüssig. So spielt es zum Beispiel eine große Rolle, ob der übliche Schlafort oder der letzte

Schlafort des Kindes analysiert wird. Unter Berücksichtigung des gewohnten Schlaforts zeigt sich kein Risiko, unter Berücksichtigung des letzten Schlaforts ist es erhöht. Warum, bleibt unklar und führt zu Überlegungen, ob in der letzten Nacht vor dem Tod der Kinder zusätzlich etwas Ungewöhnliches passiert sein könnte.

Mit dieser und noch drei weitere Studien stützt die AAP die Empfehlung, das Baby im Elternschlafzimmer schlafen zu lassen.[125] Alle zeigen ähnliche leicht erhöhte SIDS-Risiken für Kinder, die allein in einem Zimmer schlafen, doch die Beweise sind nicht gerade erdrückend. Bei allen Untersuchungen spielt es eine Rolle, welche Variablen zusätzlich berücksichtigt wurden, und, noch wichtiger, keine dieser Studien befasste sich ursprünglich mit der Frage nach dem Schlafen im Elternschlafzimmer. Auch wenn die Studien zu klein sind, um risikomindernde Faktoren aufzuspüren, scheinen die Vorteile des gemeinsamen Schlafzimmers vor allem für Babys, die auf dem Bauch schlafen, zu gelten und davon abzuhängen, ob die Eltern das Kind manchmal zu sich ins Bett holen.[126]

Meines Erachtens lässt sich über die Empfehlung, Säuglinge im Elternschlafzimmer schlafen zu lassen, zumindest streiten. Richtig problematisch finde ich es, diesen Rat über das gesamte erste Lebensjahr auszudehnen, wie es die AAP und die BZgA machen. Warum? Die große Mehrzahl (über 90 Prozent) der SIDS-Fälle treten in den ersten vier Lebensmonaten auf. Schlafposition und -ort spielen also zur Vermeidung des Plötzlichen Kindstods später sehr wahrscheinlich keine Rolle mehr. Das zeigt sich auch in den Daten: Die Entscheidung, das Zimmer oder sogar das Bett mit dem Baby zu teilen, hat nach drei oder vier Monaten keinen Einfluss mehr auf das SIDS-Risiko, jedenfalls, wenn die Eltern nicht rauchen.[127]

Das Schlafen im Elternschlafzimmer über diesen Zeitraum auszudehnen bietet offensichtlich keine Vorteile, hat aber einen Nachteil, und zwar den Schlaf des Kindes betreffend. 2017 zeigte eine Studie, dass Kinder im gleichen Raum mit den Eltern schlechter schlafen. Im Alter von vier Monaten schliefen Kinder im Elternschlafzimmer oder außerhalb zwar in etwa gleich viel, doch Kinder, die allein schliefen, schliefen länger am Stück. Das klingt plausibel: Ein separates Zimmer ist ruhiger.

Im Alter von neun Monaten schliefen die Alleinschläfer auch insgesamt mehr. Der Effekt war bei den Kindern, die bereits nach vier Monaten allein schliefen, am größten, zeigte sich aber auch bei denjenigen, die zwischen dem vierten und neunten Monat in ein eigenes Zimmer umzogen. Besonders bemerkenswert an der Sache ist, dass der Effekt sogar im Alter von zweieinhalb Jahren noch sichtbar war. Kinder, die spätestens nach dem neunten Monat allein in einem Raum schliefen, schliefen durchschnittlich 45 Minuten länger pro Nacht als diejenigen, die mit neun Monaten noch im Zimmer der Eltern geschlafen hatten. Und hier geht es nicht nur um eine egoistische Entscheidung der Eltern – Schlaf ist vielmehr für die Entwicklung des kindlichen Gehirns ganz entscheidend. Zugegeben, ein Kausalzusammenhang ist nicht zwingend gegeben (vielleicht ließen die Eltern die Kinder nur deshalb in einem eigenen Raum schlafen, *weil* sie bereits gut schliefen), aber er drängt sich auf.

Dazu noch ein Hinweis: Wenn Sie es mit Schlaftraining probieren wollen, ist ein Erfolg sehr unwahrscheinlich, solange Ihr Baby noch in Ihrem Zimmer schläft. Abgesehen davon schlafen die meisten Eltern besser, wenn kein Kind im Raum ist, und das ist ja auch nicht unwichtig.

Alles zusammen genommen finde ich, die AAP-Empfehlung (und auch die der BZgA) geht zu weit. Wenn Sie mit Ihrem Kind zusammen in einem Raum schlafen möchten, tun Sie das unbedingt! *Eventuell* rechtfertigt die Forschungslage die Empfehlung für die ersten Lebensmonate. Doch Eltern dazu zu drängen, dies während des gesamten ersten Lebensjahrs ihres Kindes durchzuhalten und ohne klaren Nutzen sowohl den kurz- als auch den langfristigen Schlaferfolg zu riskieren, halte ich für keine sinnvolle Strategie.

Das Sofa

Eines fällt bei so ziemlich allen Studien zum Schlafort sofort ins Auge: Es ist definitiv extrem gefährlich, mit einem Baby zusammen auf einem Sofa zu schlafen! Das Sterberisiko ist dabei im Vergleich zum Grundrisiko 20 bis 60 Mal höher. Das ist leicht zu erklären: Wenn ein erschöpfter Erwachsener mit einem Baby im Arm auf einem gepolsterten Sofa einschläft, kann das Baby sehr leicht unter ein Kissen geraten und ersticken. Tragischerweise sind viele dieser Sofa-Todesfälle darauf zurückzuführen, dass die Eltern das Risiko des Schlafens im Elternbett vermeiden wollen. Sie hoffen, dass sie wach bleiben, wenn sie aufrecht sitzen, und schlafen dann ungewollt doch ein. Deshalb ist es trotz minimaler Risiken besser, Sie teilen mit dem Baby Ihr Bett, als mit ihm zusammen versehentlich auf dem Sofa einzuschlafen.

Empfehlung 4: nichts Weiches

Die letzte offizielle Schlafempfehlung lautet: Außer dem Kind darf sich nichts in der Wiege befinden: kein Spielzeug, keine Gitterpolster oder Nestchen, keine Decken und Kissen. Nichts!

Diese Empfehlung ist mit Abstand am einfachsten zu befolgen. Denn abgesehen davon, dass es niedlich aussieht, gibt es keinen Grund für Spielzeug und Kissen (Gitterpolster sind ein anderes Thema). Das hat auch Vorteile, wenn Sie mit Ihrem Kind auf Reisen gehen: In der Regel sind Eltern nicht wirklich scharf darauf, das Lämmchen *und* den Lieblingsteddy *und* den kleinen Dino *und* das Einhorn mitzuschleppen, wenn sie mal die Oma besuchen. Wenn Sie die Dinge beschränken, die Ihr Kind unbedingt zum Einschlafen braucht, schrumpft auch Ihr Gepäck

Was echte Gefahren betrifft, gibt es bei der Leere-Wiege-Regel zwei zentrale Punkte zu beachten: Erstens sollten die Babys keine Zudecken haben, was sich aus einer Reihe bereits erwähnter Studien ergibt: Kinder, die an SIDS starben, wurden häufiger mit Decken über dem Kopf aufgefunden als die Kontrollgruppe. Die Kinderbekleidungsindustrie hat deshalb den Babyschlafsack erfunden. Da es kein überzeugendes Argument für eine richtige Decke gibt, erscheint es vernünftig, dieser Empfehlung zu folgen.

Der zweite Punkt betrifft Gitterpolster, von denen die AAP und auch die BZgA strikt abraten, weil man eine Erstickungsgefahr befürchtet. Es gibt sogar einige amerikanische Städte (Chicago beispielsweise), die den Verkauf solcher Polster untersagen. Diese Empfehlung zu befolgen fällt ein bisschen schwerer, denn die Gitterpolster haben ja durchaus einen Sinn: Sie sollen verhindern, dass Kinder mit Armen oder Beinen in den Gitterstäben hängen bleiben, was zwar vermutlich nicht lebensbedrohlich ist, aber doch Verletzungen verursachen kann. Daher ist es hilfreich, einen Blick auf die Größe des Risikos zu werfen. Ein 2016 im *Journal of Pediatrics* veröffentlichter Artikel bezifferte alle zwischen 1985 und 2012 auf Gitterpolster zurückzuführenden Todesfälle in den USA auf 48.[128] Das muss man nun zu einer Gesamtzahl von 108 Millionen Geburten und etwa 650 000 Todesfällen bei Säuglingen im gleichen Zeitraum ins Verhältnis setzen. Hätte man in diesen Jahren komplett auf Gitterpolster verzichtet, wäre dadurch das Todesrisiko um 0,007 Prozent gesenkt worden. Das heißt, man hätte 1 von 13 500 Todesfällen verhindert. Im Vergleich dazu sorgte die Kampagne zum Schlafen in Rückenlage für eine Senkung des Todesrisikos um 8 Prozent – das heißt, sie verhinderte 1 von 13 Todesfällen. Mit anderen Worten, der Verzicht auf Gitterpolster hat auf die Senkung des Todesrisikos nur einen ganz minimalen Einfluss.

Heißt das nun, dass Sie ruhig Gitterpolster verwenden sollen? Nein, nicht unbedingt. Denn unter anderem könnten Kinder sie nutzen, um aus der Wiege zu klettern, und ein Sturz auf den Boden birgt ebenfalls Risiken. Ich wollte nur darauf hinweisen, dass die insgesamt mit Gitterpolstern verbundenen Risiken sehr klein sind.

Die Entscheidung treffen

Ausgerüstet mit Daten und Fakten sind wir nun wieder an dem Punkt angelangt, mit dem ich dieses Kapitel begonnen habe: der Auseinandersetzung mit Risiken und den möglichen entsetzlichen Folgen, die eine falsche Entscheidung haben kann. Darüber möchte eigentlich niemand nachdenken. Dennoch müssen Sie es, und zwar indem Sie einerseits die Wahrscheinlichkeit bestimmter Folgen berücksichtigen und andererseits das, was in Ihrer Familie funktioniert.

Im Hinblick auf die Forschungslage besteht kein Zweifel, dass ein Baby in Rückenlage ohne zusätzliche Decken und Kissen oder sonstige weichen Gegenstände in seiner eigenen Wiege schlafen sollte. Ebenso sinnvoll ist es zu vermeiden, mit einem Baby zusammen auf dem Sofa zu schlafen. Für diese Empfehlungen sind die Belege am überzeugendsten, und sie sind auch am einfachsten umzusetzen. Klar ist auch, dass Rauchen das SIDS-Risiko erhöht, vor allem, wenn das Baby im Elternbett schläft. Die Daten besagen zudem, dass hinsichtlich des SIDS-Risikos die Wahl des Schlaforts (im Bett bzw. im Zimmer der Eltern) vor allem in den ersten vier Lebensmonaten eine größere Rolle spielt.

Sie müssen also für die ersten Monate Ihres Kindes ein paar Entscheidungen treffen: ob Ihr Baby mit in Ihrem Bett schlafen soll, ob es in Ihrem Schlafzimmer, aber nicht in Ihrem Bett schlafen soll oder ob es weder in Ihrem Bett noch in Ihrem Schlafzimmer schlafen soll. Nachdem die Forschungslage auf gewisse Risiken beim Schlafen im gleichen Bett und beim Schlafen in einem anderen Raum hinweist, wäre die sicherste Option, Ihr Baby in den ersten Monaten zwar in Ihrem Schlafzimmer, aber in seinem eigenen Bettchen schlafen zu lassen.

Vielleicht aber taugt diese Lösung für Ihre Familie einfach nicht. Nehmen wir an, Sie möchten Ihr Baby sehr gerne mit in Ihr Bett nehmen, vielleicht, weil das beim Stillen praktischer ist oder Sie es einfach gerne in Ihrer Nähe haben. Dann könnten Sie versucht sein, die Risiken einfach zu ignorieren. Sie werden problemlos jemanden finden, der Ihnen mit Verweis auf eine Studie versichert, damit seien keinerlei Risiken verbunden. Das aber ist keine rationale Entscheidungsfindung. Wenn Sie es richtig angehen wollen, müssen Sie sich mit dem Risiko auseinandersetzen, überlegen, wie Sie es (wenn möglich) minimieren können, und entscheiden, ob Sie bereit sind, das minimierte Risiko auf sich zu nehmen.

Wenn Sie Ihr Baby mit in Ihr Bett nehmen, sollten Sie vor allem nicht übermäßig trinken und nicht rauchen und überflüssige Kissen und Decken aus Ihrem Bett entfernen. Berücksichtigen Sie dabei auch Faktoren, die Ihr Baby mitbringt: Wenn es zu früh oder mit sehr niedrigem Geburtsgewicht auf die Welt kam, hat es ein erhöhtes SIDS-Basisrisiko, womit sich auch das absolute Risiko durch das Schlafen im Elternbett erhöht.

Abschließend sollten Sie auch noch über die konkreten Zahlen nachdenken. Sehen Sie sich die Grafik oben nochmals an: Wenn Ihr Kind reif geboren ist, Sie stillen, nicht rauchen und keinen Alkohol trinken (und auch Ihr Partner das nicht tut), erhöht sich das Risiko durch Schlafen im Elternbett laut Daten um 0,14 pro 1000 Geburten. Durch Autounfälle kommen im ersten Lebensjahr 0,2 von 1000 Kindern zu Tode. Das Risiko des Schlafens im Elternbett ist zwar real, aber nicht größer als eines, das Sie vermutlich jeden Tag eingehen.

Mir persönlich gefiel weder die Idee des gemeinsamen Betts noch des gemeinsamen Schlafzimmers. Meine Tochter schlief von Anfang an in ihrem Zimmer, mein Sohn nach ein paar Wochen. Wir taten alles, um das Risiko zu minimieren: Ihre Wiegen waren leer, und wir installierten eine Videoüberwachung. Weil bei uns das Schlafen im gleichen Raum nicht funktionierte, akzeptierten wir das minimal erhöhte Risiko. So haben wir entschieden, andere Eltern kommen bestimmt zu einem anderen Ergebnis. Wenn Sie Ihr Bett mit Ihrem Kind teilen oder Ihr Schlafzimmer nicht mit ihm teilen wollen, sollten Sie sich vor Augen halten, dass der Nutzen für Ihre Familie die Risiken aufwiegt und dass Sie diese minimalen Risiken aufzunehmen bereit sind.

Unterm Strich

- Es ist wissenschaftlich gut belegt, dass Schlafen in Rückenlage das Risiko des Plötzlichen Kindstods reduziert.
- Es gibt einige Hinweise darauf, dass Schlafen im Elternbett mit Risiken behaftet ist.
  - Das Risiko erhöht sich deutlich, wenn Sie oder Ihr Partner rauchen oder (mehr als zwei Gläser) Alkohol trinken.
- Laut einiger nicht völlig überzeugender Daten ist es vorteilhaft, wenn das Baby im Elternschlafzimmer schläft.
  - Nach den ersten drei oder vier Monaten spricht allerdings nichts mehr dafür.
  - Sowohl der Säugling als auch später das Kleinkind schlafen vermutlich besser, wenn der Säugling nach den ersten Monaten in einem separaten Zimmer schläft.
- In der Wiege (oder im Kinderbett etc.):
  - Babyschlafsäcke: super!
  - Gitterpolster: minimales Risiko, aber auch wenig Nutzen.
- Mit einem Baby auf dem Sofa einzuschlafen ist extrem gefährlich!

7. Ein Stundenplan fürs Baby?

Während der Schwangerschaft, besonders bei der ersten, bekommt man jede Menge guter Ratschläge. Ich erinnere mich noch ganz genau, wie mir ein Wirtschaftswissenschaftler mit tiefem Ernst erklärte, wie wichtig es sei, gleich nach der Rückkehr aus dem Krankenhaus einen festen Tagesrhythmus zu entwickeln. Man solle Fütter- und Schlafzeiten festlegen und diese auch einhalten. Babys würden das lieben! (Behauptete er.)

Mein Kollege war mit seinem Glauben nicht allein. Eine ganze Phalanx von Büchern – darunter *Jedes Kind kann schlafen lernen* von Annette Kast-Zahn und Hartmut Morgenroth – raten zu einem strengen Zeitplan. Manche sogar schon ab der ersten Phase, wenn man noch gar nicht weiß, wann und wie das Baby am besten schläft. Man soll unbedingt daran festhalten, dann wird das Kind sich über kurz oder lang anpassen. So zumindest die Theorie. Für frischgebackene Eltern, denen es in jeder Hinsicht schwerfällt, ihr Neugeborenes zu durchschauen, kann das recht verlockend klingen. Vor allem klingt das so, als würde man selbst auch zu festen Zeiten Schlaf kriegen.

Wir haben nicht auf unseren Kollegen gehört und Penelope keinen Zeitplan aufgezwungen. Als ich dann mit Finn schwanger war, schickte mir Jesse einen Auszug aus einem Messenger-Dialog aus Penelopes vierter Lebenswoche:

oster.emily(23:41:00): magst du was machen?
oster.emily(23:41:02): ich weiß nicht was
oster.emily(23:41:06): sollten wir nicht auch irgendwann abendessen?
oster.emily(23:42:08): hallo?

Ihnen fällt sicher auf, dass die Botschaften gegen Mitternacht verfasst wurden. Nicht nur Penelope hatte keinen festen Tagesablauf, wir offenbar auch nicht.

Irgendwann hatte sie natürlich einen, und der ähnelte dem zahlloser anderer Kinder: Nachts schlafen, drei Nickerchen tagsüber, dann zwei, dann eines, dann keines mehr. Aber jede dieser Veränderungen war ein Kampf: nicht nur die Veränderung an sich, sondern auch die Überlegung, wann der richtige Zeitpunkt dafür war. Woher soll man denn wissen, ab wann das Kind tagsüber einmal weniger schlafen muss? Als wir schließlich den Vormittagsschlaf wegließen, schlief Penelope mittags über ihrem Teller ein.

Dabei geht es nicht nur um Praktikabilität und Planbarkeit. Schlaf ist wichtig – sowohl für die Entwicklung des Kindes als auch für die Eltern. Wenn Kinder ausreichend Schlaf bekommen, sind sie besser drauf. Wenn ein Kleinkind tagsüber zu viel schläft, schläft es nachts schlechter. Und mit ihm die Eltern. Schläft es zu wenig, ist es abends vielleicht zu übermüdet, um überhaupt einzuschlafen. Auch das bedeutet weniger Schlaf für die Eltern.

Wie viel Schlaf ist ausreichend und wann sollte geschlafen werden? Die Frage klingt einfach, doch die Antworten fallen äußerst unterschiedlich aus. Nehmen wir mal die beiden US-Bestseller zum Kinderschlaf: Richard Ferber, *Solve Your Child's Sleep Problems* (dt. *Schlaf, Kindlein, schlaf. Schlafprobleme bei Kindern*) und Marc Weissbluth, *Healthy Sleep Habits, Happy Child* (dt. *Gesunder Schlaf, glückliches Kind*). In beiden finden sich Angaben, wie viel Kinder schlafen sollten. Das Problem ist nur: Sie stimmen nicht überein.

Ferber zum Beispiel hält bei einem sechs Monate alten Kind insgesamt etwa 13 Stunden für angemessen, etwa 9,25 Stunden nachts und zwei Nickerchen von ein bis zwei Stunden tagsüber. Weissbluth schlägt im gleichen Alter etwa 14 Stunden vor, davon entfallen aber mehr auf die Nacht, nämlich zwölf Stunden, und auf den Tag nur zwei einstündige Nickerchen. Das sind für die Nacht rund drei Stunden Differenz. Weissbluth geht sogar so weit zu sagen, dass weniger Schlaf, beispielsweise nur neun Stunden nachts, ein gravierendes Problem darstelle. Ich zitiere: »Kinder, die weniger schliefen, hatten nicht nur ein schlechteres Sozialverhalten, waren ungezogener und unleidlicher, sondern zeigten eine regelrechte Hyperaktivität. Ich werde weiter unten noch erläutern, warum solche übermüdeten, unleidlichen Kinder später auch häufiger übergewichtig werden.«[129] Alles klar? Also machen Sie sich bloß keinen Druck!

Dagegen stehen die neun Stunden Nachtschlaf, die Ferber empfiehlt. Ist das nun die optimale Länge oder der direkte Weg zum Übergewicht? Hinzu kommen sehr unterschiedliche und vage Altersangaben für die diversen wichtigen Veränderungen. In den Büchern heißt es ganz allgemein, dass Säuglinge ab der sechsten Woche nachts länger schlafen und ab dem dritten oder vierten Monat die Nickerchen regelmäßiger werden. Etwa ab dem neunten Monat fällt ein Nickerchen tagsüber weg, zwischen zwölf und 21 Monaten das zweite und zwischen dem dritten und vierten Lebensjahr das letzte. Doch gerade bei den letzten beiden Nickerchen tagsüber ist die Altersspanne sehr weit: Zwischen zwölf und 21 Monaten vergeht viel Zeit!

Grob gesagt beruhen die Angaben auf Durchschnittswerten. Das kann man einem Überblicksartikel zu verschiedenen Studien zur Schlafdauer entnehmen.[130] Basierend auf dieser Analyse zeigen die beiden folgenden Grafiken, wie lange die längste Schlafperiode üblicherweise dauert (die in der Regel nachts stattfindet) und wie viel tagsüber geschlafen wird, jeweils aufgeschlüsselt nach Alter.

Längste Schlafperiode

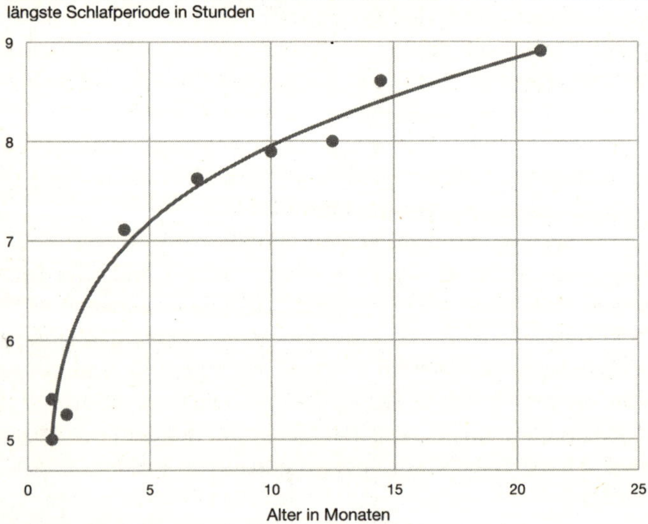

Zahl der Nickerchen

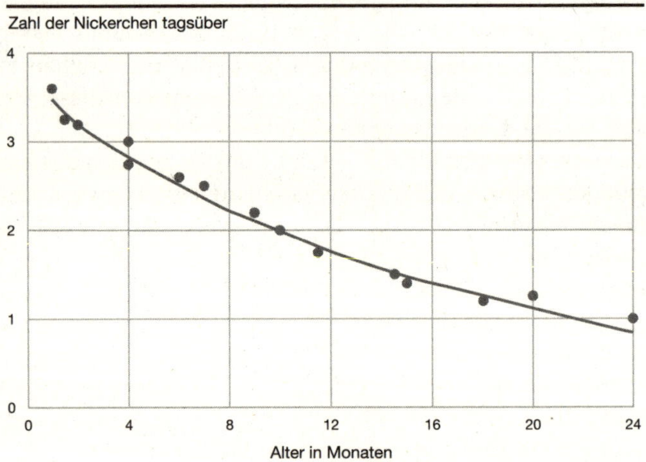

Ein Muster lässt sich herauslesen: Etwa im Alter von zwei Monaten steigt die Dauer der längsten Schlafperiode sprunghaft an – hier konsolidiert sich der Nachtschlaf. Mit zunehmendem Alter des Kindes nimmt die Dauer weiter zu, jedoch langsamer.

Die Grafik zum Schlafverhalten tagsüber enthält noch mehr Informationen: Im Alter von neun bis zehn Monaten sind es in der Regel nur noch zwei Nickerchen. Und zwischen dem 18. und dem 23. Monat reduziert sich die Schlafzeit tagsüber auf ein Nickerchen. Der genannte Überblicksartikel geht auch auf die Gesamtschlafdauer ein: Neugeborene schlafen durchschnittlich 16 Stunden pro Tag, was sich bis zum ersten Geburtstag auf etwa 13 bis 14 Stunden reduziert. So können Sie einschätzen, ob Ihr Kind dem Durchschnittskind entspricht. Ganz sicher jedoch entspricht Ihr Kind nicht exakt dem Durchschnitt, und die Kurven geben auch keine Variationsbreite an.

Für eine bedeutende Innovation bei der Erfassung von Daten sorgen seit einigen Jahren Handy-Apps. Durch die Ära des Smartphones ist die Datensammelwut bei der elterlichen Erziehungsarbeit so richtig in Fahrt gekommen, da sind Daten über das Schlafverhalten keine Ausnahme. Natürlich macht sich auch die Wissenschaft über diesen Zahlenschatz her. Einer der Vorteile immens großer Datenmengen besteht darin, dass man die Variationsbreite zwischen den Individuen präziser analysieren kann.

2016 veröffentlichten fünf Forschende einen Artikel im *Journal of Sleep Research*: Sie werteten Daten einer von Johnson & Johnson gesponserten App aus, mit der Eltern die Schlafgewohnheiten ihrer Säuglinge aufzeichnen können.[131] Sie beschränkten sich auf die Eltern, die sehr verlässliche Angaben machten: Dabei handelte es sich um Daten zu 841 Kindern und 156 989 Schlafeinheiten (das heißt, die Eltern erfassten im Durchschnitt fast 200 Schlafeinheiten – wenn das mal keine Hingabe an die Zahlen ist!). Die Detailliertheit der Angaben ermöglicht höchst interessante Analysen, und das bedeutet für uns vor allem Informationen zu den Unterschieden zwischen Kindern – und die sind riesig.

Nehmen wir die Dauer des Nachtschlafs: Laut diesen Daten schläft der Durchschnittssäugling im Alter von sechs Monaten zehn Stunden pro Nacht. Großartig! Das war auch in den vorgenannten Studien so. Aber was ist mit dem Baby, das weniger schläft, also zum Beispiel neun Stunden? Und was ist mit dem, das erst nach elf Stunden aufwacht?

Und wie sieht die gesamte Bandbreite in diesem Alter aus? Es gab Babys, die ganze sechs Stunden pro Nacht schliefen, aber auch solche, die auf 15 Stunden kamen. Da wird einem einiges klar: Die Angaben in den Elternratgebern schwanken also nur deshalb so stark, weil es zur Frage der Dauer nicht die *eine* Antwort gibt.

Die Daten zum Schlaf tagsüber ergeben ein ähnlich disparates Bild. Die längste Schlafeinheit am Tag steigt innerhalb der ersten zwei Lebensjahre im Durchschnitt von einer Stunde auf etwa zwei Stunden an. Aber auch hier ist die Bandbreite enorm: von Kindern, die in jedem Alter so gut wie nie tagsüber schlafen, zu solchen, die es auf bis zu drei Stunden am Stück bringen.

Auch der Übergang von zwei zu einem Nickerchen täglich variiert: Etwa mit elf Monaten schlafen die meisten Kinder am Tag zu zwei verschiedenen Zeitpunkten, was sich bis zum 19. oder 20. Monat auf ein Mal reduziert. Doch eine lange Übergangsperiode in den Daten zeigt, dass sich die Kinder auch hier stark unterscheiden. Das heißt, ein geregelter Tagesablauf sollte sich individuell am Kind orientieren, und Ihre dahingehenden Versuche dürften sich irgendwo innerhalb der Variationsbreite bewegen.

Doch nicht *alles* ist von Kind zu Kind verschieden, insbesondere nicht der Aufwachzeitpunkt. Schon im Alter von fünf bis sechs Monaten wachen die meisten Kinder zwischen sechs und acht Uhr morgens auf, mit zwei Jahren verengt sich die Zeitspanne auf 6:30 Uhr bis 7:30 Uhr. Nimmt man nun die Unterschiede in der Schlafdauer und die Ähnlichkeit des Aufwachzeitpunkts zusammen, kann man zu Recht davon ausgehen, dass sich der Zeitpunkt des Zubettgehens von Kind zu Kind stark unterscheidet. Ein Kind, das viel Schlaf braucht, sollte also lieber früh ins Bett gebracht werden, da es unwahrscheinlich ist, dass es morgens länger schläft. Es ist unwahrscheinlich, dass es später aufwacht, wenn Sie es später hinlegen.

Zu den Dingen, die beim zweiten Kind schwieriger werden, gehört die Existenz des ersten Kinds. Anderes wird dagegen leichter, meiner Erfahrung nach auch die Etablierung eines Tagesrhythmus. Bevor man Kinder hat, lebt man den Tagesablauf eines Erwachsenen: Man steht für die Arbeit auf, isst spät zu Abend und bleibt danach noch eine Zeit lang auf, zum Beispiel um fernzusehen. An den Wochenenden holt man Schlaf nach. Man geht wahrscheinlich mal früher, mal später ins Bett. Sobald man ein Baby hat, ist man an dessen Tagesablauf gebunden. Aufwachen zwischen halb sieben und halb acht, Frühstück, Nickerchen, Mittagessen, Nickerchen, Abendessen, Schlafengehen gegen halb acht (im Idealfall). Wenn dann das zweite Kind kommt, ist es zwar nicht sofort auf diesen Rhythmus abonniert, aber man weiß zumindest, wo es hingehen soll. Die Warnung, die Jesse mir mit dem alten Messenger-Chat zukommen lassen wollte, war überflüssig. Finn wachte auch nachts auf, aber dann blieb ich mit ihm liegen – er hatte sein Bettchen direkt neben mir –, und zwar von Tag eins an. Wir hielten uns an den Zeitplan, den wir mit Penelope etabliert hatten, und Finn passte sich deutlich schneller an als unsere Tochter.

Beim zweiten Kind weiß man bereits, dass diese chaotischen Tagesabläufe nach dem ersten Jahr ein Ende haben. Irgendwann wird Ihr Kind einen Schlafrhythmus entwickeln, vielleicht nicht sofort, vielleicht auch nicht genau den, den Sie sich wünschen, aber es pendelt sich ein. Und das ist doch sehr beruhigend.

Unterm Strich

- Es gibt einige grobe Richtlinien für den Schlafrhythmus eines Babys:
  - Nach etwa zwei Monaten stellt sich eine längere Schlafdauer nachts ein.
  - Mit etwa vier Monaten braucht es drei regelmäßige Nickerchen tagsüber.
  - Nach etwa neun Monaten stellt es sich auf zwei Nickerchen tagsüber um.
  - Zwischen dem 15. und 18. Monat findet der Übergang zu nur noch einem Nickerchen tagsüber statt.
  - Im Alter von drei Jahren schlafen Kinder tagsüber in der Regel gar nicht mehr.
- Die Schlafgewohnheiten variieren von Kind zu Kind, und die Eltern haben darauf wenig Einfluss.
- Die allermeisten Kinder wachen zwischen sechs und acht Uhr morgens auf.
- Früheres Zubettbringen bedeutet mehr Schlaf.

8. Impfen? Ja, bitte!

In den 1950er-Jahren starben in den USA jährlich rund 500 Menschen – vor allem Kinder – an Masern, drei bis vier Millionen erkrankten. Im Jahr 2016 starb kein Kind daran, die Erkrankungsfälle schätzt man auf 86.[132] Dafür gibt es einen ganz einfachen Grund: Es gab inzwischen eine Impfung dagegen. Impfungen gehören zu den wichtigsten Errungenschaften des Gesundheitswesens in den letzten hundert Jahren (ein weiterer, aber weniger umstrittener Baustein ist die Errichtung und Verbesserung sanitärer Anlagen). Einfach ausgedrückt wurden durch die Einführung von Impfungen gegen Krankheiten wie Keuchhusten, Masern, Pocken und Kinderlähmung auf der ganzen Welt Millionen von Leben gerettet. Unzähligen Menschen wurde durch die Windpockenimpfung Leiden und Juckreiz und in einigen Fällen auch der Tod erspart. Die Hepatitis-B-Impfung hat die Fälle von Leberkrebs reduziert. Und auch neuere Impfungen spielen eine wichtige Rolle: Die Fälle von Gebärmutterhalskrebs werden durch die Impfung gegen HPV (Humane Papillomviren) vermutlich signifikant sinken.

Dennoch sind Impfungen nach wie vor ein zentrales Schlachtfeld der Mommy Wars. Einige Eltern wollen ihre Kinder aus Furcht vor Impfschäden, Autismus und anderen nicht näher ausgeführten Gründen nicht impfen lassen. Manche wiederum plädieren für späteres Impfen und größere Abstände zwischen den Impfungen, da sie glauben, mögliche Risiken so reduzieren zu können. Die Ängste sind mit den Jahren gewachsen, was sich spürbar auf neue Krankheitsausbrüche auswirkt. So gab es im Mai 2017 in Minnesota mindestens 50 Masernfälle in einer Gruppe somalischer Immigranten. Bei ihnen hatten Impfgegner wegen des angeblichen Autismus-Risikos Stimmung gegen das Impfen gemacht, worauf viele Familien ihre Kinder nicht impfen lassen wollten oder vorhatten zu warten, bis sie älter waren – mit dem Ergebnis, dass einige Masern bekamen. Zu einem größeren Masernausbruch kam es zwischen 2014 und 2015 auch in Berlin, dort wurden allein zwischen Oktober 2014 und Sommer 2015 insgesamt 1359 Fälle registriert. Dabei zeigte sich, wie viele Menschen trotz der Empfehlung der STIKO (Ständige Impfkommission am Robert Koch-Institut) nicht geimpft waren. Zum Teil weil sie zum Beispiel als Asylsuchende durch das Raster gefallen waren, es waren aber auch Menschen darunter, die das Impfen generell ablehnten.

Eine Sache überrascht: Üblicherweise sind gebildetere Menschen von vielen gesundheitlichen Problemen (wie Herzerkrankungen, Fettleibigkeit oder Diabetes) weniger betroffen. Doch beim Thema Impfen gibt es eine negative Korrelation, zumindest in den USA: In Gebieten mit einem höheren Anteil gebildeter Eltern ist der Widerstand gegen das Impfen höher, die Impfquote daher häufig niedriger.[133] Dafür gibt es im deutschsprachigen Raum keine Belege. Es gibt aber auch hier Impfgegner mit Universitätsabschluss. Im Zuge der Diskussionen über die Maßnahmen gegen die Coronapandemie werden sie sichtbar. Es darf aber überraschen, dass es überhaupt gebildete Menschen gibt, die das Impfen ablehnen. Offenbar ist nicht nur der Mangel an Information für die Impfverweigerung verantwortlich.

Aus wissenschaftlicher Sicht besteht hinsichtlich des Impfens große Einigkeit: Impfungen sind sicher und effektiv, und diese Überzeugung wird von unzähligen Ärztinnen und Ärzten, von medizinischen Fachverbänden, Regierungen und Nichtregierungsorganisationen geteilt. Dennoch beschließen manche Eltern, ihre Kinder nicht impfen zu lassen, darunter viele, die gebildet sind und sich mit der Frage intensiv auseinandergesetzt haben. Daher lohnt es sich, die Daten nochmals zu sichten.

Der Hintergrund

Misstrauen gegen das Impfen gab es schon immer. Meine Kollegin Prerna Singh forscht zu Impfskepsis in China und Indien zu der Zeit, als die ersten Impfungen gegen Pocken eingeführt wurden. In diesem Fall befürchtete man, die Impfung könne gesundheitliche Schäden nach sich ziehen und zugleich nicht wirklich vor der Erkrankung schützen. Heute ist man vor allem besorgt, Impfungen könnten Autismus auslösen, doch schon in den 1970er-Jahren gab es Ängste. Damals wurde der Keuchhustenwirkstoff (Bestandteil der DTP-Impfung gegen Diphtherie, Tetanus und Keuchhusten) mit Hirnschäden bei Kleinkindern in Verbindung gebracht. Die Daten widerlegten zwar in der Folge diesen Zusammenhang, doch wegen des ursprünglichen Verdachts kam es zu Klagen gegen die Hersteller des Impfstoffs. Daraufhin wurde dessen Produktion fast komplett eingestellt. Die Preise stiegen, die Verfügbarkeit ging gegen null, und der mangelnde Zugang zur Impfung wurde zu einer signifikanten Gefahr für die öffentliche Gesundheit. Als Reaktion darauf verabschiedete der amerikanische Kongress im Jahr 1986 den National Childhood Vaccine Injury Act, ein Gesetz zu Impfschäden bei Kindern, das Pharmafirmen vor Klagen im Zusammenhang mit gesetzlich vorgeschriebenen Impfungen schützte. Personen, die sich von Impfschäden betroffen glauben, konnten nun beim Staat eine Entschädigung beantragen, jedoch nicht mehr die Hersteller der Impfstoffe auf Schadensersatz verklagen.

Unglücklicherweise suggeriert dieses (an sich sinnvolle) Verfahren, dass Impfschäden ein erhebliches reales Risiko darstellen. Vielleicht hätte man der Verordnung einen anderen Namen geben sollen, denn rein praktisch war sie motiviert von Klagen, die aufgrund fehlerhafter Forschung zustande kamen, nicht aufgrund realer Gefahren des Impfens. Die Verordnung ist noch immer in Kraft und stützt damit leider ungewollt aktuelle Behauptungen, Impfungen stellten ein Risiko dar.

(Nur falls Sie sich fragen, wie das in Deutschland gehandhabt wird: Hier ist bei einem Verdacht auf Impfschäden – bei einer empfohlenen Impfung – auch zunächst der Staat zuständig. Wird ein Impfschaden anerkannt, stehen einem Entschädigungsleistungen zu.)

Die letzte Runde der Impfrebellion wurde angestoßen vom ehemaligen Arzt Andrew Wakefield (ehemalig, weil er in der Folge seine Zulassung verlor). 1998 veröffentlichte er in der renommierten medizinischen Fachzeitschrift *The Lancet* einen Artikel, in dem er einen Zusammenhang zwischen Impfen und Autismus behauptete.[134] Es handelt sich um die Zusammenfassung von Fallstudien an zwölf autistischen Kindern. In mindestens acht Fällen sollen die Anzeichen von Autismus unmittelbar nach der Impfung mit dem MMR-Wirkstoff (gegen Masern, Mumps und Röteln) aufgetreten sein. Wakefield stellte die Theorie auf, es gäbe einen Mechanismus zwischen beidem, der auf Verdauungsvorgängen beruhe.

Erstens: Die Schlussfolgerung des Artikels ist falsch. Sowohl vor als auch nach Wakefields Veröffentlichung konnten andere und bessere Daten diesen Zusammenhang widerlegen. Auf einige werde ich im Folgenden eingehen. Es überrascht aber auch so nicht, dass diese These nicht zu halten ist. Eine wenig präzise Studie an zwölf Kindern kann beim besten Willen nicht als Beleg gelten.

Zweitens stellte sich heraus, dass der Artikel auf Betrug beruhte. Die Stichprobe enthielt nicht, wie Wakefield behauptete, sämtliche möglichen Fälle, er hatte vielmehr die ausgewählt, die seine These stützten. Darüber hinaus waren viele Aspekte der ausgewählten Fälle gefälscht. Um den Anschein zu erwecken, die Symptome von Autismus träten sehr kurz nach der Impfung auf, wurden Details verändert. Angeblich waren sie ein oder zwei Wochen nach der Impfung aufgetreten, in Wirklichkeit waren aber sechs oder mehr Monate nach der Impfung vergangen, bevor sich die Symptome zeigten.

Doch wozu das Ganze? Man fand heraus, dass Wakefield vorhatte, die Hersteller des Impfstoffs zu verklagen, und sein Artikel sollte ihm als Beweis dienen. Er hatte somit ein ganz klassisches Motiv: Geld. 2010 zog die Zeitschrift den Artikel zurück, während Wakefield seine Zulassung verlor. Bis dahin hatte er bereits beträchtlichen Schaden angerichtet, auch in Europa. In Großbritannien sank die Anzahl der gegen Masern, Mumps und Röteln geimpften nach der Veröffentlichung von Wakefields Artikel sogar deutlich. Und auch in Deutschland, Österreich und der Schweiz hält sich sein Schwindel hartnäckig. Doch bis heute hat Wakefield weder zugegeben, dass sein Artikel gefälscht war, noch sich entschuldigt. Nach wie vor geht er mit seinen längst widerlegten Theorien auf der ganzen Welt hausieren. Die Community somalischer Immigranten, in der es 2017 den Masernausbruch gab, hatte in den Jahren zuvor gleich zweimal von Wakefield Besuch erhalten.

Tückischerweise wurden durch Wakefields Geschichten die alten diffusen Impfängste wiederbelebt. Viele Menschen, selbst wenn sie nicht an den Zusammenhang mit Autismus glauben, haben dennoch das dumpfe Gefühl, dass Impfungen irgendwelche Risiken bergen. Anti-Impf-Websites führen unter anderem an, dass Impfstoffe Aluminium enthalten und dass die Aktivierung des Immunsystems Hirnschäden hervorrufen könne. Diese Websites erwecken immer den Eindruck, ihre Ansichten würden auf wissenschaftlichen Belegen beruhen, indem sie sie mit Artikeln und Studien begründen. Staatliche Stellen, wie die Centers for Disease Control (CDC) in den USA oder das deutsche Bundesgesundheitsministerium, aber auch das Robert Koch-Institut und kinderärztliche Fachverbände werden nicht müde, die Sicherheit von Impfungen zu bekräftigen. Dummerweise greifen sie dabei die Impfgegner nie frontal an, erklären nicht detailliert, warum die im Internet angeführten Artikel und Studien problematisch sind (wenn dem so ist). Das wirkt auf manche dann so, als wäre die Sicht der Impfgegner seriös und evidenzbasiert, während die Impfbefürworter in ihrer Arroganz einfach nur an das Vertrauen der Menschen appellieren. Doch das stimmt so nicht. Die offiziellen Empfehlungen staatlicher Stellen beruhen auf der sorgfältigen und umfassenden Bewertung sämtlicher mit dem Impfen verbundenen Risiken.

Impfsicherheit

2011 veröffentlichte das Institute of Medicine (IOM) einen 900-seitigen Band mit dem Titel *Adverse Effects of Vaccines: Evidence and Causality*[135] (ich weiß, was Sie jetzt denken: die ideale Strandlektüre!). Das Buch ist das Produkt jahrelanger Zusammenarbeit von Forschenden und praktizierenden Ärztinnen und Ärzten. Sie hatten den kaum zu bewältigenden Arbeitsauftrag: sämtliche Daten zum Zusammenhang zwischen gängigen Impfungen und jedweden damit verbundenen »negativen Vorfällen« auszuwerten. Sie sichteten mehr als 12 000 Artikel und analysierten Daten zu 158 verschiedenen Verknüpfungen aus Impfungen und negativen Vorfällen. Das heißt, sie suchten nach Belegen für einen Zusammenhang zwischen einer bestimmten Impfung und den damit verbundenen behaupteten Risiken. Diese Risiken sind das, was in der Untersuchung »negative Vorfälle« genannt wird. Es wurde beispielsweise nach einem Zusammenhang zwischen der MMR-Impfung und Krämpfen geforscht.

Nach welcher Art von Belegen wurde gesucht?

Zuerst einmal sind da die Berichte über negative Vorfälle, die zum Beispiel die Eltern oder die Ärzteschaft auf Impfungen zurückführen, und diese werden von den CDC gesammelt. Davon gibt es einige, gucken Sie einfach mal im Internet: Wenn man nach dem Zusammenhang zwischen der MMR-Impfung und Autismus sucht, stößt man auf zahlreiche Eltern, die behaupten, ihr Kind habe kurz nach der Impfung autistische Symptome gezeigt. Rein gefühlsmäßig würde man sagen, das reicht, um eine gewisse Verbindung zwischen beidem zu belegen. Doch die Beweislage ist allenfalls dürftig.

Nehmen wir an, Menschen würden glauben, es sei gesundheitsgefährdend, einem Kind die Fingernägel zu schneiden – weil es dabei zu Krankheiten oder anderen Komplikationen kommen könne. Nehmen wir an, man würde sämtliche Berichte über negative Vorfälle im Zusammenhang mit Nägelschneiden an offizieller Stelle sammeln. Ziemlich wahrscheinlich würden dort alle möglichen Berichte landen: Eltern, die behaupten, dass ihr Baby am Tag nach dem Nägelschneiden hohes Fieber bekommen habe. Oder dass es danach zu sehr flüssigem Stuhl gekommen sei. Man bekäme Schilderungen von Kindern, die nach dem Nägelschneiden tagelang schlecht schliefen, oder von Babys, die danach stundenlang schrien.

All das ist wahrscheinlich wirklich geschehen. Dennoch besteht kein kausaler Zusammenhang zum Nägelschneiden. Säuglinge bekommen manchmal Fieber, und der Inhalt einer Windel sieht manchmal wirklich seltsam aus. Viele Babys schlafen nicht, manche schreien viel. Um herauszufinden, ob es tatsächlich einen Zusammenhang gibt, müsste man wissen, wie häufig die negativen Vorfälle im Allgemeinen sind – und wie wahrscheinlich Menschen darüber berichten würden, wenn vorher keine Nägel geschnitten wurden. Aber dafür gibt es kein Berichtssystem. Es gibt keine Website, auf der man jeden ungewöhnlichen Stuhlgang seines Babys eingeben kann. Man müsste herausfinden, ob es tatsächlich bei Babys, denen die Nägel geschnitten werden, häufiger zu negativen Vorfällen kommt. Besonders schwierig ist das bei gängigen Ereignissen, zum Beispiel: Schreien bei Babys.

Wahrscheinlich würde man aus diesen Berichten tatsächlich etwas lernen – nämlich dass es häufig zu Fingerverletzungen kommt, zu Schnitten, die verpflastert werden müssen. Das ist etwas, was nicht grundsätzlich beim Nägelschneiden passiert, aber in einem offensichtlichen Zusammenhang zum Vorgang steht. Man könnte daraus schließen, dass zwischen dem Nägelschneiden und versehentlichen Schnittwunden an Fingern ein Zusammenhang besteht, was zutreffend ist (Penelope wäre ein Fallbeispiel).

Doch woher wissen wir, dass Schnittwunden eine tatsächliche Folge sind, Fieber aber nicht? Wie lassen sich solche Daten bewerten? Das IOM analysierte solche Berichte im Zusammenhang mit Belegen zu bestimmten Mechanismen. Die Frage war: Gibt es einen biologischen Grund für einen möglichen Zusammenhang? In bestimmten Fällen war dieser so plausibel, dass die Forschenden ihre Schlussfolgerungen allein auf die Berichte von negativen Vorfällen stützten. In anderen, wenn ein biologischer Mechanismus sich nicht aufdrängte, forderten sie weitere Belege für ihre Schlussfolgerungen.

Das zweitwichtigste Beweisstück stammt aus sogenannten »epidemiologischen Studien«, das sind Beobachtungstudien, die unter realen Umweltbedingungen stattfinden, also nicht im Labor. Die sind zwar in der Regel nicht randomisiert, können aber sehr groß sein. In diesem Fall wurden geimpfte mit nicht geimpften Kindern verglichen. Man prüfte, ob die negativen Vorfälle aus den Berichten von bestimmten Gegebenheiten in der Gesamtbevölkerung gestützt wurden. Denn dies hätte auf einen Zusammenhang hingewiesen, auch wenn kein offensichtlicher Mechanismus vorlag.

In der IOM-Untersuchung wurden sämtliche 158 möglichen Zusammenhänge in vier Kategorien eingeordnet: überzeugend nachgewiesen (ein Kausalzusammenhang zwischen der Impfung und dem Vorfall ist überzeugend belegt), vermutlich zutreffend (ein Kausalzusammenhang ist wahrscheinlich), vermutlich unzutreffend (auf Grundlage der vorliegenden Daten eher unwahrscheinlich) sowie unzureichend belegt.

Die überwiegende Mehrzahl der behaupteten Zusammenhänge fällt in die Kategorie »unzureichend belegt«. Dazu gehört der Zusammenhang zwischen der MMR-Impfung und Multipler Sklerose, aber auch der zwischen der DTP-Impfung und Plötzlichem Kindstod. In diesen Fällen reichten die Daten weder, um einen Zusammenhang ausreichend zu belegen, noch, um ihn endgültig zu widerlegen. Das heißt nicht immer, dass gar keine Daten vorliegen. In den meisten Fällen lagen im offiziellen Berichtssystem entsprechende Berichte vor, aber nach genauerer Prüfung schien ein tatsächlicher Zusammenhang unwahrscheinlich.

Diese Schlussfolgerung ist ziemlich frustrierend. Denn egal, was man vorher glaubt (wissenschaftlich ausgedrückt: welche Vorüberzeugungen man hatte), es lässt sich anhand der Daten bestätigen. Wenn Menschen Impfungen für sicher halten, finden sie in dem Bericht keine Argumente dagegen. Umgekehrt lässt sich die Überzeugung, dass Impfungen Risiken bergen, damit auch nicht endgültig widerlegen. Menschen, die unbedingt an die Schädlichkeit von Impfungen glauben wollen, betrachten das Nichtvorhandensein von Gegenbeweisen als Bestätigung – zum Beispiel den Satz: »Wir können einen Zusammenhang zwischen der MMR-Impfung und Multipler Sklerose nicht völlig ausschließen.« Doch auf dieser Grundlage lässt sich auch ein Zusammenhang zwischen Nägelschneiden und Multipler Sklerose nicht völlig ausschließen. Der einzige Unterschied besteht darin, dass erst einmal niemand von einem solchen Zusammenhang ausgeht.

Ganz allgemein ist es sehr schwierig zu *beweisen*, dass zwischen zwei Ereignissen *kein* Zusammenhang besteht. Um den Verdacht, es könne zumindest ein loser Zusammenhang bestehen, statistisch zu widerlegen, bräuchte man riesige Stichproben, und die sind häufig nicht verfügbar. Es wäre natürlich großartig, wenn noch mehr Daten vorlägen, aber das IOM konnte nur mit den Daten arbeiten, die es hatte.

Bei 17 Sachverhalten hielt das IOM Aussagen überhaupt für möglich. Darunter waren 14, bei denen ein Zusammenhang überzeugend nachgewiesen oder zumindest eine gewisse Wahrscheinlichkeit für einen Zusammenhang konstatiert werden konnte. Das mag erschreckend klingen, aber man muss sich genauer ansehen, um welche Risiken es sich hierbei handelt.

Bei vielen Impfungen (allen außer der DTP-Impfung) besteht erstens das Risiko einer allergischen Reaktion. Das kommt extrem selten vor (bei etwa 0,22 von 100 000 Impfungen) und kann mit dem Antihistaminikum Diphenhydramin oder im Extremfall mit einem Adrenalin-Autoinjektor behandelt werden. Die Hälfte aller berichteten Vorfälle im Zusammenhang mit Impfungen betreffen allergische Reaktionen. Zum Zweiten fallen hin und wieder Menschen, vorwiegend Erwachsene, nach dem Impfen in Ohnmacht. Warum das passiert, ist unklar, es hat aber keine längerfristigen negativen Konsequenzen. Damit sind zwei weitere der überzeugend nachgewiesenen Fälle von negativen Impffolgen abgedeckt.

Des Weiteren stehen Impfungen in einigen Fällen mit gravierenderen Erkrankungen in Verbindung. Ein Beispiel ist der Zusammenhang zwischen der MMR-Impfung und einer Masern-Einschlusskörper-Enzephalitis. Es handelt sich hierbei um die sehr bedrohliche langfristige Komplikation einer tatsächlichen Maserninfektion, die vor allem immungeschwächte Menschen trifft. Sie kommt extrem selten vor, endet aber in 30 Prozent der Fälle tödlich. Um herauszufinden, ob diese Komplikation auch nach einer Masernimpfung auftreten kann, wurden drei Fälle analysiert. Die nachträgliche Untersuchung der Kinder ergab, dass die Erkrankung sehr wahrscheinlich aufgrund einer Masernimpfung, nicht aufgrund einer tatsächlichen Maserninfektion aufgetreten war. Angesichts der Sachlage – dass die Masern-Einschlusskörper-Enzephalitis Folge einer Maserninfektion sein kann und die drei Kinder keinen tatsächlichen Masernerregern ausgesetzt waren – schloss das IOM in seinem Bericht, dass die Impfung wahrscheinlich die Ursache war. Dieser Zusammenhang wird als »überzeugend nachgewiesen« gewertet. Dennoch handelt es sich hier um kein grundsätzliches Risiko. Es betrifft ausschließlich Kinder mit Immunschwäche, und selbst bei ihnen ist die Wahrscheinlichkeit, dass sie daran erkranken, gering. Es gibt nur diese *drei* Fälle in der Geschichte der Masernimpfung. Falls Ihr Kind an einer Immunschwäche leidet, dann wissen Sie das und besprechen anstehende Impfungen mit dem Arzt. Wenn Ihr Kind gesund ist, brauchen Sie dieses Risiko ganz sicher nicht in Ihre Überlegungen einzubeziehen.

Vergleichbare Probleme könnten immungeschwächte Kinder im Fall der Pockenimpfung betreffen. Auch hier sind Komplikationen extrem selten und trotz eines Zusammenhangs mit der Impfung definitiv keine Szenarien, über die Sie sich Sorgen machen sollten.

Abschließend sei auf eine Nebenwirkung hingewiesen, die häufiger vorkommt. Insbesondere die MMR-Impfung wird mit Fieberkrämpfen in Verbindung gebracht. Das sind Krämpfe, die bei Säuglingen oder Kleinkindern zusammen mit hohem Fieber auftreten. Sie können Eltern im ersten Moment in große Angst versetzen, haben aber keine langfristigen Folgen. Fieberkrämpfe treten häufig genug auf, um einen Zusammenhang mit Impfungen anhand großer Datensätze analysieren zu können. Etwa 2 bis 3 Prozent der US-amerikanischen Kinder haben irgendwann bis zum fünften Lebensjahr einen Fieberkrampf (die meisten haben nichts mit Impfungen zu tun).[136] Eine Reihe von Studien zeigt, dass sie innerhalb von zehn Tagen nach einer MMR-Impfung doppelt so häufig auftreten[137] und häufiger Kinder treffen, die ihre erste MMR-Impfung später als üblich (nach dem ersten Lebensjahr) erhalten – ein Argument für eine frühzeitige Impfung.

Eine Sache thematisiert der IOM-Bericht nicht: die Unleidlichkeit, die viele Babys nach einer Impfung an den Tag legen, worauf Ihre Kinderärztin Sie vermutlich vorbereiten wird. Ich musste das auf die harte Tour lernen. Aus unerfindlichen Gründen hatten wir ausgerechnet ein paar Stunden nach Penelopes erster Impfung Studierende zu einem großen Brunch zu uns nach Hause eingeladen. Gleichzeitig hatten wir kein Kinder-Paracetamol im Haus. Was dazu führte, dass Jesse unseren Gästen das Gebäck im Wohnzimmer allein servierte, während ich ein hysterisch schreiendes Baby in mein Tragetuch packte und zur Apotheke marschierte. Das war nicht gerade unser schönster Nachmittag, doch am nächsten Morgen war alles wieder in Ordnung.

Diese oft von Fieber begleitete Unleidlichkeit kann durchaus nerven, ist aber kein Anlass zur Sorge. Der Organismus des Babys ist mit der Bildung von Antikörpern gegen einen Virus beschäftigt, und das geht nicht spurlos an ihm vorüber. Daher keine Panik – aber sorgen Sie dafür, ein fiebersenkendes Medikament für Kinder parat zu haben.

So viel zu den hinreichend von Daten gestützten Risiken von Impfungen. Doch was ist mit den Gefahren, die nicht durch Daten belegt sind? Bestimmte Zusammenhänge weist der Bericht des IOM ausdrücklich zurück. Unter anderem eine Verbindung zwischen MMR-Impfung und Autismus und damit die These, die Andrew Wakefield in seinem *The Lancet*-Artikel aufgestellt hatte. Es gibt zu dieser Thematik eine ganze Reihe großer Studien, von denen die größte 537 000 Kinder umfasste, die zwischen 1991 und 1998 in Dänemark geboren wurden. Darin konnten Informationen zu Impfungen mit später diagnostiziertem Autismus oder Autismus-Spektrum-Störungen abgeglichen werden. Es ergaben sich keinerlei Hinweise, dass geimpfte Kinder häufiger an Autismus erkrankten. Wenn überhaupt, kam eine Autismus-Diagnose bei geimpften Kindern seltener vor.[138]

Viele vergleichbare Studien wurden teils im IOM-Bericht bereits berücksichtigt, teils erst danach durchgeführt. Eine Studie untersuchte Kinder mit einem älteren an Autismus erkrankten Geschwisterteil, da solche Kinder häufiger selbst autistisch werden. Doch auch hier ließ sich kein Zusammenhang mit der MMR-Impfung feststellen.[139] Bisher ist kein Mechanismus bekannt, der dies nahelegt, und auch kontrollierte Studien an Affen konnten keinen plausiblen Zusammenhang nachweisen.[140] Dennoch erscheinen hin und wieder Fachartikel, die doch einen Zusammenhang behaupten, zum Beispiel 2014 in der Zeitschrift *Translational Neurodegeneration*.[141] Der Autor Brian Hooker arbeitete für seine Fall-Kontrollstudie mit einer kleinen Gruppe stichprobenartig ausgewählter Probanden. Er verglich einige Kinder mit Autismus mit nicht autistischen Kindern und kam zu dem Schluss, dass gerade afroamerikanische Jungen ein höheres Autismus-Risiko haben, wenn sie vor dem dritten Lebensjahr gegen Masern, Mumps und Röteln geimpft werden. Der Zusammenhang lässt sich dabei aber nur behaupten, wenn man afroamerikanische Jungen mit niedrigem Geburtsgewicht auswählt und Impfungen vor dem dritten Lebensjahr analysiert, aber keine, die vor dem 18. Lebensmonat oder vor dem zweiten Lebensjahr stattfanden. Der Artikel enthält keine Information über die Größe der Stichprobe, doch seine Schlussfolgerungen beziehen sich offenbar auf insgesamt fünf bis zehn Kinder. Darüber hinaus ist Brian Hooker (der Autor) wie Wakefield ein bekannter Impfgegner. Und wie Wakefield's Artikel wurde auch dieser wegen der statistischen Mängel zurückgezogen. Doch bis dahin hatte er natürlich in den Medien für jede Menge Aufmerksamkeit und Panikmache gesorgt.

Es gibt also beim besten Willen keinen Grund für die Annahme, Autismus und Impfungen hingen irgendwie zusammen.

Es wäre nicht richtig zu behaupten, dass mit Impfungen keinerlei Risiken verbunden sind. Ihr Kind kann davon Fieber bekommen. Möglicherweise (aber sehr selten) führt dieses Fieber zu einem Krampfanfall. Ebenso denkbar (aber auch sehr, sehr unwahrscheinlich) sind allergische Reaktionen. Umgekehrt lässt sich durchaus behaupten, dass gesunde Kinder durch Impfungen keine langfristigen Schäden davontragen.

Die Wirksamkeit von Impfungen

Die Bevölkerung der USA und anderer westlicher Industrieländer kann sich angesichts vieler geimpfter Menschen glücklich schätzen. Krankheiten, die durch Impfungen vermieden werden können, sind dort selten. Nur wenige Kinder bekommen Masern oder Mumps, etwas mehr erkranken an Keuchhusten. Doch all diese Infektionskrankheiten existieren noch und kämen ohne Impfung viel häufiger vor. Impfungen tragen viel zum Schutz gegen Krankheiten bei, doch perfekt sind sie nicht. So lässt die Immunität im Fall von Keuchhusten mit der Zeit wieder nach.

Dennoch zeigen Studien übereinstimmend, dass selbst in Regionen, in denen die Impfquote allgemein hoch ist, geimpfte Kinder sich seltener infizieren als nicht geimpfte.[142] Im Jahr 2015 gab es einen Masernausbruch, der von Disneyland in Kalifornien ausging. Dabei erkrankten vor allem die Kinder, deren Eltern sie nicht hatten impfen lassen.

Wenn Sie Impfungen trotz der von mir angeführten Belege skeptisch gegenüberstehen, sind Sie vielleicht versucht, sich zum Schutz Ihrer eigenen Kinder auf andere zu verlassen. Dahinter steckt die Idee der »Herdenimmunität«: Wenn ein ausreichend großer Anteil der Bevölkerung geimpft ist, können sich Infektionen nicht ausbreiten, wodurch die gesamte Population (Herde) immun ist. Es stimmt natürlich: Wenn in Ihrer Gegend Ihr Kind weit und breit das einzige ungeimpfte ist und Sie niemals in Regionen reisen, in denen andere ungeimpfte Kinder unterwegs sind, wird es mit großer Wahrscheinlichkeit nicht mit diesen Krankheiten in Berührung kommen.

Doch ist das realistisch? In vielen Gegenden der USA – laut Robert Koch-Institut gibt es auch einige in Deutschland – sind die Impfquoten niedriger, als es für eine Herdenimmunität nötig wäre. In bestimmten »Inseln« liegt die MMR-Impfqote bei etwa 80 Prozent, während die erhoffte Herdenimmunität mindestens 90 Prozent erfordern würde (laut Robert Koch-Institut wären mindestens 95 Prozent besser). Im Fall von Keuchhusten, der noch verbreiteter ist, müsste die Impfquote noch höher sein. In der Folge gibt in der Hälfte aller US-Bundesstaaten pro Jahr mindestens einen Fall von Keuchhusten, in vielen Staaten auch mehr. Selbst wer sich nur für das Wohl seines eigenen Kindes interessiert, tut somit gut daran, es impfen zu lassen.

Außerdem möchte ich darauf hinweisen, dass das Impfen gewissermaßen einen Dienst an der Allgemeinheit darstellt. Würden alle auf einen »free-ride« setzen, wie es die Ökonomie bezeichnet, und ihre Kinder nicht impfen lassen, dann hätten wir keine Immunität und jede Menge Krankheiten. Einige Kinder sind besonders verwundbar, weil sie aufgrund von Immunschwäche, Krebs oder anderen Erkrankungen nicht geimpft werden können und darauf angewiesen sind, dass gesunde geimpfte Kinder sie mitschützen.

Wer in den letzten 40 Jahren geboren wurde, hat die Zeiten nicht erlebt, in denen Krankheiten weit verbreitet waren, gegen die heute Kinder geimpft werden. Vielleicht haben Sie ja von ein oder zwei Kindern gehört, die Masern hatten, aber sie sind wahrscheinlich wieder gesund geworden, wie die meisten Menschen nach dieser Erkrankung. Die meisten von uns kennen niemanden, der an einer durch Impfung vermeidbaren Krankheit gestorben ist. Das kann aber passieren, und dort, wo diese Krankheiten verbreitet sind, passiert es auch. Man darf nicht vergessen, dass es Menschen gibt, bei denen nicht besonders bedrohliche Erkrankungen schreckliche Komplikationen verursachen. So sind Windpocken, auch wenn sie einen sehr unangenehmen Juckreiz verursachen, eine mehr oder weniger harmlose Erkrankung. Doch vor der Entwicklung eines Impfstoffs war sie für etwa 100 Todesfälle und 9000 Krankenhauseinweisungen jährlich verantwortlich. An Keuchhusten sterben heute noch zehn bis 20 Menschen pro Jahr, meist Babys, die noch nicht geimpft sind und sich deshalb auf den Schutz der Geimpften verlassen müssen.

Wer nicht erlebt hat, was eine Epidemie bedeutet, hält Impfungen vielleicht für Zeitverschwendung. Man kann nur hoffen, dass die Covid-19-Pandemie auch den skeptischsten Menschen vor Augen geführt hat, von welch unschätzbarem Wert Impfungen sind: Sie verhindern nicht nur Krankheit, Leiden und Tod, sondern auch weltweite wirtschaftliche und soziale Verwerfungen sowie die Einschränkung der Freiheitsrechte von Milliarden von Menschen.

Verschiebung des empfohlenen Impfzeitpunkts

Manche impfskeptischen Eltern plädieren dafür, die empfohlenen Impfungen über einen längeren Zeitraum zu strecken, statt gegen mehrere Krankheiten auf einmal zu impfen. Angesichts der bereits erläuterten Daten zur Impfsicherheit gibt es dafür keinen Grund. Vielmehr steigt das Risiko für Fieberkrämpfe bei einer späteren MMR-Impfung.[143] Die Verschiebung des Zeitpunkts trägt nicht dazu bei, eine der seltenen dem Impfen zugeschriebenen Nebenwirkungen zu vermeiden. Außerdem kosten mehr Arzttermine mehr Zeit, was auch Ihrem Kind nicht gefallen dürfte.

Ich kann in einer solchen Verschiebung nur einen einzigen Vorteil erkennen: Eltern, die ihr Kind sonst gar nicht impfen lassen würden, bringt sie vielleicht dazu, es doch zu tun. Besser spät als nie, auch wenn in bestimmten Fällen – gegen Rotaviren beispielsweise – ein frühzeitiger Impfschutz angeraten ist. Die erste Hepatitis-B-Impfung bekommen Babys in den ersten Lebenstagen, und für den unwahrscheinlichen Fall einer nicht diagnostizierten Hepatitis-B-Infektion der Mutter kann dies das Kind auf lange Sicht vor Leberkrebs schützen.[144] Es gibt somit gute Argumente, früh zu beginnen.

Manche Ärzte fürchten, das Angebot, Impfungen über einen längeren Zeitraum zu verteilen würde den Eindruck der Gefährlichkeit noch verstärken. Dass dies Menschen auf den Gedanken bringen könnte, Kinder gar nicht impfen zu lassen, ist eine interessante Theorie, bis jetzt aber nicht belegt. Aus individueller Elternsicht gibt es jedenfalls schlicht keinen Grund für eine Verschiebung von Impfzeitpunkten.

Unterm Strich

- Impfungen sind sicher.
  - Einige wenige Menschen zeigen allergische Reaktionen, die sich jedoch behandeln lassen.
  - Extrem selten kommt es zu schwereren Komplikationen, die vor allem Kinder mit Immunschwäche treffen.
  - Die einzigen häufigeren Nebenwirkungen sind Fieber und Fieberkrämpfe, aber auch die kommen insgesamt gesehen selten vor und verursachen keine dauerhaften Gesundheitsschäden.
  - Es gibt keinerlei Belege für einen Zusammenhang zwischen Impfungen und Autismus, aber viele Hinweise, die ihn widerlegen.
- Impfungen schützen Kinder vor Erkrankungen.

9. Zu Hause bleiben oder arbeiten gehen?

Kaum ein Thema nimmt in den ideologischen Debatten rund um die richtige Kindererziehung so breiten Raum ein wie die Frage, ob und wann man (in der Regel frau) wieder arbeiten gehen sollte. Der Sohn einer meiner Freundinnen wurde in der Schule einmal gefragt: »Was hast du denn für eine Mama? Meine bleibt zu Hause.« Worauf der Sohn meiner Freundin antwortete: »Meine bleibt in der Arbeit.«

Schon in der Formulierung »was für eine Mama« steckt der ganze Konflikt. Viele von uns haben den Eindruck, dass das, was wir tagsüber tun, definiert, was für eine Sorte Mutter und Mensch wir sind. Zusätzlich oder vielleicht gerade deshalb bildet diese Frage den Nährboden für weitere Konflikte und Unzufriedenheit. Berufstätige Frauen (zumindest einige) erzählen mir von ihren Schuldgefühlen, weil sie nicht rund um die Uhr für ihr Kind da sind. Und die nicht berufstätigen Mütter (zumindest einige) klagen darüber, wie isoliert und verbittert sie manchmal sind. Und selbst die, die auf persönlicher Ebene rundum glücklich mit ihrer Wahl sind, bekommen von außen ständig Vorwürfe zu hören.

»Warum können Sie eigentlich nicht zu unserem Schulausflug mitkommen? Ach so, verstehe, Sie müssen arbeiten... schon schade, Petunia hätte Sie so gerne dabeigehabt.«

»Und was machen Sie so? Ach was, Sie sind *nur* Hausfrau? Das könnte ich nie, ich will doch meine Kolleginnen und Kollegen nicht hängen lassen.«

Echt, Leute, das muss aufhören! Wenn Eltern sich ständig gegenseitig Vorwürfe machen, ist das wenig hilfreich bis kontraproduktiv, und das Thema Berufstätigkeit gehört auch dazu.

Erstens ist die Implikation, die in dieser Debatte steckt, auf eine sehr unerfreuliche Weise geschlechtsspezifisch. Natürlich muss eine Familie die Entscheidung treffen, ob ein Elternteil zur Betreuung der Kinder zu Hause bleibt. Aber muss es immer die Mutter sein? Natürlich nicht. Wenn die Diskussion immer nur auf die Mutter fokussiert ist, kommen die meisten Leute gar nicht auf die Idee, der Papa könnte zu Hause bleiben. Das sollten sie aber. Mal abgesehen davon, dass es auch Familien mit zwei Müttern oder zwei Vätern gibt. Oder mit nur einem Elternteil. Fragen wir daher anders. Nicht: »Was für eine Mutter will ich sein?«, sondern: »Wie sieht die ideale Form der Arbeit für die Erwachsenen in unserem Haushalt aus?«. Das ist weniger plakativ, aber hilfreicher, wenn es um die Entscheidungsfindung geht.

Zweitens fällt bei der Diskussion eine Tatsache häufig unter den Tisch: Viele Familien haben schlicht keine Wahl, weil sie kaum über die Runden kommen. Und damit meine ich, dass sie sich weder wohnen noch essen leisten könnten, wenn nicht alle Erwachsenen im Haushalt arbeiten gehen.

Wenn Sie das Glück haben, dass Ihre Familie die Wahl hat, soll dieses Kapitel Sie dabei unterstützen, über diese Wahl nachzudenken. Und der Denkprozess beginnt im Idealfall mit Entscheidungstheorie und harten Fakten und nicht mit Scham und Schuldgefühlen.

Wie Sie Ihre Entscheidung strukturieren

Wie sieht eine sinnvolle Entscheidung zur Berufstätigkeit aus? Meines Erachtens spielen dabei drei Faktoren eine Rolle:

1. Was ist das Beste für Ihr Kind? (Damit meine ich die Förderung langfristigen Erfolgs und Lebensglücks.)
2. Was wollen Sie?
3. Welche Konsequenzen hat die Entscheidung für das Familieneinkommen?

Über den ersten und dritten Punkt wird oft und viel geredet, und auch damit werde ich mich in diesem Kapitel befassen. Aber ich möchte Sie ermutigen, zugleich über den zweiten Punkt nachzudenken. Überlegen Sie sich, ob Sie arbeiten *wollen*. Viele Leute sagen, dass sie arbeiten müssen oder dass sie zu Hause bleiben müssen. Beides mag häufig zutreffen – aber womöglich nicht so oft, wie es behauptet wird. Und das ist ein Problem. Sie sollten sagen können, dass Sie arbeiten, weil Sie das möchten – oder dass Sie zu Hause bleiben, weil Sie das möchten.

Ich jedenfalls sage es: Ich habe das Glück, nicht arbeiten zu müssen. Jesse und ich könnten unser Leben so umorganisieren, dass wir mit einem Einkommen auskämen. Ich arbeite, weil ich es will! Ich liebe meine Kinder, sie sind großartig. Aber ich wäre nicht glücklich, wenn ich die ganze Zeit bei ihnen zu Hause wäre. Für mich lautet die Formel zur Maximierung meines Lebensglücks: etwa acht Stunden Arbeit und drei Stunden mit meinen Kindern pro Tag. Ich würde nicht behaupten, dass ich meinen Job insgesamt mehr liebe als meine Kinder – müsste ich wählen, wären es immer meine Kinder. Aber der »Grenznutzen« (das ist grob gesagt der ökonomische Fachausdruck für das Nutzenniveau einer Sache) der mit meinen Kindern verbrachten Zeit sinkt ziemlich schnell. Das liegt zum Teil daran, dass Kinder anstrengend sind. Die erste Stunde mit ihnen ist wunderbar, die zweite schon ein bisschen weniger, und nach vier Stunden brauche ich ein Glas Wein oder besser noch: ein bisschen Zeit mit meinem aktuellen Forschungsprojekt.

Auf meinen Job trifft das nicht in gleichem Maß zu. Zwar ist die achte Stunde weniger schön als die siebte, doch sowohl die Höhe- als auch die Tiefpunkte sind jeweils weniger ausgeprägt. Die physischen und emotionalen Herausforderungen meiner Arbeit verblassen angesichts der physischen und emotionalen Herausforderungen des aktiven Mutterseins. An einem durchschnittlichen Tag ist die achte Arbeitsstunde besser als die fünfte Stunde mit meinen Kindern. Und darum habe ich einen Job.

Weil er mir gefällt. Und das ist völlig in Ordnung. Genauso wie es in Ordnung ist, wenn eine Mutter bei ihren Kindern zu Hause bleibt, weil es ihr gefällt. Mir ist durchaus bewusst, dass es viele Menschen gibt, die nicht scharf darauf wären, acht Stunden täglich Wirtschaftswissenschaftlerin zu sein. Wir sollten uns nicht vormachen, dass wir nur zu Hause bleiben, weil unsere Kinder so die besten Entwicklungschancen haben. Jedenfalls sollte das nicht das einzige Kriterium für unsere Entscheidung sein. »Das ist der Lebensstil, der mir entspricht« oder »So läuft es am besten in unserer Familie« sind gute Gründe für die Entscheidung. Bevor Sie sich damit beschäftigen, was die Forschung über das »Beste« für Ihr Kind herausgefunden hat oder was das für Ihr Familieneinkommen bedeutet, sollten Sie – und Ihr Partner oder jede andere betreuende erwachsene Person in Ihrem Haushalt – überlegen, was Sie wirklich *wollen.* Anschließend können Sie immer noch über die Forschungslage und Ihre individuellen Zwänge nachdenken.

Ich beginne mit der grundsätzlichen Entscheidung, arbeiten zu gehen oder nicht – sowohl, was sie für Ihr Kind bedeutet, als auch, welchen Einfluss sie auf Ihr Familieneinkommen hat. Am Ende des Kapitels werde ich auf die Frage nach einer Babypause vom Job eingehen und Ihnen hoffentlich ein paar Entscheidungshilfen mitgeben, wenn Sie überlegen, wann und ob Sie wieder arbeiten gehen.

Berufstätigkeit der Eltern und ihre Auswirkungen auf die Kinder

Widmen wir uns der ersten Frage: Ist es besser (oder schlechter) für die Entwicklung Ihres Kindes, wenn ein Elternteil zu Hause bleibt? Diese Frage ist extrem schwer zu beantworten. Denn erstens unterscheiden sich Haushalte, in denen ein Elternteil zu Hause bleibt, von solchen, in denen das nicht der Fall ist. Und diese Unterschiede beeinflussen völlig unabhängig vom Zuhausebleiben eines Elternteils sehr wahrscheinlich die Entwicklung der jeweiligen Kinder.

Zweitens spielt es eine enorme Rolle, wie ein Kind seine Zeit verbringt, während die Eltern bei der Arbeit sind. Wenn sie erst einmal älter sind, gehen sie alle zur Schule, doch solange es sich um kleinere Kinder handelt, ist ihr Gedeihen davon abhängig, ob sie sich in einer guten Betreuungsumgebung befinden. (Wenn Sie sich dafür entscheiden, wieder arbeiten zu gehen, finden Sie im nächsten Kapitel Überlegungen zur Kinderbetreuung.)

Drittens bedeutet Arbeit in der Regel auch Geld. Und Geld könnte ebenfalls gut für eine Familie sein, weil es sowohl den Erwachsenen als auch den Kindern Möglichkeiten eröffnen kann, die sie ohne Geld nicht hätten. Daher ist es eine ziemlich komplexe Aufgabe, die Wirkung des Einkommens davon zu trennen, was die Betreuung durch die Eltern ausmacht. Mit diesen Vorbehalten im Hinterkopf können wir uns in die vorhandenen Daten vertiefen.

Fangen wir mit einer Situation an, in der bestimmte Kausalzusammenhänge nachweisbar sind: Ein Elternteil bleibt in den ersten Jahren des Kindes zu Hause. Weiter unten gehe ich speziell auf den Mutterschutz und die Frage ein, inwiefern das eine Rolle spielt. Macht es überhaupt einen Unterschied, wenn die Mutter gleich nach der Geburt wieder arbeiten geht? Wie ist das im Vergleich zu beispielsweise sechs Wochen Mutterschutz oder zu drei Monaten? Doch es gibt auch Untersuchungen, die den Unterschied zwischen einem Jahr und sechs Monaten beziehungsweise einem Jahr und 15 Monaten analysieren. Diese stammen aus Europa und Kanada, wo der gesetzliche Anspruch auf eine Babypause beziehungsweise eine Erziehungszeit zu Hause auf diese Dauer ausgedehnt wurde. Zur Situation im deutschsprachigen Raum komme ich noch, aber so viel kann ich schon sagen: Sie ist wesentlich komfortabler als in den USA, wo man mit Glück sechs Wochen nach der Geburt zu Hause bleiben darf.

In den entsprechenden Studien werden Veränderungen bei

den gesetzlichen Vorgaben untersucht, nicht unterschiedliche individuelle Entscheidungen, sodass die Schlussfolgerungen verlässlicher sind. Die Ausdehnung einer Erziehungszeit von sechs Monaten auf ein Jahr veranlasst manche Frauen, diesen Anspruch auch auszuschöpfen, während sie sonst nach sechs Monaten wieder an ihren Arbeitsplatz zurückgekehrt wären. Indem die Kinder, deren Eltern nur sechs Monate Erziehungszeit nehmen konnten, mit denen verglichen werden, bei denen eine Erziehungszeit von einem Jahr möglich war, erfährt man etwas über die Wirkung, ohne die zugrunde liegenden Unterschiede zwischen den Eltern berücksichtigen zu müssen.

Die Quintessenz lautet, dass die Verlängerung keinen Einfluss auf das Wohl der Kinder hatte.[145] Weder unterschieden sich die Kinder in den Schulleistungen noch später im Einkommen, noch in irgendetwas anderem. In vielen Fällen beobachteten die Forschenden die Kinder über lange Zeiträume. Bei der Auswertung konzentrierte man sich auf leicht messbare Daten: Noten oder späteres Einkommen. So lässt sich beispielsweise feststellen, dass ein oder zwei Jahre Erziehungszeit der Eltern keinen Unterschied bei den Leistungen der Kinder auf höheren Schulen oder bei ihrem Einstiegseinkommen machen. Einige Eltern fürchten vor allem um die seelische Verfassung ihrer Kinder, wenn beide früh wieder arbeiten gehen und das Kind durch andere betreuen lassen. In einem Überblicksartikel des Psychologen Martin Dornes geht es um den Einfluss früher Fremdbetreuung (im ersten Lebensjahr) auf das Verhalten des Kindes. Im Blickpunkt steht auch die Bindung zwischen Mutter und Kind. Er fand heraus, dass eine stabile Bindung zwischen Mutter und Kind durch frühe Fremdbetreuung keinen Schaden nimmt. Ein Risiko für spätere Verhaltensprobleme wurde auch nicht festgestellt, sofern die Familie nicht bereits vorbelastet war.[146] (Entscheidend ist natürlich auch die Qualität der Betreuung, aber dazu komme ich noch.)

Diese Daten beziehen sich auf die Berufstätigkeit der Eltern in den ersten Lebensjahren ihrer Kinder. Wenn wir wissen wollen, wie diese sich auf ältere Kinder auswirkt, sind wir auf Studien angewiesen, die Aussagen über Korrelationen, nicht über echte Kausalzusammenhänge treffen. Es gibt zumindest einige Untersuchungen, die allerdings hinsichtlich der Schulleistungen (Noten oder Schulabschlüsse) praktisch keinen Unterschied erkennen lassen.[147] Ob beide Elternteile Vollzeit arbeiten oder nur einer, spielt keine Rolle.

Hin und wieder stößt man in den Ergebnissen auf Nuancen: Ganz allgemein wurde festgestellt, dass Kinder, bei denen ein Elternteil Vollzeit und der andere Teilzeit arbeitet, in der Schule am besten abschneiden. Besser als die Kinder von zwei Vollzeit arbeitenden Eltern und die von Eltern, bei denen ein Elternteil gar nicht berufstätig ist.[148] Das könnte mit der Aufteilung der Berufstätigkeit zusammenhängen, ich vermute aber eher, dass es auf Unterschiede zwischen den jeweiligen Familien zurückzuführen ist.

Außerdem gibt es Hinweise darauf, dass es sich auf Kinder aus ärmeren Familien positiv auswirkt, wenn beide Elternteile arbeiten, weniger positiv (oder sogar leicht negativ) dagegen auf Kinder aus wohlhabenderen Familien.[149] Gemessen wurden hier Testergebnisse, Abschneiden in der Schule, Fettleibigkeit. Die Forschenden gehen davon aus, dass in ärmeren Haushalten das Einkommen für den Erfolg des Kindes wichtiger ist, während es in wohlhabenderen Haushalten eine größere Rolle spielt, die gemeinsame Zeit nicht aus den Augen zu verlieren. Das ist zwar möglich, doch da es sich nur um Korrelationen handelt, sind solche Interpretationen schwierig. Aber selbst wenn diese Interpretation zutrifft, unterstreicht sie nur noch einmal die Bedeutung dessen, wie ein Kind seine Zeit verbringt, und nicht die spezifische Ausgestaltung der Erziehungszeit.

Dazu noch eine Anmerkung: Es wurde zum Teil argumentiert, dass Töchter, wenn beide Elternteile arbeiten, später häufiger selbst berufstätig sind und seltener ein stereotypes Rollenverhalten an den Tag legen.[150] Das ist eine interessante These, und die Vorstellung, dass Kinder ihren Eltern nacheifern (hier speziell Töchter ihren Müttern), ist natürlich schmeichelhaft, doch die Daten dazu stammen großteils aus Vergleichen zwischen den USA und Europa, weswegen schwer zu sagen ist, ob die Effekte auf die mütterliche Berufstätigkeit oder andere Unterschiede zurückzuführen sind.

Zusammenfassend behaupte ich, dass die vorhandenen Daten nur einen kleinen bis gar keinen Einfluss elterlicher Berufstätigkeit auf die Entwicklung des Kindes nahelegen. Es mag vom individuellen Haushalt abhängen, ob sie sich ganz leicht positiv oder ganz leicht negativ auswirkt. Aber von der Entscheidung, arbeiten zu gehen, hängt ganz sicher nicht der zukünftige Erfolg Ihres Kindes ab (wenn es überhaupt eine einzelne Entscheidung gäbe, von der alles abhängt).

Die Babypause: Mutterschutz und Elternzeit

In den USA sind die Regelungen zur Babypause oder Erziehungszeit, vorsichtig ausgedrückt, suboptimal. In vielen europäischen Ländern sind mehrere Monate, zum Teil sogar ein oder zwei Jahre bezahlter oder teilweise bezahlte Erziehungszeit mit Jobgarantie gesetzlich verankert. Viele arbeitenden Menschen in den USA bekommen überhaupt keine bezahlte Erziehungszeit, und sogar unbezahlt ist eine Babypause in der Regel auf zwölf Wochen begrenzt, und nur etwa 60 Prozent der Arbeitnehmenden haben einen Anspruch darauf.

In Deutschland gibt es den gesetzlich vorgeschriebenen Mutterschutz von 14 Wochen, und zwar sechs Wochen vor der Geburt und acht Wochen danach. In dieser Zeit dürfen die Frauen nicht arbeiten (es sei denn, sie erklären sich ausdrücklich dazu bereit) und beziehen statt Gehalt Mutterschaftsgeld von der Krankenkasse (je nach Einkommen, maximal 13 Euro am Tag). Außerdem haben beide Elternteile die Möglichkeit, Elternzeit zu nehmen, also nicht zu arbeiten bei Jobgarantie, und zwar bis zu drei Jahre. Elterngeld erhalten Sie dabei maximal 14 Monate lang. Das System ist sehr flexibel, man muss diese Zeit nicht am Stück nehmen, die Eltern können sie auch unter sich aufteilen. Über die Details kann man sich auf der Internetseite des Bundesfamilienministeriums informieren: www.bmfsfj.de.

Auch in Österreich gibt es Mutterschutz für arbeitende Frauen, dort sogar für 16 Wochen, acht vor und acht nach der Geburt. Auch hier zahlt die Krankenkasse das sogenannte Wochengeld. Außerdem stehen den Eltern Erziehungszeiten zu, die Elternkarenz, in der sie Kinderbetreuungsgeld beziehen können. Über das ganze sehr ausdifferenzierte System können Sie sich auf www.oesterreich.gv.at informieren.

Nicht ganz so komfortabel ist die Situation in der Schweiz. Dort haben arbeitende Frauen gerade mal 14 Wochen sogenannten Mutterschaftsurlaub nach der Geburt. In dieser Zeit erhalten sie als Erwerbsersatzleistungen 80 Prozent des Lohns. Die Schweizer Behörden informieren darüber auf der Internetseite www.ch.ch.

Doch schon diese im Vergleich kurze Babypause scheint sich positiv auszuwirken. Jedenfalls weisen immer mehr Daten darauf hin, dass es Babys besser geht, wenn ihre Mütter nach der Geburt eine Weile zu Hause bleiben. Untersuchungen in den USA haben positive Auswirkungen dafür nachgewiesen: Frühgeburten und Säuglingssterblichkeit gingen zurück[151] Vermutlich sind Mütter, die bei noch sehr kleinen Babys zu Hause sind, leichter in der Lage, sie im Krankheitsfall medizinisch versorgen zu lassen.[152] Die Vorteile scheinen vor allem die allerersten Wochen zu betreffen, nicht ältere Säuglinge.[153] Eine norwegische Studie konnte allerdings zeigen, dass die Einführung eines viermonatigen Elternurlaubs für die Mütter bei deren Kindern später zu höherer Bildung und sogar höheren Löhnen führte. Dieser Langzeiteffekt zeigte sich besonders deutlich bei Kindern aus weniger wohlhabenden Haushalten.[154]

Das bedeutet also: Seien Sie froh über den Mutterschutz, und wenn Sie Anspruch auf bezahlte Elternzeit oder Elternkarenz haben, nutzen Sie das! Wenn Sie nicht alles in Anspruch nehmen wollen, ist es zumindest ratsam, im Anschluss an die acht Wochen Mutterschutz nach der Geburt noch einige Wochen länger bei Ihrem Baby zu bleiben.

Die Finanzierung

In diesem Zusammenhang sollten Sie sich natürlich auch Gedanken um die familiären Finanzen machen. Eine komplexe Thematik, denn es müssen die Einkommen beider Elternteile sowie die Kosten der Kinderbetreuung einbezogen werden, zugleich aber auch, welche mittel- und langfristigen Konsequenzen Ihre Entscheidung für das Familieneinkommen hat.

Sehen wir uns zunächst die Kosten an, die durch die Kinderbetreuung entstehen können: Die Elternbeiträge für Kindertagespflege in einer öffentlichen Einrichtung sind in Deutschland nicht einheitlich, jede Stadt hat ihr eigenes System. In Berlin beispielsweise kostet ein Platz in einer öffentlichen Kita gar nichts, in Duisburg wiederum ist der Beitrag nach Einkommen gestaffelt. Dort kann man bis zu 630 Euro im Monat bezahlen. Diese Kosten lassen sich aber zumindest zum Teil von der Steuer absetzen.

Auch in Österreich gibt es kein einheitliches Vorgehen. Elternbeiträge für die Betreuung in öffentlichen Kindertageseinrichtungen sind von Bundesland zu Bundesland verschieden. Während manche Länder pauschale Beträge einziehen, staffeln andere die Kosten nach Einkommen. Von der Steuer kann man das nicht absetzen. Dafür gibt es einen pauschalen Absetzbetrag, den »Familienbonus Plus« oder den »Kindermehrbetrag«, den Sie in Ihre Rechnung miteinbeziehen sollten.

In der Schweiz ist die Kinderbetreuung im Vergleich besonders teuer. Hier wird nach Tagessätzen berechnet, und die liegen umgerechnet zwischen 35 und 130 Euro. Aber auch diese Kosten können teilweise von der Steuer abgesetzt werden.[155]

In einem ersten Schritt sollten Sie Ihre aktuelle Situation bewerten: Wie hoch wäre Ihr Familieneinkommen mit nur einem arbeitenden Elternteil, wie hoch mit zweien? Wie hoch sind die Kinderbetreuungskosten (für wie viele Stunden pro Tag)? Wie viel davon lässt sich von der Steuer absetzen? Im zweiten Schritt sind zwei weitere Überlegungen einzubeziehen: Erstens ändert sich die Rechnung, sobald Ihre Kinder größer werden, da öffentliche Schulen nichts kosten (dann fallen eventuell Kosten für die Nachmittagsbetreuung an). Vielleicht ist bis dahin auch Ihr Einkommen gewachsen. Oder Sie sitzen in der »Teilzeitfalle«, haben also nach der Geburt Ihres Kindes weniger oder gar nicht gearbeitet und sind deshalb beruflich nicht weitergekommen. Sie sollten daher überlegen, ob Ihre Berufstätigkeit, auch wenn sie in den ersten Lebensjahren Ihres Kindes mehr Stress bedeutet, auf mittel- und langfristige Sicht nicht doch eine gute Idee ist. Sie können natürlich erst später wieder einsteigen, wie viele es tun, doch das funktioniert nicht in allen Berufen gleich gut. Möglicherweise müssen Sie dadurch Gehaltseinbußen in Kauf nehmen, von niedrigeren Rentenansprüchen ganz zu schweigen. All die kurz- und langfristigen Vor- und Nachteile des Zuhausebleibens oder Wiederarbeitengehens lassen sich natürlich schwer mit einer einheitlichen Formel auf den Punkt bringen, gleichwohl ist es wichtig, über die ersten zwei oder drei Lebensjahre Ihres Kindes hinauszudenken.

Zweitens sollten Sie über das nachdenken, was in der Ökonomie als »Grenznutzen des Geldes« bezeichnet wird, also den Nutzenzuwachs durch ein zweites Einkommen. Nehmen wir an, Ihre Familie verfügt über deutlich mehr Geld, wenn Sie beide arbeiten. Das können Sie zwar in Euro angeben, die Summe sagt aber nichts darüber aus, wie viel glücklicher Sie dieses Geld macht. Genau darüber sollten Sie sich aber Gedanken machen: Wie würde sich Ihr Leben durch das zweite Einkommen unterscheiden? Was würden Sie dafür kaufen? Wenn dieses Geld Sie und Ihre Familie nicht glücklicher macht, ist es ziemlich wertlos.

Wie Sie die Entscheidung treffen

Die meisten Familien denken intensiv darüber nach, ob alle Erwachsenen des Haushalts außer Haus arbeiten sollten. Eine generelle Empfehlung dazu lässt sich schwer aussprechen. In den ersten zwölf bis 14 Lebenswochen des Kindes zeigt Mutterschutz oder irgendeine Form von Erziehungszeit – wie bereits gesagt – einen signifikanten Nutzen. Aber davon abgesehen weisen die Daten nicht darauf hin, dass ein Elternteil zu Hause die Entwicklung des Kindes positiv oder negativ beeinflusst. Damit hängt Ihre Entscheidung sehr stark davon ab, was für Ihre Familie das Beste ist. Und dabei sollten nicht nur finanzielle Überlegungen eine Rolle spielen, sondern auch das, was Sie wollen. Will ein Elternteil gerne beim Kind zu Hause bleiben oder nicht? Das ist wohl die wichtigste und zugleich komplexeste Frage, auch weil die Antwort schwer im Voraus zu beantworten ist. Solange Sie noch kein Kind haben, können Sie kaum beurteilen, ob Sie wirklich rund um die Uhr mit ihm zusammen sein wollen. Die einen wollen sich keine Minute von ihrem Baby zu trennen, die anderen freuen sich, am Montagmorgen wieder in die Arbeit zu dürfen, auch wenn sie ihr Kind genauso lieben.

Häufig ändert sich das auch mit dem Alter der Kinder. Manche Leute sind ganz vernarrt in kleine Babys, ich dagegen habe festgestellt, dass mir der Umgang mit meinen Kindern immer mehr Spaß macht, je älter sie werden. Noch immer wäre ich ungern ausschließlich Mutter, aber selbst damit käme ich heute besser zurecht als zu der Zeit, als sie noch kleiner waren. Versuchen Sie daher ehrlich zu sich selbst zu sein, was Ihre Wünsche betrifft.

Es tut mir leid, Ihnen nicht wirklich weiterhelfen zu können – bei dieser Entscheidung sind Sie auf sich allein gestellt. Dennoch ist mir eine abschließende Feststellung wichtig: Bei der Frage »Zu Hause bleiben oder arbeiten gehen?« geht es um eine rein persönliche Entscheidung, bei der verschiedene individuelle Faktoren abzuwägen sind. Wenn wir das anerkennen, können wir hoffentlich endlich mit den Vorwürfen und Abwertungen aufhören, die von beiden Seiten kommen. Ich möchte ohne schlechtes Gewissen sagen können, dass ich mich fürs Arbeiten entschieden habe, weil es mir Spaß macht. Und meine Freundinnen (oder Freunde) sollen ebenso selbstverständlich sagen können, dass sie zu Hause bei ihren Kindern bleiben, weil sie es wollen. Keine Vertreterin der einen oder anderen Seite sollte auf die andere herabsehen. Keine sollte durchklingen lassen, dass die Kinder der anderen wohl kaum die besten Voraussetzungen für ein glückliches und erfolgreiches Leben haben. Ist das zu viel verlangt? Ich denke nicht.

Unterm Strich

- Neugeborene profitieren definitiv davon, wenn Mütter zwölf bis 14 Wochen mit ihnen zu Hause bleiben. Es gibt allerdings wenig Belege dafür, dass es nach dieser Phase positive oder negative Konsequenzen für die Kinder hat, wenn ein Elternteil zu Hause bleibt.
- Bei Ihrer Entscheidung sollten Sie Ihre persönlichen Präferenzen berücksichtigen, aber auch die kurz- und langfristigen Auswirkungen auf das Familieneinkommen im Blick behalten.
- Hören wir auf, die anderen für deren Entscheidung zu verurteilen!

10. Wer kümmert sich ums Kind?

Wenn die Familie entschieden hat, dass (wie ich es formuliere) alle Erwachsenen im Haushalt arbeiten gehen, steht sofort eine weitere Entscheidung an: Wohin dann mit dem Baby?

Kurz nachdem ich erfahren hatte, dass ich mit Penelope schwanger war, hielten Jesse und ich uns kurz als Gastdozenten in Schweden auf. Trotz diverser Übelkeitsattacken in unserem komplett mit IKEA-Produkten ausgestatteten Apartment (wussten Sie, dass IKEA sogar Shampoo herstellt?) hatte ich noch ausreichend Gelegenheit, die schwedischen Eltern um ihre Kinderbetreuungsoptionen zu beneiden. So gibt es in Schweden nicht nur ausgiebig Elternzeit, sondern auch jede Menge exzellenter staatlicher Betreuungseinrichtungen. Bei unseren Spaziergängen durch Stockholm sahen wir überall Gruppen kleiner Kinder, die von Park zu Park spazierten. Die Kleinen hielten sich an einem Seil fest, damit sie nicht verloren gingen. Das sah wirklich niedlich aus. Wenn man uns einen Job in Schweden angeboten hätte, hätte ich bestimmt für einen Umzug plädiert, zumindest bis Penelope ins Schulalter gekommen wäre. Leider wollten sie uns nicht.

In den USA ist es mit der Kinderbetreuung weniger einfach. Es gibt zwar viele Optionen, aber kein flächendeckendes Netz an staatlichen Einrichtungen wie in vielen europäischen Ländern. Dafür gibt es unterschiedliche Gründe, doch entscheidend ist vermutlich der politische Wille. In Europa bieten die Staaten ihren Bürgerinnen und Bürgern generell mehr Service, beispielsweise im Gesundheitssystem, bei der Krankenversicherung und auch bei der Kinderbetreuung. In vielen Ländern hat das eine lange Tradition, wie in Schweden, wo die Bevölkerung ein gutes Betreuungsnetz ganz selbstverständlich erwartet. In den USA würde man es sich zwar wünschen, aber man erwartet es nicht.

Auch in Deutschland, Österreich und in der Schweiz haben Eltern viele Möglichkeiten – Kitas mit Krippe und Kindergarten, Tageseltern sowie Spielgruppen –, wobei das Hauptproblem häufig darin besteht, dass das Angebot in vielen Orten hinter dem Bedarf zurückbleibt. Weswegen man sich in der Regel extrem frühzeitig um den gewünschten Betreuungsplatz bemühen muss.

Doch gerade die unterschiedlichen Optionen sorgen bei den Eltern wiederum für Entscheidungsdruck: Was ist die beste? Tageseltern (also eine Tagesmutter oder ein Tagesvater)? Krippe? Eine Nanny? Oder doch lieber zum Opa? Ich plädiere für eine Vereinfachung dieser Entscheidung mithilfe einer Methode aus der Entscheidungstheorie: dem Entscheidungsbaum. In meinem Beispiel geht es um zwei Modelle der Kinderbetreuung. Wenn Sie außerdem nach einem Spielkreis suchen oder nach einer Nanny oder ein Mitglied Ihrer erweiterten Familie ebenfalls zur Verfügung steht, können Sie Ihrem Baum weitere Äste hinzufügen.

Tagesmutter oder Krippe?

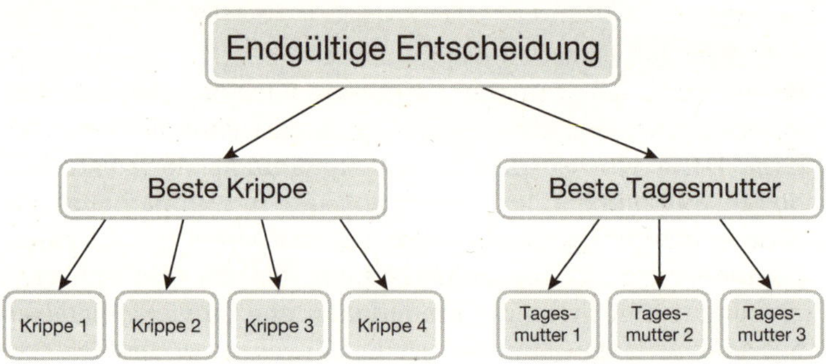

Um Ihr Problem zu lösen, arbeiten Sie sich von unten nach oben durch den Baum. Überlegen Sie zuerst, welches Tageseltern-Modell Ihnen am liebsten wäre, wenn Sie sich für eine Tagesmutter oder einen Tagesvater entscheiden müssten (in meinem Beispiel haben Sie drei zur Auswahl). Damit ist dieser Ast abgearbeitet. Dann entscheiden Sie, welche Art Krippe Sie bevorzugen würden, wenn Sie auf jeden Fall eine Krippe nehmen müssten (im Beispiel haben Sie vier Optionen). Dann vergleichen Sie die beiden »Siegerinnen«. Statt sich zwischen vielen verschiedenen Optionen entscheiden zu müssen, haben Sie nun nur noch eine sehr eingeschränkte Wahl: Wäre Ihnen die »optimale« Krippe oder die »optimale« Tagesmutter lieber?

So viel zur Entscheidungstheorie – die zugegebenermaßen nicht die richtige Antwort liefert, sondern nur ein Modell zur Strukturierung des Denkprozesses. Für die endgültige Entscheidung müssen wir die Theorie nun noch mit Fakten unterfüttern. In der Folge zeige ich Ihnen, welche Kriterien Ihnen bei der Suche nach einer geeigneten Krippe helfen können. Dann werde ich Ihnen einige alternative Betreuungsmöglichkeiten aufzählen. Die Kriterien, die für die Krippe gelten, lassen sich zwar nicht eins zu eins übernehmen, aber sie geben doch zumindest Anhaltspunkte bei der Auswahl.

Die Krippe

Beschäftigen wir uns also mit dem linken Ast des Entscheidungsbaums, der Option Krippe. Wie findet man die beste? Daten dazu liefern Studien wie die *National Institute of Child Health and Human Development Study of Early Child Care and Youth Development* (der Kürze halber im Folgenden als NICHD-Studie bezeichnet). Es handelt sich um eine Langzeitstudie mit mehr als 1000 Kindern, in der die Auswirkungen verschiedener Modelle der Kinderbetreuung (in diesem Fall Krippe, Nanny,

Familienmitglied) auf die kindliche Entwicklung analysiert werden. Die Forschenden interessierten sich für die Sprachentwicklung und Verhaltensprobleme.

Die Kinder wurden für die Studie in den jeweiligen Betreuungseinrichtungen rekrutiert und auch dort beobachtet. Dazu setzten sich die Forschenden mit in die Klassen- und Betreuungsräume, beobachteten Lehr- und Betreuungspersonal und analysierten weitere Faktoren. Abschließend erstellten sie ein Qualitätsranking der unterschiedlichen Einrichtungen. Ihrer sehr detaillierten Analyse der unterschiedlichen Faktoren werde ich mich weiter unten widmen, doch zuvor möchte ich allgemein erläutern, welche Rolle die Betreuungsqualität überhaupt spielt.

In einem ersten Artikel wurden die Daten hinsichtlich der kognitiven Fähigkeiten und des Verhaltens der Vierjährigen ausgewertet.[156] Dazu verglichen die Forschenden Kinder aus besseren und schlechteren Einrichtungen (die begutachteten Krippen und Kindergärten waren für Kinder bis zum vierten Lebensjahr zuständig, das heißt, die Kinder befanden sich zum Teil noch darin).

Die Auswertung zeigt, dass eine höhere Qualität der Kinderbetreuung ganz deutlich mit einer besseren Sprachentwicklung korreliert: Die Kinder in den besseren Einrichtungen sprachen mehr. Im Gegensatz dazu hatte die Betreuungsqualität praktisch keinen Einfluss auf Verhaltensprobleme – die Effekte waren gleich null. Auch als die Kinder in der sechsten Klasse noch einmal untersucht wurden, manifestierte sich die bessere Betreuungsqualität nur in einem größeren Wortschatz, nicht im Verhalten.[157]

An diesem Punkt meines Buches sollte bereits klar sein, dass ich diese Analyse problematisch finde, denn die Betreuungsqualität geht mit bestimmten Charakteristika der Familien einher. Da bessere Krippen in der Regel teurer sind, besuchen sie auch andere Kinder, vornehmlich solche aus wohlhabenderen Familien. Daher ist schwer zu beurteilen, welche Effekte bei den Kindern auf die Familien und welche auf die Tagesbetreuung zurückzuführen sind.

Die genannte Studie hat allerdings den Vorteil, dass auch der familiäre Hintergrund stark berücksichtigt wurde. Die Forschenden besuchten auch die Familien und konnten so die Qualität der heimischen Erziehung begutachten. Doch auch wenn die elterliche Erziehung eine große Rolle spielt (eine weit größere als die Tagesbetreuung), behielten die Ergebnisse nach der Bereinigung um die Unterschiede des Elternhauses ihre Gültigkeit. Natürlich bleiben dennoch gewisse Bedenken, was elterliche Faktoren betrifft, die den Forschenden eventuell entgingen. Trotz dieser Vorbehalte bestätigen die Daten letztlich den gesunden Menschenverstand: Wenn man sein Kind einer Betreuungseinrichtung anvertraut, sollte es eine möglichst gute sein. Was automatisch die Frage nach sich zieht: Wie erkennt man eine gute Krippe?

Zur Beantwortung können wir auf die Kriterien der NICHD-Studie zurückgreifen. Auch wenn sich die Methodik nicht im Detail nachvollziehen lässt, bekommt man doch ein Gefühl dafür, worauf man achten sollte. Fangen wir mal damit an, worauf in der Studie nicht geachtet wurde, nämlich auf das, was ich als »modischen Schnickschnack« bezeichnen würde, wie »frühkindliche Heranführung an die chinesische Sprache« oder »Bio-Snacks«. Es ging auch nicht darum, ob den Kindern Wissen beispielsweise über Pinguine vermittelt wurde. Die Forschenden beobachteten stattdessen vor allem die Interaktion zwischen Betreuungspersonal und Kindern. In die Bewertung flossen verschiedene Kriterien ein, aus der sich eine Checkliste für die Kategorien Sicherheit, Spaß und Individualisierung ergibt. Hier eine vereinfachte Übersicht:

Sicherheit	Spaß	Individualisierung
- Steckdosen, Kabel, Ventilatoren sind für Kinder unzugänglich - Betten sind sicher - Notfallplan ist schriftlich fixiert - Einwegtücher zum Händeabtrocknen vorhanden - Essen und Wickeln finden in getrennten Räumen statt - Spielzeug wird täglich gereinigt - Betreuungspersonal hat Kenntnisse über Kinderkrankheiten	- Spielzeug ist für die Kindern erreichbar untergebracht - ausreichend Platz zum Krabbeln und Spielen - drei unterschiedliche Geräte für die »großen Muskelgruppen« vorhanden (u. a. Ball, Schaukelpferd) - drei Arten von Gegenständen, mit denen man musizieren kann, sind verfügbar - es finden »besondere Aktivitäten« statt (z. B. Spielen mit Wasser, Malen mit Schwamm) - drei Materialien für Outdoorspiele vorhanden	- jedes Kind hat sein eigenes Bett - jedes Kind ist einer bestimmten Betreuungsperson zugeordnet - individuelle Entwicklung wird mindestens alle sechs Monate evaluiert - man bietet den Kindern Spielzeug an, das ihren Fähigkeiten angemessen ist - Betreuungspersonal hat mindestens eine Stunde pro Woche Zeit für Teambesprechungen

Die meisten dieser Kriterien lassen sich leicht bei einer Besichtigung der Einrichtungen beobachten und notieren und gelten sowohl für Krippen als auch für Tagesmütter.

Die Forschenden beurteilten die Kinder mehrfach, wobei die Intervalle relativ kurz waren: Sie beobachteten sie viermal zehn Minuten innerhalb eines halben Tages. Das lässt sich natürlich nicht so leicht nachahmen, aber wenn Sie eine Betreuungseinrichtung besichtigen, wäre es sicher sinnvoll, nachzufragen, ob Sie sich still in eine Ecke setzen und zehn bis 15 Minuten zusehen dürfen. (Ich würde dabei vermutlich nicht gerade mit einer durchnummerierten Checkliste herumwedeln, aber das bleibt Ihnen überlassen.)

Worauf achteten die Fachleute? Zuallererst auf ein paar ganz grundlegende Dinge, zum Beispiel, ob die Betreuungsperson ansprechbar war und mit den Kindern interagierte (schaute sie nur in ihr Handy, oder saß sie bei den Babys am Boden?). Hielt sie mit den Kindern positiven Körperkontakt, belohnte sie positives Verhalten beispielsweise mit einer Umarmung, hielt sie das Baby auf dem Arm?

Wichtig war den Forschenden außerdem die Entwicklungsförderung: Wurde den Kindern vorgelesen, mit ihnen gesprochen? Reagierte das Personal auf Geräusche der Babys? (»Gah!« »Ja, genau, das ist ein Nilpferd. Nil-pferd. Willst du das Nilpferd mal in die Hand nehmen? Da, bitte schön.«)

Zum Dritten achteten sie auf das Verhalten. Alle Babys und Kinder rasten hin und wieder aus. Doch wie gehen die Erwachsenen damit um? Reagieren sie auf negatives Verhalten der beteiligten Kinder mit körperlichen/räumlichen Restriktionen, das heißt, werden die Kinder festgehalten oder eingesperrt? Werden sie geschlagen? Beschimpft? All das wären sehr schlechte Zeichen.

Abschließend wurde beurteilt, welchen Eindruck insgesamt die Kinder machten. Ging es ihnen körperlich gut (bekamen sie zu essen, wurden sie regelmäßig gewickelt)? Hatten sie die Gelegenheit zur Interaktion mit Erwachsenen? Oder stellte man sie am Ende gar vor dem Fernseher ruhig?

Die Beobachtungsperson lieferte außerdem eine zusammenfassende Einschätzung: Ist die Einrichtung kinderzentriert, das heißt, widmen sich die Erwachsenen tatsächlich den Bedürfnissen der Kinder, hören sie ihnen zu, reagieren sie auf sie? Oder machen sie nur Dienst nach Vorschrift und beschäftigen sich mehr miteinander als mit den Kindern? Haben Betreuende und Betreute ein positives, liebevolles Verhältnis? Machen die Kinder einen ausgeglichenen und glücklichen Eindruck, oder wirken sie ängstlich und zucken beim Anblick der Erwachsenen zusammen?

Vermutlich sind Sie keine ausgebildete Gutachterin für Betreuungseinrichtungen, und trotzdem können Sie viele dieser

Kriterien genauso gut beurteilen. Natürlich wird keine Betreuungsperson vor Ihren Augen ein Kind schlagen, aber mangelnde Empathie und Gefühlskälte werden Sie erkennen. Sie werden in den meisten Fällen auch merken, wenn das Wohlwollen gegenüber den Kleinen nur vorgetäuscht ist.

Abseits der Punkte, nach denen die Beobachtungspersonen für die NICHD-Studie Ausschau hielten, spielt natürlich auch der Betreuungsschlüssel eine wichtige Rolle bei der Qualität einer Kindertageseinrichtung. Gucken Sie also auch, für wie viele Kinder eine Erzieherin zuständig ist. In Deutschland variiert der Betreuungsschlüssel in den öffentlichen Krippen je nach Bundesland, in Bremen ist eine Erzieherin für drei Kinder da, in Mecklenburg-Vorpommern muss sie sechs Kinder betreuen. Private Einrichtungen haben da natürlich andere Möglichkeiten, aber die muss man erst mal bezahlen können.

Nicht ganz unberechtigt könnte man nun fragen, ob man einfach die teuerste Krippe nehmen sollte, die man sich leisten kann. Natürlich gibt es eine Korrelation zwischen Qualität und Preis, häufig sind die teureren Einrichtungen auch besser. Aber das heißt auf keinen Fall, dass die öffentlichen Einrichtungen schlecht sind. Im Gegenteil! Das wichtigste Qualitätskriterium – wie das Betreuungspersonal mit den Kindern interagiert – ist ohnehin keine Frage des Geldes.

Andere Optionen

Die Krippe ist nicht einzige Möglichkeit, Ihr Kind betreuen zu lassen. Es gibt auch Tageseltern: Frauen oder Männer, die Ihr Kind bei sich zu Hause oft noch mit ein paar anderen Kindern betreuen. Es ist natürlich kaum möglich, dort die gleichen Kriterien anzulegen wie bei einer Krippe. Denn bei der Betreuung durch eine einzige Person in ihrem privaten zu Hause sind Vertrauen und Sympathie viel auschlaggebender als festgelegte

Qualitätsstandards. Aber die Interaktion zwischen dem Kind und der Tagesmutter oder dem Tagesvater werden Sie auch danach beurteilen können, wie sehr die betreuende Person auf Ihr Kind eingeht und ob Ihr Kind zufrieden dabei wirkt oder eher ängstlich.

Vielleicht gibt es auch jemanden in der Verwandtschaft, der Ihr Kind betreuen kann, während Sie arbeiten. Die Oma oder der Opa zum Beispiel. Das hat den Vorteil, dass Sie die betreuende Person nicht noch kennenlernen müssen. Sie kennen auch die Erziehungsmethoden schon und wissen, was auf Sie zukommt.

Ich habe auch von Eltern gehört, die sich mit anderen Familien zusammengetan haben und dann im Wechsel auf die Kinder aufgepasst haben. So ein Spielkreis ist eine Option, die viel Nähe schafft und gleichzeitig Toleranz gegenüber anderen Erziehungsmethoden erfordert.

Ich persönlich habe letztendlich eine Nanny engagiert, also jemanden, der meine Tochter bei uns im Haus betreute. Es gibt recht wenige konkrete Ratschläge zur Suche und Bewertung von Nannys. Der wertvollste, den ich bekam, war, mit den Familien zu sprechen, für die sie vorher gearbeitet hatten. Dabei ist nicht nur wichtig, ob diese die jeweilige Nanny mochten, sondern auch, ob sie ähnlich ticken wie Sie. Hatte die Familie vergleichbare Bedürfnisse und Anforderungen? Es kann auch hilfreich sein, die Kandidatinnen oder Kandidaten um die schriftliche Beantwortung von ein paar grundsätzlichen Fragen zu bitten. Bei einem Bewerbungsgespräch denken Sie womöglich nicht an alles, was Sie wissen wollten. Daher stellen Vermittlungsagenturen in der Regel einen Fragebogen zur Verfügung, doch entsprechende Listen finden sich auch im Internet.

Die Auswahl ist eine sehr persönliche Angelegenheit, denn schließlich müssen Sie jemanden finden, mit dem Ihre ganze Familie gut klarkommt. Letztendlich habe ich mich mehr auf persönliche Sympathie und mein Bauchgefühl verlassen als auf irgendwelche Qualitätsstandards. Das passt zwar nicht ganz zu meiner Datenbesessenheit, aber in unserem Fall lief es gut so.

Krippe oder was anderes?

Nun können Sie vergleichen: Erscheint Ihnen eine Option deutlich vorteilhafter?

Ein Problem der vorliegenden Daten besteht darin, dass Studien häufig explizit oder implizit die Krippe mit der Alternative »bei Mutti zu Hause« vergleichen. Das ist zwar interessant (siehe voriges Kapitel), aber eben nicht das Gleiche wie eine Tagesmutter oder eine Nanny oder der Opa.

Die besten Informationen liefert hierzu die NICHD-Studie. Sie vergleicht zwar nur explizit Betreuungslösungen vom Typ »Nanny« mit der Betreuung in Einrichtungen, aber sie versucht auch, die Ergebnisse um Unterschiede im familiären Hintergrund zu bereinigen. Die Publikation dokumentiert die Auswirkungen auf Kinder bis zu einem Alter von viereinhalb Jahren und berücksichtigt dabei die kognitive und sprachliche Entwicklung sowie Verhaltensauffälligkeiten.[158]

Was das Kognitive betrifft, sind die Resultate gemischt: Kinder, die *vor* dem 18. Lebensmonat mehr Zeit in einer Betreuungseinrichtung verbrachten, erreichten mit viereinhalb Jahren etwas schlechtere Testergebnisse, während mehr Zeit *nach* dem 18. Lebensmonat zu besseren Ergebnissen führte. Warum das so ist, lässt sich schwer beurteilen. Möglicherweise fördert eine Eins-zu-eins-Betreuung in sehr frühem Alter eine frühe Sprachentwicklung, während etwas ältere Kinder in Betreuungseinrichtungen vermutlich mehr Kenntnisse über Buchstaben, Zahlen sowie Sozialverhalten erwerben als solche, die von Nannys oder den Großeltern oder Eltern betreut werden. Doch das bleibt Spekulation – vielleicht handelt es sich nur um Korrelationen, nicht um Kausalzusammenhänge.

Studien, die beides berücksichtigen, deuten auf einen insgesamt positiven Effekt hin: Je länger Kinder bis zum Alter von viereinhalb Jahren in Betreuungseinrichtungen waren, desto besser die kognitiven und sprachlichen Fähigkeiten.[159]

Zwischen mehr in Betreuungseinrichtungen verbrachter Zeit und Verhaltensproblemen gibt es zwar einen vagen Zusammenhang, doch diese Effekte, schränkt die Studie ein, seien minimal, und alle untersuchten Kinder befänden sich im Bereich »normalen« Verhaltens.

Sowohl die tendenziell positiven Effekte bei der kognitiven Entwicklung als auch die tendenziell negativen im Bereich des Verhaltens sind bis in die ersten Grundschulklassen nachweisbar, verschwinden jedoch nach und nach zwischen dem dritten und fünften Schuljahr.[160]

Die Erkenntnisse dieser einen Studie ähneln denen anderer Untersuchungen. Tagesbetreuung wird mit besseren kognitiven Testleistungen[161] und etwas schlechterem Sozialverhalten[162] in Verbindung gebracht. Die positiven Auswirkungen im kognitiven Bereich zeigen sich vor allem bei Kindern, die schon etwas älter sind, wenn sie Zeit in Betreuungseinrichtungen verbringen.

Diese Studien widmen sich auch noch anderen Aspekten – einer davon ist die Mutter-Kind-Bindung: Ist sie bei Kindern, die in Einrichtungen betreut werden, weniger ausgeprägt? Das kann man verneinen. Für die Bindungsintensität spielt die Qualität der elterlichen Betreuung eine Rolle, nicht die in Betreuungseinrichtungen verbrachte Zeit.[163]

Ein Datenvergleich hat schließlich noch ergeben, dass Kinder in Betreuungseinrichtungen häufiger krank werden.[164] Dabei handelt es sich jedoch nicht um schwere Erkrankungen, sondern vor allem um Erkältungen, Fieber, Magen-Darm-Infekte und Ähnliches, die sogar eine positive Kehrseite aufweisen: Sie scheinen das Immunsystem zu stärken, weswegen Kinder, die mehr Zeit in Krippen und Kindergärten verbracht haben, in den ersten Grundschuljahren seltener Erkältungen bekommen.[165]

Bei vielen Forschungsergebnissen wird eines deutlich: Die elterliche Erziehung spielt eine wichtige Rolle. Der Zusammenhang zwischen Elternhaus und Gedeihen des Kindes ist deutlich konsistenter als andere Zusammenhänge. Ob Sie Bücher zu

Hause haben und Ihren Kindern vorlesen, ist viel entscheidender als die Bücher in der Krippe oder bei wem auch immer Ihr Kind letztendlich betreut wird. Das trifft offensichtlich sogar zu, wenn Ihr Kind ebenso viele Stunden fremdbetreut wird wie von Ihnen selbst. So richtig präzise lässt sich das nicht begründen, doch offensichtlich üben Sie als Eltern den beständigsten Einfluss auf Ihre Kinder aus. Und die zweite Einsicht: Viel bedeutsamer als der Betreuungstyp ist die Qualität. Eine sehr gute Krippe ist besser als schlechte Tageseltern und umgekehrt.

Abgesehen davon geht es bei der Wahl der Kinderbetreuung auch nicht nur ums Kind, sondern auch darum, was für Ihre Familie machbar ist. Damit kommen abseits der kognitiven Entwicklung noch weitere Überlegungen hinzu. Da sind zuerst die Betreuungskosten. Sicher ist eine Nanny teurer als Tageseltern, und Tageseltern wiederum mögen etwas mehr kosten als eine Krippe. Das hängt unter anderem von Regelungen und Zuschüssen in Ihrem Bundesland oder Ihrer Kommune ab. Dabei spielt auch wieder Ihre individuelle Situation eine Rolle: Wie viel können und wollen Sie in die Kinderbetreuung investieren? Jesse und ich gingen auch an diese Frage streng ökonomisch heran (was vermutlich die wenigsten wollen). Wir dachten dabei auch über den »Grenznutzen des Geldes« nach. Können Sie das Geld, das Sie bei der Kinderbetreuung einsparen, sinnbringend anders einsetzen? Für eine größere Wohnung? Für mehr Urlaub? Für den Ruhestand? Darüber konkret nachzudenken ist sicher nicht einfach, kann aber bei der Entscheidungsfindung helfen.

»Was ist praktisch und machbar?«, lautet die zweite Frage: Ist die Krippe oder sind die Tageseltern oder Oma und Opa in der Nähe Ihrer Wohnung oder Arbeit, oder müssen Sie einen weiten Umweg machen, um Ihr Kind hinzubringen und abzuholen? Und was machen Sie, wenn es krank wird? Zu Oma und Opa kann es vielleicht auch dann, eine Nanny würde es wahrscheinlich auch betreuen, aber in die Krippe darf man es dann nicht bringen, schon wegen der anderen Kinder (überhaupt werden die Kleinen in der Krippe öfter krank als zum Beispiel bei den

Großeltern). Gibt es jemanden, der einspringen kann? Ich bekam daher einen wirklich guten Rat von meiner Freundin Nancy, den ich hier an Sie weitergebe: Kalkulieren Sie den Fall von vornherein ein und halten Sie einen Notfallplan für ein krankes Kind (oder eine kranke Tagesmutter oder den kranken Opa) bereit. Das ist nämlich ein ganz schlechter Moment, um genau dann mit dem anderen Elternteil auszudiskutieren, wer nun nicht zur Arbeit gehen kann.

Es könnte sein, dass Sie bei der einen Betreuungsoption ein besseres Gefühl haben als bei der anderen. Auch das ist ein guter Grund für Ihre Wahl. Die einen Eltern können sich nicht mit dem Gedanken anfreunden, dass ihr Kind mit vielen anderen in einer »anonymen« Einrichtung betreut wird, die anderen finden den Gedanken komisch, dass das Kind den Tag in der Privatwohnung der Tagesmutter verbringt oder mit der Nanny zusammen in der eigenen Wohnung.

Abschließend möchte ich darauf hinweisen, dass der Entscheidungsbaum mit den verschiedenen Optionen vielleicht ein wenig in die Irre führt. Es muss kein Entweder-oder sein. Wenn wir die Forschungslage berücksichtigen und die Krippe – soweit sich das überhaupt sagen lässt – »schlechter« abschneidet, dann trifft das nur für die erste Zeit, bis zum Alter von zwölf oder 18 Monaten, zu. Und wenn sich messbare Vorzüge der Krippe finden lassen, dann eventuell ab zwölf oder 18 Monaten. Das könnte bedeuten, dass Sie sich anfangs für Tageseltern, eine Nanny oder den Opa entscheiden (eventuell auch in Kombination) und etwas später dann für die Krippe.

Unterm Strich

- Welche Art der Kinderbetreuung Sie auch wählen, entscheidend ist die Qualität. Vor allem Krippen können Sie mithilfe einiger einfacher Kriterien auch selbst beurteilen.
- Im Allgemeinen geht längere Betreuungszeit in der Krippe mit leichten Vorteilen bei der kognitiven Entwicklung und leichten Nachteilen beim Verhalten einher.
- Die Vorteile der Krippe zeigen sich bei etwas älteren Kindern, die Nachteile bei den jüngeren.
- Kinder, die eine Krippe besuchen, werden öfter krank, bauen aber zugleich eine bessere Immunabwehr auf.
- Die Situation im Elternhaus spielt eine viel größere Rolle als die Wahl der Kinderbetreuung. Sorgen Sie also dafür, dass die gewählte Option auch für Sie taugt.

11. Schlaftraining pro und kontra

Schlaf – das mythische, unerreichbare Nirwana aller jungen (und nicht mehr ganz so jungen) Eltern … Die meisten sind darauf vorbereitet, dass sie in den ersten Wochen mit ihrem Baby kaum Schlaf abkriegen. Vielleicht bekommt man zu der Zeit noch Unterstützung von der erweiterten Familie, und wenn man Glück hat, muss man auch nicht ununterbrochen gegen die totale Erschöpfung ankämpfen. Doch dann kommt Monat zwei, und das Kind schläft noch immer nicht mehr als zwei Stunden am Stück. Wenn dann irgendwann die Kinderärztin behauptet, Säuglinge in dem Alter könnten durchaus bis zu sechs Stunden durchschlafen, möchte man ihr einen spitzen Bleistift in die Augen bohren. Irgendwann im vierten Monat gab es da diese eine unglaubliche Nacht, als das Kind vier Stunden lang schlief, doch dieses Wunder hat sich nie wiederholt. Es dauert zwei Stunden, es überhaupt zum Einschlafen zu bringen. Das Kind lässt sich einfach nicht ins Bett legen, bevor man es nicht mindestens eine Stunde im Arm gehalten hat – womit zugleich eine potenzielle Stunde Schlaf für einen selbst futsch ist. Dann kommt der sechste Monat. Der achte. Nun scheint das Baby mitten in der Nacht Party machen zu wollen. Das ist dann der Zeitpunkt, an dem man sich nicht vorstellen kann, jemals im Leben wieder richtig ausgeschlafen zu sein.

Nicht alle machen solche Erfahrungen. Es gibt Leute, die behaupten, ihr Baby habe von der dritten Woche an durchgeschlafen. Meiner kompetenten Einschätzung nach lügen die meisten von ihnen. Natürlich schlafen unterschiedliche Babys unterschiedlich gut. Aber es bleibt eine Tatsache, dass Babys nachts häufig aufwachen und die Eltern es anders lieber hätten.

Das Problem ist dem (Buch-)Markt natürlich nicht verborgen geblieben, es gibt unzählige Ratgeber mit unterschiedlichen Strategien für besseren Babyschlaf. Ein wissenschaftlicher Artikel listet für den englischsprachigen Raum 40 Titel auf, von *Ready, Set, Sleep* bis zu *Winning Bedtime Battles*.[166] Auch das deutsche Amazon spuckt bei einer kurzen Stichprobe eine ganze Reihe von Büchern aus, darunter:

- Kast-Zahn/Morgenroth: Jedes Kind kann schlafen lernen
- Rankl: Endlich durchschlafen – Schlafprobleme verstehen und lösen
- Weissbluth: Gesunder Schlaf, glückliches Kind
- Ferber: Schlaf, Kindlein, schlaf. Schlafprobleme bei Kindern
- Ezzo/Bucknam: Babywise – Schlaf gut, mein kleiner Schatz
- Renz-Polster/Imlau: Schlaf gut, Baby! Der sanfte Weg zu ruhigen Nächten
- Pantley: Schlafen statt Schreien: Das liebevolle Einschlafbuch

Diese Bücher lesen sich in der Regel sehr überzeugend und sind alle ähnlich aufgebaut: Sie erläutern die Erkenntnisse der wissenschaftlichen Schlafforschung, schlagen eine bestimmte Methode vor und erzählen von Eltern, die sie erfolgreich angewandt haben. Diese Anekdoten sind so was von bezwingend: Die Beispieleltern haben noch *viel* schrecklichere Probleme als man selbst, und dann, schwups – kaum haben sie sich ein paar Tage an die neue Methode gehalten, können sie zwölf Stunden durchschlafen und erwachen morgens frisch und munter!

Die meisten dieser Ratgeber haben ihren eigenen Ansatz. So ist es bei Marc Weissbluths Methode wichtig, dass das Kind satt und frisch gewickelt ist und sich wohlfühlt, bevor man es ins Bett legt. Doch danach soll man es schreien lassen. Das Vorgehen wird sehr detailliert beschrieben (und wenn Sie es mit Schlaftraining probieren wollen, sind diese Details auch relevant), wobei vor allem ausführlich erklärt wird, was aus wissenschaftlicher Sicht dafürspricht.

Manche Methoden sind auch etwas komplexer. Bei Finn versuchte ich es mit einer, die vorsah, ihn kurz hochzunehmen, wenn er weinte, zu warten, bis er aufhörte, und ihn dann sofort wieder ins Bett zu legen. Und wieder von vorne. Nach drei Tagen gab ich auf, da sich der Erfolg der Leute im Buch einfach nicht einstellen wollte. Wahrscheinlich war ich zu müde und habe etwas falsch gemacht.

Die Bücher unterscheiden sich hauptsächlich darin, inwiefern sie in irgendeiner Form für das »Schreienlassen« plädieren. Das bedeutet grob gesagt, man legt sein Baby am Abend allein in sein Bett und lässt es auch allein wieder einschlafen, wenn es nachts zwischendurch aufwacht. Dabei kommt es anfangs vor, dass das Baby schreit. Die Methoden variieren darin, ob man sich in dem Fall um das Kind kümmert, wie lange man es allein schreien lässt, wie lange es am Stück durchschlafen soll, ob man beim Kind im Zimmer bleibt (ohne es hochzunehmen) und vieles mehr.

Richard Ferber ist der bekannteste Vertreter dieser Methode (man spricht sogar von »ferbern« oder der »Ferber-Methode«), doch auch Marc Weissbluth wird in diesem Zusammenhang immer populärer. In Deutschland hat der 1995 erstmals erschienene Bestseller *Jedes Kind kann schlafen lernen* von Annette Kast-Zahn und Hartmut Morgenroth das ferbersche Schlaftraining bekannt gemacht.

Ein alternatives Konzept bietet Elizabeth Pantleys *Schlafen statt Schreien. Das liebevolle Einschlafbuch.* Auch wenn diese Autorin auf das »Schreienlassen« verzichtet, wird natürlich trotzdem ein bisschen geschrien (es sind eben Babys).

Natürlich gibt es noch eine dritte Philosophie, die der Attachment Parenting-Gemeinde, die so etwas generell ablehnt. Sie beruft sich häufig auf den kalifornischen Arzt William Sears, der mehr als 30 Erziehungsratgeber verfasst hat. Hier wird argumentiert, ein Baby schreit, weil es die Eltern braucht, und es schreien zu lassen, sei unmenschlich. Darüber hinaus plädiert das Attachment Parenting für gemeinsames Schlafen in einem

Bett: Wenn das Ziel nicht lautet, das Baby solle allein einschlafen, braucht es auch kein Schlaftraining, und wenn das Baby mit im Elternbett liegt, muss man auch nicht aufstehen, um es zu beruhigen. Die Mutter dreht sich ihm zu, schiebt ihm eine Brust in den Mund und schläft wieder ein. Auch der bekannte deutsche Kinderarzt und Autor von Erziehungsratgebern Herbert Renz-Polster spricht sich gegen das »Schreienlassen« aus.

Wenn Sie sich entschieden haben, mit Ihrem Kind in einem Bett zu schlafen (siehe Kapitel 6), ist Schlaftraining (zumindest zu einem frühen Zeitpunkt) keine realistische Option. Wenn Ihr Kind jedoch in einem separaten Zimmer schläft und Sie bisher alle zwei Stunden aufstehen, um es zu füttern, im Arm zu wiegen oder anzuflehen, wieder einzuschlafen, könnten Sie Schlaftraining verlockend finden.

Aber: Googeln Sie mal »Schreienlassen« (englisch »cry it out«) – Sie werden sofort auf eine ganze Reihe von Beiträgen stoßen, in denen ausführlich geschildert wird, wie egoistisch das ist und welche langfristigen psychischen Probleme und Schäden Sie Ihrem Kind damit zufügen.[167]

Im Kern bestehen die Einwände gegen das »Schreienlassen« in der Befürchtung, das Baby könnte sich verlassen fühlen und Schwierigkeiten haben, eine Bindung zu den Eltern und in der Folge auch zu anderen Menschen aufzubauen. Ich erlaube mir einen kurzen Exkurs, um zu erklären, woher diese Auffassung stammt: aus rumänischen Waisenhäusern.

In den 1980er-Jahren landeten infolge von Ceaușescus pronatalistischer Bevölkerungspolitik Tausende von rumänischen Babys und Kindern in Waisenhäusern, wo sie Opfer von Verwahrlosung und Unterernährung, physischer Misshandlungen und sexuellen Missbrauchs wurden. Man ließ sie über Jahre ohne Kontakt zu Erwachsenen allein in ihren Betten vegetieren, was zu einer verzögerten körperlichen Entwicklung sowie kognitiven und psychischen Beeinträchtigungen führte. Wissenschaftliche Untersuchungen ergaben, dass diese Kinder nicht in der Lage waren, Bindungen zu anderen aufzubauen, und sich von der erlittenen Vernachlässigung ihr Leben lang nicht erholen konnten.

Diese Erkenntnisse beeinflussten die Attachment Parenting-Philosophie und ihre Sicht auf das »Schreienlassen«. Was die Forschenden in den Waisenhäusern damals besonders schockierte, war die beklemmende Stille. Die Säuglinge und Kleinkinder weinten nicht, weil sie wussten, dass sowieso niemand kommen würde. Das Argument lautet nun, dass »Schreienlassen« mehr oder weniger auf das Gleiche hinauslaufe: Die Babys hören irgendwann auf zu schreien, weil sie wie die Kinder in den rumänischen Waisenhäusern verinnerlicht haben, dass niemand kommt. Das würde (wie dort) ihre Fähigkeit beeinträchtigen, zu ihren Eltern und anderen Menschen Bindungen aufzubauen.

Die entsetzlichen und beschämenden Zustände in den rumänischen Waisenhäusern des Ceaușescu-Regimes sind jedoch nicht vergleichbar mit der Erfahrung von Kindern, deren Eltern die »Schreienlassen«-Methode anwenden. Weder propagiert diese Methode, Babys über Monate jeglichen zwischenmenschlichen Kontakt zu verweigern, noch soll man sie den damals dort üblichen physischen und psychischen Misshandlungen aussetzen. Das wissen natürlich auch die Gegner, dennoch ist das »Schreienlassen« aus ihrer Sicht vergleichbar. Für die rumänischen Waisenkinder hatte die Verwahrlosung entsetzliche Langzeitfolgen. Auch auf Kinder, die vergleichbarem chronischen Stress (beispielsweise durch körperliche Misshandlung oder extreme Vernachlässigung) ausgesetzt sind, wirkt sich das häufig längerfristig negativ aus. Einige Nächte Schlaftraining haben vermutlich keine so verheerenden Folgen, doch weiß man sicher, ob die Kinder nicht vielleicht doch kleinere Beeinträchtigungen davontragen?

Glücklicherweise liefert die Forschung darauf zumindest bis zu einem gewissen Grad eine Antwort, und wir können uns bei der Frage, ob Schlaftraining schädlich ist, den Daten zuwenden. Doch bevor wir uns damit beschäftigen, scheint mir eine Frage grundlegend: Funktioniert es überhaupt? Denn selbst wenn Sie nicht davon ausgehen, dass Schlaftraining Ihrem Kind auf lange Sicht Schaden zufügt, macht es auch nicht wirklich Spaß. Die wenigsten Eltern hören ihre Babys gerne schreien. Wenn es nicht funktioniert, kann man es daher gleich lassen. Beginnen wir also damit. Sollte die Methode funktionieren und gewisse Vorteile bieten, können wir uns mit den möglichen Risiken beschäftigen.

Funktioniert Schlaftraining?

Die gute Nachricht lautet Ja, Schlaftraining verbessert das Schlafverhalten. Es gibt dazu wirklich viele Studien, die alle auf ähnlichen Verfahren beruhen (viele darunter sind randomisiert). Ein Überblicksartikel von 2006 wertet 19 Studien zu der Variante des »Schreienlassens« aus, die mit dem unschönen psychologischen Fachbegriff »Extinktion« (auch Entwöhnung) bezeichnet wird. Dabei bringt man das Baby zu Bett und geht danach nicht mehr zu ihm ins Zimmer. Siebzehn verzeichneten eine Verbesserung des Schlafverhaltens.[168] Weitere 14 Studien untersuchten die »graduelle Entwöhnung«, bei der man in stetig größeren Abständen zu dem weinenden Kind zurückkehrt; in allen zeigten sich Verbesserungen. Eine kleinere Zahl von Studien beschäftigte sich mit der »Entwöhnung mit elterlicher Präsenz«, bei der man im Zimmer bleibt, das Kind aber weinen lässt. Auch sie belegen positive Effekte. Sofern die Studien einen längeren Zeitraum untersuchten, wurden diese Effekte sechs Monate bis ein Jahr lang nachgewiesen. Das heißt, Kinder schlafen nach dem Schlaftraining (im Durchschnitt) auch nach einem Jahr besser.

Die entsprechenden Methoden können natürlich nicht vom ersten Tag an sämtliche Schlafprobleme lösen. Sowohl Kinder als auch Eltern reagieren unterschiedlich darauf. So zeigte beispielsweise eine »Schreienlassen«-Studie aus den 1980er-Jahren, dass die Babys der Kontrollgruppe durchschnittlich in vier Nächten pro Woche aufwachten, die schlaftrainierten Babys im Vergleich dazu nur in zwei Nächten.[169] Letztere wachten in den entsprechenden Nächten auch weniger häufig auf. Die Ergebnisse der diversen Untersuchungen gleichen sich in ihrer Größenordnung. Nicht alle Babys schlafen nach dem Schlaftraining jede Nacht durch, doch im Durchschnitt schlafen sie besser. Viermal wöchentlich nachts aufzuwachen ist signifikant schlechter als zweimal wöchentlich. Unterm Strich belegen enorm viele Daten übereinstimmend, dass »Schreienlassen« eine effektive Methode zur Verbesserung des Schlafverhaltens darstellt.

Wichtig zu wissen: Die meisten dieser Studien – und mehr oder weniger alle Schlafratgeber – empfehlen bei jedem Versuch, das Schlafverhalten zu beeinflussen, eine Zubettgehroutine. Viele konkrete Belege gibt es dafür nicht (der Überblicksartikel qualifiziert es daher als »gesunden Menschenverstand«), aber Rituale spielen bei sämtlichen methodischen Ansätzen eine Rolle. Es handelt sich um bestimmte Aktivitäten, die dem Baby signalisieren, dass Schlafenszeit ist: Schlafanzug anziehen, vorlesen, ein bestimmtes Lied singen, das Licht ausschalten. Aber wer würde schon ein vollständig angezogenes Kind bei Licht ins Bett legen, ihm mitteilen, dass jetzt geschlafen wird, und dann die Tür hinter sich zu machen?

Die Vorteile

Während sich die öffentliche Diskussion vor allem um mögliche Schäden dreht, konzentriert sich die Forschungsliteratur auf den potenziellen Nutzen des Schlaftrainings. Dabei geht es nicht nur um die Verbesserung des Schlafverhaltens der Kinder, sondern auch um die Vorteile für die Eltern.

Vor allem reduziert Schlaftraining ganz offensichtlich die Fälle mütterlicher Depressionen. Für eine australische Studie wurden 328 Kinder nach dem Zufallsprinzip in eine Schlaftrainings- und eine Kontrollgruppe eingeteilt. Nach zwei und vier Monaten stellte man fest, dass die Mütter in der Schlaftrainingsgruppe seltener depressiv und in besserer körperlicher Verfassung waren, außerdem mussten sie seltener Gesundheitsleistungen in Anspruch nehmen.[170]

Solche Resultate durchziehen alle Studien: Schlaftraining verbessert übereinstimmend die psychische Verfassung der Eltern (weniger Depressionen, mehr Zufriedenheit in der Partnerschaft, weniger elterlicher Stress).[171] In einigen Fällen zeigen sich sehr große Effekte: Laut einer kleinen (nicht randomisierten) Studie erfüllten 70 Prozent der Mütter zu Beginn der Teilnahme die Kriterien einer klinischen Depression, nach der Durchführung nur noch 10 Prozent.[172]

Selbstverständlich sollte man sorgfältig über eventuelle Risiken für die Kinder nachdenken, doch auch die Tatsache, dass Eltern davon profitieren, ist nicht zu vernachlässigen. Darüber hinaus ist Schlaf auch für die Entwicklung von Babys und Kleinkindern sehr wichtig. Eine Schlafroutine zu entwickeln, die zu mehr und besserem Schlaf führt, könnte sich auch auf die Kinder positiv auswirken.

Ist »Schreienlassen« schädlich?

»Schreienlassen« funktioniert, verhilft Eltern und Kindern zu besserem Schlaf und steigert die Laune und Zufriedenheit der Eltern. Kann es Ihrem Kind auch schaden? Eine Reihe hochwertiger Studien geben darauf eine Antwort. Für eine 2004 veröffentlichte repräsentative Studie in Schweden wurde in 95 Familien ein Schlaftraining mit »Schreienlassen« angewandt.[173] Die Analyse konzentrierte sich darauf, ob die Nacht sich auf das Verhalten tagsüber auswirkte, vor allem, ob die Babys weniger Bindung zu ihren Eltern zeigten, weil man sie nachts hatte schreien lassen. Allerdings schienen das Sicherheitsgefühl und die Bindung der Kinder durch das Schlaftraining eher gesteigert, auch das allgemeine Verhalten und das Essverhalten verbesserte sich laut den Eltern der Kinder. Das steht ganz offensichtlich im Widerspruch zu den gegen das »Schreienlassen« geäußerten Bedenken.

Damit ist diese Studie nicht allein. Ein 2006 veröffentlichter Überblicksartikel zu verschiedenen Schlaftraining-Studien mit 13 verschiedenen Methoden konstatierte Folgendes: »Keine der Studien konnte negative Folgen durch die Teilnahme an den verhaltenspsychologisch orientierten Schlafprogrammen feststellen. Kinder, die am Schlaftraining teilnahmen, verhielten sich im Gegenteil sicherer und berechenbarer, waren weniger reizbar und unleidlich und weinten weniger.«[174] (Meine Übersetzung: In keiner Studie passierte etwas Schlimmes, und in den meisten Fällen schienen die Babys nach dem Schlaftraining glücklicher als vorher.) Aktuellere Studien kommen zu dem gleichen Schluss.[175] All diese Ergebnisse werden so interpretiert, dass sowohl die Babys als auch die Eltern ausgeruhter und daher besserer Laune sind. Die Daten an sich geben das natürlich nicht her, sie zeigen Effekte, erklären aber nicht die Mechanismen.

Diese Untersuchungen beschränken sich auf die *unmittelbaren* Auswirkungen auf die Kinder – doch die sind gar nicht die größte Sorge derer, die das »Schreienlassen« verdammen. Es geht ihnen vielmehr um die Langzeitwirkung. Aus ihrer Sicht weint das Kind nur deshalb weniger (möglicherweise sogar tagsüber), weil es resigniert hat, nicht, weil es glücklicher ist.

Um dieser Befürchtung auf den Grund zu gehen, müssen Kinder nach dem Schlaftraining über mehrere Jahre begleitet werden, was in randomisierten Studien natürlich schwerfällt, da Langzeitanalysen schwieriger und teurer sind. Dennoch gibt es eine Untersuchung, die ich bereits ein paar Seiten zuvor im Zusammenhang mit Vorteilen des Schlaftrainings erwähnt habe. 328 australische Familien wurden rekrutiert, als die Babys acht Monate alt waren. Die Forschenden konnten zuerst nachweisen, dass das Schlaftraining den Schlaf der Babys verbesserte und die Gefahr elterlicher Depressionen reduzierte.[176] Doch damit gaben sie sich nicht zufrieden, sie nahmen die Kinder noch einmal nach einem Jahr unter die Lupe und nach fünf Jahren wieder (als die Kinder fast sechs waren). Bei dieser späteren Analyse, die sie bei einem Teil der ursprünglichen Familien durchführten, konnten sie keine Unterschiede bei Kriterien wie emotionale Stabilität, Benehmen, Stress, Nähe zu den Eltern, Konfliktfreude, Eltern-Kind-Bindung oder Bindung allgemein feststellen. Die schlaftrainierten Kinder unterschieden sich nicht von den anderen.[177]

Weder diese Studie noch die anderen von mir zitierten, noch diverse Übersichtsartikel deuten auf lang- oder kurzfristige durch »Schreienlassen« verursachte Schäden hin. Schlaftraining funktioniert, und auch die Eltern profitieren. Es spricht somit vieles fürs »Schreienlassen«. Doch nicht alle sehen das so.

Einige wissenschaftliche Abhandlungen plädieren aus einer eher theoretischen Perspektive dagegen, beispielsweise ein 2011 in der Zeitschrift *Sleep Medicine Reviews* veröffentlichter Artikel.[178] Die Autoren interpretieren das Schreien des Kindes als Stresssignal, das die Eltern nicht ignorieren sollten. Vor dem Hintergrund der bereits erwähnten Attachment Parenting-Theorie (der Forschung zu den rumänischen Waisenhäusern) argumentieren sie, durch das »Schreienlassen« würden sich die Eltern den ersten Kommunikationsversuchen des Kindes verweigern. Dass es wirkt, überzeugt sie nicht, für sie ist es vielmehr ein Zeichen der Schädigung des Kindes. In dem Artikel wurde es so formuliert: »Kann man von ›Therapie‹ sprechen, wenn das Kind nicht mehr schreit, oder hat es vielmehr ›resigniert‹, ist nun deprimiert und hat sich teilweise aus der Zweierbindung zurückgezogen?«[179]

Das Hauptargument dieser und vergleichbarer Artikel lautet, der durch Weinen geäußerte Stress, auch wenn er nur wenige Tage oder Wochen andauert, könne die Babys langfristig beeinträchtigen. In diesem Zusammenhang wird häufig auf eine 2012 erschienene neuseeländische Studie verwiesen, die 25 Säuglinge und ihre Mütter bei einem fünftägigen stationären Aufenthalt in einem Schlaflabor begleitete.[180] Sinn des Aufenthalts war die Durchführung eines Schlaftrainings. Krankenschwestern maßen täglich bei Babys und Müttern den Level des Stresshormons Cortisol, brachten die Babys ins Bett und waren auch für die Überwachung des Schlaftrainings zuständig. Sie erfassten den Cortisol-Level sowohl vor dem Schlaftraining als auch nachdem die Kinder eingeschlafen waren. Am ersten Tag schrien alle Babys, ihr Cortisol-Level war vor dem Schlaftraining und nach dem Einschlafen gleich. Das traf auch auf die Mütter zu. Am zweiten Tag änderte sich nichts. Am dritten Tag schrie keines der Babys mehr (siehe oben: Schlaftraining wirkt). Ihr Cortisol-Level blieb vor dem Zubettbringen und nach dem Einschlafen immer noch unverändert. Bei den Müttern dagegen sank der Cortisol-Level in der zweiten Phase, als ihre Kinder nicht mehr schrien.

Die Studie sieht das als Problem: Dass nach dem Schlaftraining der Stresslevel von Mutter und Baby nicht mehr im Einklang war, wird als Lockerung der Bindung gedeutet.

In einer Reihe von Kommentaren bezeichnete man dies als Überinterpretation: Da es keinen bestimmten Cortisol-Basislevel gibt, kann man überhaupt keine Aussage darüber machen, ob die Babys überhaupt mehr Stress verspürten. Außerdem endete die Studie (zumindest die Datenerfassung) nach drei Tagen, weswegen die weitere Entwicklung unklar bleibt. Abgesehen davon bleibt fraglich, warum unterschiedliche Cortisol-Level bei Müttern und Kindern nach dem Schlaftraining ein Problem darstellen sollten. Tatsächlich zeigt die Studie, dass die Mütter nach dem Schlaftraining entspannter sind und sich bei den Kindern nichts verändert. Das ist doch vielmehr ein positiver Effekt.

Im Prinzip ist das Argument gegen Schlaftraining sehr theoretisch. Es ist hinlänglich bekannt, dass Misshandlung und Vernachlässigung von Kindern negative Langzeitfolgen haben. Letztendlich kann man nicht sicher sein, ob dies nicht auch bei ein paar Nächten, in denen sich Babys in den Schlaf weinen, ebenfalls der Fall ist. Auch wenn ein Blick auf die Daten zeigt, dass auch auf lange Sicht keinerlei Probleme nachweisbar sind, bleibt das theoretische Gegenargument: Es könnte für einige Kinder verheerende Folgen haben, selbst wenn man nicht weiß, bei welchen.

So ein Argument ist fragwürdig, da es weder zu belegen noch zu widerlegen ist. Man bräuchte für eine Untersuchung eine riesige Stichprobe, und selbst dann wäre es schwierig, ein Studiendesign zu entwerfen, das dieser Heterogenität gerecht wird. Damit geht ein weiteres Argument einher: Selbst wenn die Kinder nach fünf oder sechs Jahren äußerlich einen guten Eindruck machen, könnten sich die Schäden des Schlaftrainings auch erst im Erwachsenenalter zeigen. Auch das ist sehr schwer wissenschaftlich zu untersuchen.

Man muss gerechtigkeitshalber zugeben, dass mehr Datenmaterial von Vorteil wäre. Und dass dann möglicherweise kleinere Negativeffekte nachweisbar wären. Die vorhandenen Studien sind jedenfalls nicht perfekt. Dennoch wäre es ein Fehler, aus dieser Unsicherheit heraus Schlaftraining um jeden Preis zu vermeiden. Es lässt sich nämlich auch problemlos umgekehrt argumentieren: Vielleicht erweist sich Schlaftraining bei einigen Kindern als besonders vorteilhaft, weil sie dringend zusammenhängenden Schlaf brauchen und ohne Schlaftraining gefährdet wären. Nichts in den Daten weist auf einen solchen Schluss hin, genauso wenig jedoch, dass Schlaftraining schädlich ist. Was sich darüber hinaus noch anführen lässt: Mütterliche Depressionen beeinträchtigen Kinder langfristig, weswegen sich Schlaftraining auf lange Sicht positiv auswirken könnte – ein in vielerlei Hinsicht plausibles Argument.

Sie werden sich somit ohne hinreichende Daten entscheiden müssen (das trifft übrigens auf fast alle Erziehungsentscheidungen zu – schuld ist die Wissenschaft!). Zu denken, kein Schlaftraining sei die sicherste Lösung, wäre in diesem Zusammenhang allerdings ein Fehler. Heißt das wiederum, Sie sollten es auf jeden Fall damit versuchen? Natürlich nicht! Jede Familie ist anders, und vielleicht möchten Sie Ihr Baby definitiv nicht schreien lassen. Wie in allen anderen Fällen müssen Sie selbst die Entscheidung treffen. Doch wenn Sie sich dafür entscheiden, brauchen Sie sich nicht dafür zu schämen. So unvollkommen die Datenlage auch ist, sie ist auf Ihrer Seite.

Wann und mit welcher Methode?

Die meisten »Schreienlassen«-Modelle sind Varianten von drei Methoden:

1. Extinktion/Entwöhnung: das Baby allein lassen und nicht zurückkommen,
2. graduelle Extinktion/Entwöhnung: Man kommt in immer größeren Intervallen zurück zum Baby.
3. Extinktion/Entwöhnung mit elterlicher Anwesenheit: Man bleibt im Zimmer, unternimmt aber nichts.

Marc Weissbluth propagiert erste Methode. Die zweite Methode ist durch Richard Ferber sowie das deutsche Autorenteam Annette Kast-Zahn und Hartmut Morgenroth bekannt.

Es gibt Belege, dass alle drei Methoden funktionieren (wobei zu den ersten beiden mehr, zur dritten weniger Daten vorliegen). Bisher kann man aber nicht sagen, welche am besten wirkt. Nach einigen Studien soll die graduelle Extinktion Eltern leichter fallen und länger Bestand haben, andere haben herausgefunden, dass dadurch das Schreien länger anhält.[181] Bei allen ist der Schlüssel jedoch Durchhalten. Egal, für welche Methode Sie sich entscheiden, um die Erfolgsaussichten zu erhöhen, sollten Sie konsequent bleiben. Überlegen Sie daher vorher, was Ihnen persönlich leichter fallen wird. Geht es Ihnen besser bei der Vorstellung, dass Sie nach dem Baby sehen dürfen? Oder kommen Sie besser damit klar, die Tür hinter sich zuzumachen und sie dann nicht mehr zu öffnen? Das zeigt, wie wichtig es ist, einen Plan zu haben. Sie sollten sich nicht aus einer Laune heraus für Schlaftraining entscheiden, weil Ihr Kind Ihnen heute besonders auf die Nerven geht. Im Idealfall legen es beide Eltern gemeinsam fest, gegebenenfalls mit weiteren Betreuungspersonen (und eventuell auch der Kinderärztin) und halten es dann auch durch.

Es gibt kaum Angaben, wann das richtige Alter dafür ist. Die meisten Studien widmen sich 14 bis 15 Monate alten Kindern, was daran liegt, dass häufig Kinder mit diagnostizierten Schlafproblemen herangezogen werden und diese in der Regel älter sind. Grundsätzlich ist Schlaftraining mit sechs Monaten leichter als mit drei Monaten, und mit einem zweijährigen Kind wird es vermutlich schwieriger. Dennoch scheinen diese Methoden in einer relativ großen Altersspanne zu funktionieren.

Wichtig zu wissen: Das angestrebte Ziel hängt ein wenig vom Alter des Kindes ab. So kann man laut Weissbluth schon bei acht bis zehn Wochen alten Babys mit dem Schlaftraining beginnen. In dem Alter können diese aber nicht ohne eine Mahlzeit die ganze Nacht durchschlafen. Von zwei Monate alten Kindern darf man keine zwölf Stunden Schlaf am Stück erwarten. Man sollte daher auch nicht frustriert sein oder sich als Versagerin fühlen, wenn das nicht klappt. Im Alter von zehn Wochen kann ein Baby aber durchaus abends allein einschlafen und erst dann wieder aufwachen, wenn es später nachts hungrig wird. Dagegen sollte es ein zehn- oder elfmonatiges Kind durchaus ohne Mahlzeit durch die Nacht schaffen, weswegen das Ziel dann eher lautet, dass es sowohl allein ein- als auch durchschläft.

Noch mal auf den Punkt gebracht: Das Ziel von Schlaftraining ist es nicht, einem Kind Grundbedürfnisse wie Essen und saubere Windeln zu verweigern (auch wenn es teilweise so dargestellt wird), sondern es dazu zu bringen, allein einzuschlafen, nachdem diese Bedürfnisse erfüllt sind.

Eine Bemerkung zum Schlafen tagsüber

Die meisten Ratgeber schlagen vor, die gewählte Methode für nachts auch tagsüber anzuwenden, die Kinder auch dann »schreien zu lassen«. Ich konnte jedoch keine Untersuchungen finden, die sich speziell mit einem Schlaftraining für den Tag beschäftigen. Es gibt eigentlich keinen Grund anzunehmen, Weinen tagsüber sei schädlicher oder weniger schädlich als nachts. Insofern ist unklar, ob der Mangel an speziellen Studien hier ein Problem darstellt. Ob jedoch Schlaftraining tagsüber funktioniert, ist eine komplexe Frage.

Der Schlaf am Tag ist auch komplexer als der Nachtschlaf, da er sich später konsolidiert (wie in Kapitel 7 erläutert) und irgendwann wieder wegfällt. Selbst Kinder, die nachts sehr gut schlafen, können bei ihren Nickerchen tagsüber unbeständiger sein. Der Erfolg von Schlaftraining tagsüber ist Glückssache, vermute ich.

Wie ich es gehandhabt habe

Als Penelope ein Baby war, wohnten wir in Chicago, und unsere großartige Kinderärztin Dr. Li arbeitete zufällig in der Praxis von Marc Weissbluth. Wir haben ihn nie persönlich kennengelernt, aber natürlich befürwortete die ganze Praxis die Anwendung eines Schlaftrainings. Bei Penelope gingen wir daher grob nach der Anleitung von Weissbluths Buchs *Gesunder Schlaf, glückliches Kind* vor.

Ich muss allerdings zugeben, dass Konsequenz nicht unsere Stärke war. Wir fingen mit einer Form von gradueller Extinktion an, das heißt, schreien lassen, aber regelmäßig nach dem Kind sehen. Es lief dadurch besser, aber nicht optimal. Monatelang wechselten sich Tage mit und ohne Schreien ab, während wir endlos diskutierten, wie lange wir warten sollten, bis wir wieder zu ihr reingingen, wer zu ihr reingehen sollte und so weiter. Als wir irgendwann einmal Dr. Li von unserem System erzählten, riet sie uns freundlich, aber bestimmt, wir sollten die Besuche im Kinderzimmer besser lassen. Als wir das taten, wirkte es endlich, und Penelope wurde (und blieb) eine gute Schläferin.

Beim zweiten Mal wollte ich es besser machen. Mit Finn sollte es einen festen Plan geben, auf den wir uns einigen, den wir schriftlich dokumentieren und durchziehen würden. Wir verwendeten eine Familienorganisations-App, und Jesse erstellte eine Task namens »Finns Schlaftraining«, in der wir die Details diskutieren konnten. (Sie werden sich jetzt vielleicht fragen, warum wir keine Mails schrieben oder gar – Gott bewahre – miteinander *redeten*? Wir vermeiden E-Mails für familiäre Angelegenheiten, weil sie unseren Posteingang zusätzlich zumüllen und es manchmal schwer wird, überhaupt die letzte Mail wiederzufinden. Wir persönlich finden es auch hilfreich, solche Diskussionen, in denen gegensätzliche Meinungen aufeinanderprallen und Emotionen hochkochen, schriftlich zu führen. So kann man sich in Ruhe überlegen, was man sagen will. Diskussionen von Angesicht zu Angesicht sparen wir uns dann für spannende Themen wie Personalfragen an unserer Fakultät auf. Ein Mordsspaß!)

Nach einigem Hin und Her einigten wir uns auf folgendes System:

Teil 1: Schlafenszeit

- Finn geht etwa zur gleichen Zeit wie Penelope schlafen, also gegen 18.45 Uhr.
- Als Zubettgeh-Ritual ziehen wir ihm seinen Schlafanzug an und lesen ihm vor.
- Er wird gefüttert, und dann legen wir ihn ins Bett.
- *Wir kommen nicht vor 22.45 Uhr zurück in sein Zimmer.*

Teil 2: Zeitplan für die Nacht

- Finn wird gefüttert, sobald er nach 22.45 Uhr zum ersten Mal schreit.
- Nach der ersten Mahlzeit reagieren wir frühestens zwei Stunden nach deren Ende wieder auf sein Schreien. (*Beispiel*: Wenn er zwischen 0 Uhr und 0.30 Uhr gefüttert wurde, bekommt er frühestens um 2.30 Uhr wieder etwas.)

Anmerkung: Die längste Schlafperiode am Stück findet in der ersten Phase der Nacht statt, weswegen Weissbluth rät, in der zweiten Phase häufiger zu reagieren als in der ersten.

Teil 3: Morgens

- Aufwachzeit ist zwischen 6.30 Uhr und 7.30 Uhr.
- Wenn Finn um 6.30 Uhr wach ist, holen wir ihn aus dem Bett.
- Wenn er noch nicht wach ist, lassen wir ihn bis 7.30 Uhr schlafen. Wenn er dann noch nicht wach ist, wecken wir ihn.

Unser Plan für Finn entspricht grob den Vorschlägen von Weissbluth. Unser Ziel war, Finn dazu zu bringen, allein einzuschlafen, wenn er ins Bett gebracht wurde, nicht, ihm seine Mahlzeiten vorzuenthalten. Wir begannen damit etwa in der zehnten Woche, als er noch zwei- bis dreimal pro Nacht gestillt wurde, wir aber der Ansicht waren, er wäre schon so weit, am Abend allein einzuschlafen.

Bei Finn gelang uns das Schlaftraining deutlich besser. Mit ihm war es allerdings auch einfacher als mit Penelope – er schrie in der ersten Nacht etwa 25 Minuten, in der zweiten nur noch ein paar Minuten und danach nur noch ganz wenig. Um es deutlich zu sagen: Nach dieser ersten Zeit wachte er später in der Nacht (häufig) auf, und erst nach sieben oder acht Monaten schlief er nachts durch.

Ich bin überzeugt, dass unser Erfolg auch mit unserem schriftlichen Plan zusammenhing. Vielleicht ist Ihnen das zu formell. Selbst wenn Sie einen Plan aufstellen, werden Sie vermutlich hin und wieder davon abweichen, und das ist auch in Ordnung. Doch es ist bestimmt eine gute Idee, zumindest ungefähr zu wissen, wo man hinwill, und das auch mit dem Partner zu vereinbaren.

Es lag natürlich auch daran, dass Finn ein umgänglicheres Baby war als Penelope, und wir waren erfahrenere Eltern. Auch wenn man alle Kinder gleich behandelt, kann das zu unterschiedlichen Resultaten führen, denn sie reagieren auf ein und dasselbe Verhalten eben unterschiedlich.

Und schließlich trug auch Penelopes Gegenwart zu unserem Erfolg bei. Denn wenn man es mit dem Schlaftraining versucht, hat man furchtbare Angst, sein Kind würde einen danach hassen. Gleichzeitig müssen Sie von Ihrem Vorhaben schon überzeugt sein. Es bringt schließlich einen Vorteil für die ganze Familie: Sie und Ihr Baby werden in Zukunft ausgeruhter sein. Versuchen Sie sich zu erinnern, dass es keine langfristigen Schäden nach sich zieht. Doch das ist im entscheidenden Augenblick eine echte Herausforderung. Ich hatte große Angst. Denn es ist schwer auszuhalten, sein Baby schreien zu hören – egal wie überzeugt man von seinem Plan ist. Penelope aber sah mich sehr ernst an und sagte: »Du darfst da jetzt auf keinen Fall rein, Mama. Finn muss lernen, allein einzuschlafen. Wir müssen ihm dabei helfen.« In Gegenwart eines schlaftrainierten Kindes, das einen offensichtlich nicht hasst, ist es leichter, diese Angst zu überwinden.

Unterm Strich

- Die »Schreienlassen«-Methoden funktionieren und fördern den Nachtschlaf.
- Es ist nachgewiesen, dass diese Art des Schlaftrainings die Situation der Eltern verbessert. So senkt sie unter anderem das Risiko für Depressionen und wirkt sich generell positiv auf die psychische Verfassung aus.
- Es gibt keine Belege dafür, dass Kinder dadurch kurz- oder langfristig Nachteile erleiden, einiges weist sogar auf kurzfristige Vorteile hin.
- Die Forschung bestätigt die Wirksamkeit der unterschiedlichen Varianten von Schlaftraining und kann keine großen Unterschiede zwischen ihnen feststellen.
  - Das Wichtigste ist Konsequenz: Entscheiden Sie sich für eine Methode, die Sie durchhalten können, und halten Sie dann auch durch.

12. Die Milch macht's nicht allein: die Beikosteinführung

Gideon Lack, Wissenschaftler am King's College London, forscht zu Allergien bei Kindern, insbesondere zur Erdnussallergie. Irgendwann, möglicherweise bei Gesprächen mit Kollegen aus Israel, bekam Dr. Lack den Eindruck, dass Erdnussallergien bei israelischen Kindern viel seltener auftraten als in Großbritannien. 2008 veröffentlichte er eine Studie zur Überprüfung seiner These. Er entwickelte einen Fragebogen für jeweils 5000 jüdische Kinder in beiden Ländern (Israel und Großbritannien), der ergab, dass in Großbritannien Schulkinder zehn Mal häufiger eine Erdnussallergie hatten als in Israel.[182] Fast 2 Prozent der britischen und nur 0,2 Prozent der israelischen Kinder waren allergisch.

Dr. Lack und sein Team wiesen nicht nur diesen Unterschied nach, sie spekulierten auch über die Ursache. In Israel kommen Kinder häufiger sehr früh mit Erdnüssen in Kontakt, unter anderem wegen Bamba, einem beliebten Snack für Kleinkinder auf Erdnussbasis. Die Wissenschaftler vermuteten nun, dass es weniger Allergien gäbe, weil der kindliche Organismus bereits früh mit Erdnüssen konfrontiert sei.

Die aufmerksame Leserin weiß bereits, dass solche Behauptungen mich auf die Palme bringen. Israel und Großbritannien unterscheiden sich in vielerlei Hinsicht. Man kann das nicht allein dadurch nivellieren, indem man ausschließlich jüdische Kinder untersucht. Möglicherweise gibt es Unterschiede bei der Diagnosequote: Vielleicht werden in Großbritannien auch leichte Allergien erfasst, in Israel nur schwere Formen. Da die Daten ausschließlich auf einem Fragebogen beruhen, lassen sich Vorhandensein und Schwere der Allergien nicht sicher feststellen.

Gideon Lack hätte sich mit dem halbwegs interessanten Phänomen und den eher unbefriedigenden Spekulationen über die Ursachen begnügen können. Stattdessen ging er seiner Theorie mit einer viel überzeugenderen Methode auf den Grund: einer randomisiert kontrollierten Studie. Mit seinem Team stellte er eine Stichprobe von 700 Babys zwischen vier und elf Monaten zusammen und teilte sie nach dem Zufallsprinzip in eine Erdnuss-Expositionsgruppe und eine Nicht-Expositionsgruppe. Die Eltern der Expositionsgruppe wurden angewiesen, ihren Babys wöchentlich etwa 6 Gramm Erdnüsse zu verabreichen, entweder in Form des oben erwähnten Snacks oder in Form von Erdnussbutter. Den Eltern der anderen Gruppe riet man, Erdnüsse zu meiden. Die Forschenden berücksichtigten auch, dass Erdnussallergien bei einigen Kindern von vornherein wahrscheinlicher sind als in der Gesamtbevölkerung (das war entscheidend, um auch aus einer relativ kleinen Gruppe überzeugende Schlussfolgerungen ziehen zu können). Sie unterschieden zwischen Babys ohne Basisempfindlichkeit für Erdnüsse und solchen mit einer gewissen Empfindlichkeit. So konnten sie sowohl die Effekte insgesamt als auch die Auswirkungen bei Kindern mit Allergieneigung untersuchen. Selbstverständlich wurden die Kinder für den Fall allergischer Reaktionen engmaschig ärztlich überwacht. Die Ergebnisse dieser Studie wurden schließlich 2015 im *New England Journal of Medicine* veröffentlicht.[183] Sie sind, wie Sie der folgenden Grafik entnehmen können, erstaunlich. Die Kinder, denen man frühzeitig Erdnüsse zu essen gab, hatten im Alter von fünf Jahren viel seltener eine Erdnussallergie als jene, die keine bekamen. In der Gruppe ohne Erdnuss-Exposition hatten mit fünf Jahren 17 Prozent eine Erdnussallergie. (Dass diese Zahl deutlich höher ist als in der Gesamtbevölkerung, liegt an der Auswahl der Stichprobe.) Im Gegensatz dazu waren nur 3 Prozent der Kinder mit der frühzeitigen Exposition allergisch.

Auftreten einer Allergie

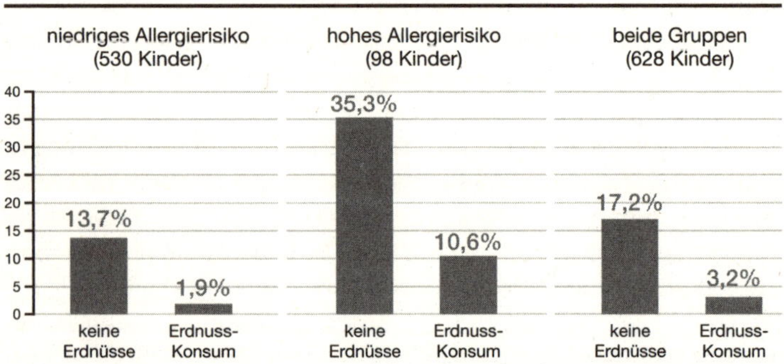

Das kann man durchaus als bemerkenswert bezeichnen, denn es bedeutet, dass Erdnussallergien vermieden werden können, indem man Kindern so früh wie möglich Erdnüsse füttert. Das bedeutet auch, dass die gängige Empfehlung an die Eltern schlicht falsch war. (Bei Penelope riet man uns, ihr erst ab einem Jahr überhaupt Erdnüsse zu geben.) Eine Empfehlung, die man insbesondere für Kinder mit einem höheren Allergierisiko aussprach.

Es ist nicht übertrieben zu behaupten, dass genau diese Empfehlung die Lage verschlechtert hat und in den letzten 20 Jahren für die Zunahme von Erdnussallergien verantwortlich sein könnte. Wenn Ihr Kind auf Erdnussbutter verzichten muss, könnte auch das öffentliche Gesundheitswesen daran schuld sein.

Nach Lacks Entdeckung wurden die Empfehlungen zu Erdnüssen grundlegend überarbeitet. Nun soll man Kinder, insbesondere solchen mit Allergieneigung, frühzeitig Erdnüsse zu essen geben. Mit zunehmender Verbreitung dieser Einsicht werden die Fälle lebensbedrohlicher Erdnussallergien in den kommenden Jahren hoffentlich abnehmen, dank Gideon Lack. Das zeigt wieder einmal, zu welchen Problemen es führen kann, wenn

Richtlinien und Empfehlungen auf wenigen oder gar keinen Belegen beruhen.

Der richtige Zeitpunkt für Erdnüsse ist natürlich nicht die einzige Regel, die Sie zur Ernährung von Babys und Kleinkindern zu hören bekommen werden. Die AAP, die deutsche Bundeszentrale für gesundheitliche Aufklärung (sowie das Österreichische Bundesministerium für Soziales, Gesundheit, Pflege und Konsumentenschutz, die Schweizerische Gesellschaft für Ernährung und andere) füllen ganze Websites damit, wie sich der Übergang zu fester Nahrung gestalten lässt. Meist stecken hinter den Empfehlungen nicht gerade handfeste wissenschaftliche Belege. Die Richtlinien der AAP empfehlen, zwischen dem fünften und sechsten Monat wahlweise mit Brei aus Reis- oder Haferflocken anzufangen, die man mit dem Löffel füttert. Im deutschsprachigen Raum darf man dagegen auch noch im siebten Monat damit beginnen. Oft wird einem für den Anfang zu Gemüse geraten (klassisch: Möhrenbrei). Vergessen Sie dabei nicht, ein paar niedliche Fotos für die Großeltern zu machen (die Bilder werden auch bei der Hochzeit Ihres Kindes bestimmt wieder Verwendung finden). Ein paar Tage oder eine Woche später kommt dann etwas Neues hinzu (Obst, Kartoffeln, je nachdem, was Sie noch nicht hatten), alle drei Tage eine neue Sorte. Generell wird geraten, das Gemüse vor dem Obst einzuführen, damit das Kind nicht gleich merkt, dass Obst besser schmeckt. Etwa einen Monat später wird dann auch Fleisch eingeführt. Das alles wird natürlich immer püriert und mit dem Löffel gefüttert. (Zu der Fingerfood-Variante komme ich weiter unten noch.)

Bei Penelope hielten wir uns genau an diese Vorgaben. Ganz kurz experimentierte ich mit der Zubereitung solcher Mahlzeiten, was ich aber sehr schnell wieder aufgab. Stattdessen investierte ich in einen großen Vorrat Bio-Babynahrung, die in unserem Haushalt einen eigenen Schrank füllte. Als Penelope aus dem Alter raus war, hatten wir immer noch palettenweise Gläser mit Huhn und Süßkartoffel »ab 6. Monat« herumstehen.

Schließlich geht man dann zu Speisen über, die Babys in die

Hand nehmen können, wie Kekse oder Reiscracker. Wenn die Kinder etwa ein Jahr alt sind, steigt man nach und nach von pürierter auf feste Nahrung um. (Nur, falls es Sie interessiert: Ja, die Tafeln nehmen in der Regel die Gläschen an, die Sie noch übrig haben.)

An diesem Fahrplan, der viele Jahre lang bei unzähligen Kindern funktioniert hat, ist ganz sicher per se erst mal nichts falsch. Und natürlich beruht er auf sinnvollen Überlegungen. So sind Babys bevor sie vier Monate alt sind normalerweise nicht in der Lage, feste Nahrung zu sich zu nehmen, denn dieser Vorgang unterscheidet sich fundamental vom Saugen an der Brust oder einer Flasche. Die Altersangabe fürs Zufüttern ist auch deshalb so präzise, weil man befürchtet, das Baby würde nicht ausreichend mit den für sein Alter erforderlichen Nährstoffen versorgt, wenn man zu früh die Muttermilch weglässt.

Bei der Einführung von Getreidebrei eignen sich Reisflocken, weil sie geschmacksneutral sind und mit Muttermilch oder Milchpulver angerührt werden können, sodass das Baby sie mit größerer Wahrscheinlichkeit tatsächlich isst. Diese Flocken sind in der Regel mit Eisen angereichert, was gerade für gestillte Babys wichtig ist, die möglicherweise in diesem Alter über die Muttermilch nicht mehr genug Eisen aufnehmen.

Ebenso ist es sinnvoll, immer nur ein Lebensmittel auf einmal neu einzuführen, um eventuelle allergische Reaktionen beurteilen zu können. Wenn Sie es zum ersten Mal gleichzeitig mit Erdbeeren, Eiern und Tomaten versuchen und Ihr Baby allergisch reagiert, wissen Sie im Nachhinein nicht, welches Lebensmittel der Auslöser war.

Die zugrunde liegenden Prinzipien sind somit durchaus logisch, für die Details gibt es allerdings wenig Belege. Insofern würde ich die Empfehlungen eher als logik- denn als evidenzbasiert bezeichnen. So gibt es keine Forschung zur Reihenfolge der Einführung diverser Nahrungsmittel. Ich habe jedenfalls keine wissenschaftlichen Erkenntnisse dazu gefunden. Es bleibt also Ihnen überlassen, ob Sie mit Reisflocken, mit Möhren oder gar mit Pflaumen anfangen. Es könnte natürlich sein, dass Ihr Kind sich mit den Reisflocken wohler fühlt, aber objektiv gesehen haben Möhren definitiv mehr Geschmack. Finn etwa empfand sämtliche Getreideflocken als Zumutung. Das einzige Reisprodukt, das er zu sich nahm, war der »Congee« genannte Reisbrei bei unserem Lieblingschinesen.

Auch das Prinzip, zwischen der Einführung diverser neuer Nahrungsmittel ein paar Tage abzuwarten, ist durchaus vernünftig. Die meisten Allergien werden durch ein einziges Lebensmittel ausgelöst, sehr oft durch Milch, Eier oder Nüsse, weswegen man insbesondere diese nicht alle auf einmal füttern sollte. Doch die überwiegende Mehrzahl der Menschen ist auf die meisten Lebensmittel eben nicht allergisch. Klar kann man auf Erbsen allergisch sein, aber das kommt wirklich sehr selten vor. Aber der »Alle drei Tage was Neues«-Plan beruht auch noch auf einer anderen Erkenntnis: Kinder müssen neue Lebensmittel mehrfach probieren, bevor sie sie mögen. Daher lässt man sie am besten nicht mehrere neue auf einmal kosten. Wenn sie allerdings bis zum ersten Lebensjahr mehr oder weniger alles einmal gegessen haben sollen, muss man irgendwann einen Zahn zulegen.

Diese Überlegung rüttelt ja nicht grundsätzlich an dem bewährten Fahrplan, sie lässt aber Variationen zu. Es gibt jedoch durchaus Leute, die viel weiter gehen und das Füttern pürierter Mahlzeiten mit dem Löffel generell infrage stellen. Die in den letzten Jahren populär gewordene Alternative nennt sich (auch in Deutschland) »Baby-Led Weaning«, was man mit »babygesteuerte Beikosteinführung« übersetzen kann. In der Praxis bedeutet das den Verzicht aufs Pürieren und den Löffel; man wartet stattdessen, bis die Babys alt genug sind, (portionierte) Lebensmittel selber in die Hand zu nehmen, und lässt sie dann im Prinzip das essen, was für die Familie auf den Tisch kommt.

Diesen Ansatz habe ich bei Finn ausprobiert – ich würde gerne behaupten, weil ich bis dahin wissenschaftliche Belege für die Vorteile dieser Methode entdeckt hatte. In Wahrheit hatte ich einfach keine Lust, wieder mit diesen Gläschen rumzuhantieren. Die Vorstellung, Finn einfach das vorzusetzen, was ich für uns andere kochte, fand ich großartig. Ich war daher jederzeit bereit, eine einfachere Herangehensweise auszuprobieren, die mir außerdem mehr Platz im Küchenschrank ließ.

Die Fans der babygesteuerten Beikosteinführung haben dabei aber weniger die Arbeitserleichterung im Sinn, sondern mehr die Vorteile für die Kinder: Sie lernen so, selbst zu steuern, wie viel Nahrung sie zu sich nehmen wollen, was Übergewicht oder gar Fettleibigkeit verhindert soll. Außerdem entwickelte sich so eine größere Akzeptanz für verschiedenste Lebensmittel, wodurch sich gemeinsame Mahlzeiten am Familientisch leichter gestalten ließen.

Es gibt allerdings wenig Forschung, die diese Behauptungen stützt.[184] Das Hauptproblem dabei besteht in den Unterschieden zwischen Familien, die es mit dieser Methode probieren, und Familien, in denen traditionell gefüttert wird. Erstere sind unter anderem meist wohlhabender, gebildeter und nehmen häufiger Mahlzeiten gemeinsam ein. Auch diese Faktoren tragen zu Esserfahrungen und Ernährungsqualität bei und lassen sich schwer von der Methode der Beikosteinführung trennen.

Die besten Daten stammen aus einer (kleinen) randomisierten Studie an 200 Familien, die einige, aber nicht alle Argumente für die babygesteuerte Beikosteinführung stützt.[185] Die Eltern der entsprechenden Gruppe berichteten, dass die Babys beim Essen weniger wählerisch seien, außerdem äßen sie häufiger gemeinsam mit ihren Familien. Sie wurden häufiger gestillt und bekamen erst etwas später normale Nahrungsmittel (etwa ab dem 6. statt dem 4. Monat). Unterschiede bei Übergewicht oder Fettleibigkeit im Alter von zwei Jahren wurden allerdings nicht festgestellt, auch konsumierten die zwei Gruppen keine unterschiedlichen Nährstoffe oder Mengen an Kalorien. Die Forscher merkten allerdings an, dies sei schwierig zu messen, da die Kinder mit den Lebensmitteln spielten und sie verschmierten. Es gab leichte Unterschiede bei der Art der Nahrungsmittel; so aßen die Kinder aus der babygesteuerten Beikostgruppe häufiger Fleisch und Salz, aber solche Effekte waren nicht konsistent genug.

Gegen die Methode wird vor allem die Erstickungsgefahr angeführt, die droht, wenn Kinder zu große Stücke herunterschlucken. Die Studie konnte allerdings belegen, dass dies in beiden Gruppen etwa gleich häufig vorkam. Da das Erstickungsrisiko bei Babys generell groß ist, wurden alle Eltern in beiden Gruppen angewiesen, entsprechende Nahrungsmittel zu meiden. Ein vier Monate altes Baby sollte beispielsweise keine großen, harten Obststücke zu essen bekommen, egal ob im Rahmen der babygesteuerten Beikosteinführung oder durch die traditionelle Fütterungsmethode.

Die Stichprobe der Studie bestand aus lediglich 200 Kindern. Es versteht sich von selbst, dass für detaillierte Antworten auf alle offenen Fragen eine viel größere Gruppe nötig wäre. Wenn Sie es mit der babygesteuerten Beikosteinführung versuchen möchten, spricht aber zumindest kein Ergebnis der Studie dagegen. Wenn nicht, dann gibt es auch keine gewichtigen Argumente dafür.

Noch eine abschließende Bemerkung zum Zeitpunkt der Einführung fester Nahrung: Darüber wird nämlich durchaus diskutiert, vor allem über die Frage, ob ein zu früher Zeitpunkt später zu Fettleibigkeit führen kann. Warum sollte man überhaupt bis nach dem vierten Monat abwarten? Oder müssen es gar mindestens sechs Monate oder mehr sein? Für Ersteres spricht die Physiologie: Erst ab dem fünften Monat können Babys überhaupt essen. Umgekehrt scheint es aber keine Rolle zu spielen, ob man noch länger damit wartet. Es gibt zwar eine Korrelation zwischen dem Zeitpunkt der Beikosteinführung und Fettleibigkeit in der Kindheit, doch da scheinen andere Faktoren, wie das Gewicht der Eltern und die Ernährungsweise, eine Rolle zu spielen.[186]

Was soll mein Kind essen?

Ob die Mahlzeit Ihres Kindes nun püriert sein sollte oder nicht, ist die eine Frage, aber viel wichtiger ist die andere: Was genau sollte Ihr Kind denn essen? Letztlich essen alle Menschen auf diesem Planeten etwas, und mehr oder weniger alle nehmen feste Nahrung zu sich. Egal, für welche Methode der Beikosteinführung Sie sich entscheiden, irgendwann wird auch Ihr Kind etwas essen. Es gibt allerdings keine Garantie dafür, dass es eine große Bandbreite verschiedener Nahrungsmittel zu sich nehmen wird, dass es sich gesund ernährt und bereit ist, Neues zu kosten. In der Regel ist es kein Problem, ein Kind dazu zu bringen, Chicken Nuggets und Hotdogs zu verdrücken, aber versuchen Sie mal, es zu sautiertem Grünkohl, Kimchi und Tintenfisch zu überreden.

Ich gebe gerne zu, dass diese Frage nicht allen Eltern gleichermaßen wichtig ist. Möglicherweise finden Sie, Ihr Kind sollte ein bisschen Gemüse essen, aber ob es wählerisch ist oder nicht, spielt für Sie vielleicht keine so große Rolle. Es schadet auch nicht, wenn Ihr Kind nur Brokkoli und Nudeln zu sich nimmt, solange das innerhalb Ihrer Familie so funktioniert. Selbst wenn es ausschließlich Nudeln isst, kann es den Reiz von Brokkoli ja immer noch später entdecken, wenn es größer ist. Dann sollten Sie sich allerdings Gedanken machen, ob Ihr Sohn oder Ihre Tochter genügend Vitamine bekommt, ansonsten ist auch das unproblematisch.

Inwiefern das ein Problem für Sie darstellt, hängt auch davon ab, wie in Ihrer Familie gegessen wird. Eine Zeit lang bereitete ich zwei Abendessen zu, eines für Penelope und ein späteres für Jesse und mich. Irgendwann wurde mir das zu viel, also änderten wir sowohl das, was wir beide aßen, als auch das, was unsere Tochter aß, sodass wir eine gemeinsame Mahlzeit einnehmen konnten. Aber viele Leute kommen gut mit zwei verschiedenen Mahlzeiten klar.

Sollten Sie auf »gesunde Ernährung« Wert legen, dann lautet die gute Nachricht, dass es dazu jede Menge Forschung gibt. Die schlechte Nachricht lautet, dass der Großteil davon nicht besonders gut ist. So hat ein Artikel von 2017 viel Medienaufmerksamkeit bekommen.[187] In der Studie wurden 911 Kinder vom neunten Monat bis zum sechsten Lebensjahr begleitet, um herauszufinden, wie sich ihre Ernährung in einer frühen Phase auf ihre spätere Ernährung auswirkte. Kinder, die bereits mit neun Monaten sehr abwechslungsreich aßen – vor allem viel Obst und Gemüse –, ernährten sich auch mit sechs Jahren häufiger vielseitig, stellte man fest. Daraus schlossen die Forschenden, dass Geschmack sich sehr früh ausbildet, weswegen man bereits Babys mit vielen unterschiedlichen Lebensmitteln bekannt machen sollte.

Das ist eine mögliche Erklärung des Ergebnisses, aber bei Weitem nicht die wahrscheinlichste. Viel plausibler erscheint mir, dass Eltern, die ihren Kindern mit einem Jahr Gemüse vorsetzen, es auch später tun werden, wenn die Kinder sechs sind. Es handelt sich hier wieder einmal um das klassische Kausalitätsproblem, weswegen sich dieser Studie wenig entnehmen lässt.

Hinweise auf die tatsächlichen Zusammenhänge geben allerdings diverse kleinere Studien, die sich der Thematik eher indirekt nähern. Nehmen wir ein ziemlich einfaches Beispiel: In diesem Fall teilten die Forschenden eine Gruppe von Frauen in eine »Viel Möhre«- und eine »Wenig Möhre«-Gruppe ein. Die »Viel Möhre«-Gruppe sollte während Schwangerschaft und Stillzeit möglichst viel Möhrensaft trinken. Als deren Babys dann alt genug für den Brei aus Reisflocken waren, wurde er ihnen einmal mit Wasser und einmal mit Möhrensaft angerührt angeboten. Die Babys, deren Mütter vorher mehr Möhre zu sich genommen hatten, bevorzugten häufiger den Brei mit dem Möhrengeschmack (was sich sowohl aus dem tatsächlichen Verspeisen des Breis als auch aus dem Gesichtsausdruck der Kinder ableiten ließ – und vermutlich auch daraus, ob sie den Teller packten und auf den Boden feuerten).[188] Dies deutet darauf hin, dass der

Kontakt mit diversen Aromen (bereits über Plazenta und Muttermilch) beeinflusst, ob Kinder später neuen Geschmacksrichtungen offen gegenüberstehen.

Damit stehen auch andere Beobachtungen aus randomisierten Studien in Zusammenhang: Wenn Babys anfangen, feste Nahrung zu sich zu nehmen, und man sie regelmäßig mit einem bestimmten Lebensmittel füttert – beispielsweise eine Woche lang täglich mit Birne –, steigt die Wahrscheinlichkeit, dass sie es mögen. Das funktioniert nicht nur mit Obst, sondern auch mit Gemüse, sogar mit bitteren Sorten.[189] Was die Annahme, Kinder würden sich an verschiedene Geschmacksrichtungen gewöhnen und vertraute Aromen mögen, bestätigt. Das ist nicht so überraschend: Menschen aus verschiedenen Kulturen ernähren sich unterschiedlich, und wir wissen, dass sie, wenn sie in andere Länder emigrieren, meist nach wie vor die Speisen bevorzugen, die sie aus ihrer Kindheit kennen.[190]

Nach diesen Beobachtungen kann ich mir aus einer globalen gesundheitspolitischen Perspektive heraus eigentlich nicht mehr vorstellen, dass zu wenig Gemüse für die Einjährigen das Hauptproblem bei den späteren Ernährungsgewohnheiten der Sechsjährigen ist. Es spielt vielmehr in beiden Altersgruppen eine Rolle, welche Nahrungsmittel ihnen angeboten werden. Für Sie als Eltern heißt das, wenn Sie möchten, dass Ihr Kind viele verschiedene Lebensmittel zu sich nimmt, müssen Sie ihm diese immer wieder anbieten. Doch selbst wenn Sie während des Stillens alle möglichen exotischen Speisen zu sich nehmen und Ihr Kind anschließend pflichtbewusst wochenlang mit Rosenkohl konfrontieren, kann es später heikel beim Essen sein. Die Forschung teilt dieses Verhalten in zwei Gruppen: die Nahrungsmittel-Neophobie (die Angst, neue Nahrungsmittel zu probieren) und allgemein heikles, mäkeliges Essverhalten (wenn ein Kind eine ganze Reihe von Lebensmitteln einfach nicht mag).

Bevor wir uns näher damit und der Abstellung eines solchen Verhaltens (schwierig!) beschäftigen, sollten Sie wissen, dass die meisten Kinder etwa mit zwei anfangen, heikel zu werden, was sich dann nach und nach in der Grundschulzeit wieder legt. Das kommt für manche Eltern völlig unerwartet: mit 18 Monaten futtert Ihr Kind wie ein Scheunendrescher, und mit zwei Jahren fängt es plötzlich an, extrem wählerisch zu werden und überhaupt sehr wenig zu essen. Ich habe unzählige Mahlzeiten erlebt, bei denen eines meiner Kinder nach dem ersten Bissen verkündete: »Ich bin satt.«

Dieses veränderte Essverhalten erzeugt bei vielen Eltern völlig unrealistische Vorstellungen von der Menge an Nahrung, die ihr Kleinkind konsumieren sollte. Ein Übersichtsartikel von 2012 formuliert es so: »Die überwiegende Mehrheit der Kinder zwischen einem und fünf Jahren, die von ihren Eltern vorgestellt werden, weil sie das Essen verweigern, sind gesund und zeigen einen ihrem Alter und Wachstum angemessenen Appetit.«[191] Im Anschluss wird darauf hingewiesen, dass meist die Beratung der Eltern, nicht die Behandlung des Kindes zur Lösung des Problems beiträgt. Besten Dank an die Forschung!

Machen Sie sich daher keine größeren Sorgen, wenn Ihr Kind phasenweise nicht allzu viel isst. Was allerdings nicht die Frage beantwortet, wie man vermeidet, dass das Kind allzu heikel wird, oder gegebenenfalls damit umgeht – ein Thema, das die Forschung durchaus interessiert. In einer Studie, die ich sehr gelungen finde, wurden 60 Familien mit Kindern im Alter zwischen zwölf und 36 Monaten dabei beobachtet, wie sie versuchten, neue Nahrungsmittel einzuführen. Die Familien nahmen jeweils ein Abendessen auf Video auf, sodass die Forschenden untersuchen konnten, welche Interaktionen die Akzeptanz einer neuen Speise beeinflusste.[192] Man konnte somit beurteilen, was Eltern tatsächlich taten, nicht, was sie zu tun behaupteten. Das ist sehr vorteilhaft, denn kein Mensch ist besonders gut darin, das eigene Verhalten zu beschreiben. Die wichtigste Erkenntnis betrifft das Sprechen über neue Nahrungsmittel. Kinder sind eher bereit, etwas zu kosten, wenn die Aufforderungen ihre Autonomie betonen, wie die Forschenden es nennen, etwa »Versuch mal deinen Hotdog« oder »Backpflaumen sind wie große

Rosinen, die könnten dir schmecken«. Weniger erfolgreich sind Aufforderungen, die Zwang und Kontrolle beinhalten, also: »Wenn du deine Nudeln aufisst, bekommst du ein Eis« oder »Wenn du das nicht isst, nehme ich dir dein iPad weg«.

Auch andere Studien belegen, dass elterlicher Druck beim Probieren neuer Speisen oder beim Essen im Allgemeinen die Verweigerungshaltung eher zementieren.[193] Es konnte auch gezeigt werden, dass Speisen häufiger abgelehnt werden, wenn Eltern Alternativen anbieten. Wenn Ihr Kind keinen Brokkoli essen mag und Sie ihm stattdessen Chicken Nuggets anbieten, wird es dies als Belohnung für die Verweigerung eines neuen Nahrungsmittels interpretieren. Das Problem verstärkt sich, wenn Eltern befürchten, ihr Kind äße nicht genug (was, siehe oben, meist nicht der Fall ist).

Zusammengefasst heißt das: Bieten Sie Ihrer Tochter oder Ihrem Sohn bereits in einer sehr frühen Phase viele verschiedene Lebensmittel an und versuchen Sie es immer wieder, auch wenn Sie beim ersten Mal auf Ablehnung stoßen. Werden Sie nicht panisch, wenn Ihr Kleinkind in bestimmten Phasen nicht so viel isst, wie Sie erwarten, und servieren Sie ihm weiterhin neue und unterschiedliche Speisen. Wenn es ein neues Nahrungsmittel verweigert, sollten Sie ihm keine Alternative anbieten, die es mag oder mit Sicherheit isst. Und setzen Sie weder Drohungen noch Belohnungen ein, um Ihr Kind zum Essen zu bewegen.

Solche Ratschläge lassen sich leichter erteilen als umsetzen. Es ist durchaus frustrierend, am Tisch vor einer definitiv leckeren Mahlzeit zu sitzen und die Vierjährige neben einem schreit, dass sie das nicht mag und nicht essen wird. Ich habe dafür keine Lösung anzubieten außer Ohrenstöpsel. Ich habe auch versucht, Finn beizubringen, »Ich mag Schmorbraten nicht besonders« zu sagen, statt »Ich hasse Schmorbraten!« zu schreien. Das klingt wenigstens ein bisschen höflicher, auch wenn dabei nach wie vor der Teller weggestoßen und ein Schmollmund aufgesetzt wird.

Meine Ausführungen setzen voraus, dass Ihr Kind nicht untergewichtig oder mangelernährt ist. Wenn Sie sich in dieser

Hinsicht Sorgen machen, suchen Sie ärztlichen Rat. Wenn nach Überprüfung von Gewicht, Ernährungszustand und Vitaminstatus tatsächlich eine Fehlernährung festgestellt wird, sind speziellere und präzisere Anweisungen nötig, um das Essverhalten zu verbessern.

Allergien

Die Geschichte am Anfang dieses Kapitels erklärt, wie sich die Empfehlungen zu Erdnüssen verändert haben: Babys sollten sie besser früher als später zu essen bekommen. Sie besagt allerdings nicht, ob sich diese Erkenntnis erstens auf alle allergenen Lebensmittel übertragen lässt und zweitens, wie und wann genau man sie einem kleinen Kind zu essen geben darf.

Die Antwort auf die erste Frage lautet: vermutlich ja. Ein Großteil aller Lebensmittelallergien wird von nur acht Lebensmitteln verursacht: Milch, Erdnüsse, Eier, Soja, Weizen, Baumnüsse, Fisch und Meeresfrüchte. Diese Allergien haben mit der Zeit zugenommen, vermutlich infolge besserer Hygiene (und somit weniger Kontakt mit Allergenen in der frühen Kindheit) und sicher auch, weil Kinder sie nicht früh genug zu essen bekommen. Von den genannten Lebensmitteln sind wiederum für die allermeisten Allergien Milch, Eier und Erdnüsse verantwortlich. Die Forschung zu Erdnüssen habe ich bereits vorgestellt, und weitere Untersuchungen legen nahe, dass es sich bei Milch und Eiern um vergleichbare Mechanismen handelt.[194] Die Belege zu Milch sind nicht so überzeugend wie zu Eiern und Erdnüssen, doch das liegt möglicherweise nur an einem Mangel wirklich großer Studien. In den drei Fällen deutet alles darauf hin, dass eine möglichst frühe Einführung – vermutlich schon nach dem vierten Monat – sehr wichtig ist (Milch kann in Form von Joghurt und Käse gefüttert werden). Auch wenn immer von »Einführung« die Rede ist, geht es in den genannten Studien tatsächlich um einen regelmäßigen Kontakt mit diesen Lebensmitteln. Es reicht nicht, wenn Ihr Kind Erdnussbutter oder Eier einmal probiert, es muss sie regelmäßig zu sich nehmen. Was zu der Frage führt: in welcher Form?

Hier ist Behutsamkeit sinnvoll. Versuchen Sie es zuerst mit einer sehr kleinen Menge – am besten nur mit einem Allergen auf einmal – und beobachten Sie die Reaktion Ihres Kindes. Wenn es das Lebensmittel gut verträgt, steigern Sie die Dosis nach und nach, bis Sie bei einer normalen Menge angelangt sind. Ab da sollte Ihr Kind die entsprechenden Lebensmittel regelmäßig zu sich nehmen.

Das ist zugegeben eine Menge angesichts der Tatsache, dass Babys insgesamt nicht so viel essen. Es ist durchaus logistischer Aufwand notwendig, um sie zusätzlich zu dem, was sie sonst essen (wie sieht es mit den Erbsen aus?) regelmäßig mit Erdnüssen, Joghurt und Eiern zu versorgen.

Wovon einem sonst noch abgeraten wird

Abgesehen von Allergieauslösern gibt es noch ein paar andere Produkte, vor denen gewarnt wird: Kuhmilch, Honig, alles, was zum Ersticken führen kann, und mit Zucker gesüßte Getränke. Gehören die hierher?

Softdrinks sind selbstverständlich nicht nur für Babys ungeeignet, sondern auch für Kleinkinder, größere Kinder – und Erwachsene. Ein sechs Monate altes Baby braucht keine Cola, völlig klar, dagegen sind Fruchtsäfte umstritten (ich jedenfalls erinnere mich, dass in meiner Kindheit Orangensaft sehr präsent war). Im Allgemeinen sollten Babys Muttermilch oder Säuglingsnahrung zu trinken bekommen, und wenn man mit der Beikost beginnt, Wasser. Obststücke und püriertes Obst sind Säften definitiv vorzuziehen.

Alle Dinge, an denen sich kleine Kinder verschlucken könnten – wie (ganze!) Nüsse, Trauben oder Bonbons – müssen vermieden werden, das versteht sich von selbst. Babys könnten daran ersticken. Trauben kann man zerkleinern, Nüsse in Form von Mus füttern, und harte Bonbons sind auch aus anderen Gründen nicht empfehlenswert.

Die Kuhmilch-Problematik ist am komplexesten, unter anderem da sie sich mit der Allergie-Problematik überschneidet. Auch wenn man wie erläutert zur Allergievermeidung diverse Produkte aus Kuhmilch (Joghurt, Käse) durchaus füttern sollte, wird vor Kuhmilch selbst gewarnt. Sie enthält nicht sämtliche für Babys und Kleinkinder nötigen Nährstoffe, und man fürchtet, wenn sie Kuhmilch trinken, reduziert sich dadurch der Konsum von Muttermilch oder Säuglingsnahrung. Bei Säuglingen, deren Hauptnahrung Kuhmilch ist, besteht die Gefahr des Eisenmangels.[195] Aus den vorhandenen Daten lässt sich allerdings nur schließen, dass man Muttermilch oder Säuglingsnahrung keinesfalls komplett durch Kuhmilch ersetzen sollte. Zusätzlich, beispielsweise zum Anrühren von Getreidebreien, stellt sie kein Problem dar.

Und nun noch zum Honig, von dem wegen des Risikos von Säuglingsbotulismus abgeraten wird. Bei dieser schweren Erkrankung stört ein Toxin die neurologischen Funktionen, was unter anderem zu Atemlähmung führen kann. Säuglingsbotulismus tritt meist vor dem sechsten Lebensmonat auf und ist behandelbar, sogar mit einer hohen Erfolgsrate, doch zugleich nur mit hohem Aufwand: Die Babys müssen in der Regel mehrere Tage beatmet werden, bis sie selbst wieder dazu in der Lage sind.

Das Toxin wird vom Bakterium *Clostridium botulinum* gebildet, das unter anderem im Erdreich und auch in Honig vorkommt. Aus den 1970er- und 1980er-Jahren gibt es zahlreiche Berichte von Fällen, in denen Säuglinge, die Honig konsumiert hatten, an Botulismus erkrankten. Daraus entstand die Empfehlung, Honig im ersten Lebensjahr zu meiden (teilweise wird sogar bis zum zweiten oder dritten Jahr davon abgeraten). Welche

Rolle Honig als Botulismus-Verursacher spielt, ist allerdings noch nicht endgültig geklärt. Denn trotz des in den letzten Jahrzehnten überall postulierten Honigverbots haben sich die Fallzahlen von Säuglingsbotulismus nicht verändert.[196] Dies deutet darauf hin, dass in Wahrheit andere Quellen eine wichtigere Rolle spielen. Das Honigverbot könnte also übertrieben sein, andererseits sind die Nachteile der Vermeidung wirklich begrenzt.

Vitaminpräparate

Erst wird einem wortreich versichert, Muttermilch sei absolut großartig, auf der Welt gebe es keine bessere Nahrung für Babys, und sie enthalte alles, was ein Baby braucht. Im nächsten Atemzug bekommt man dann eine Flasche Vitamin-D-Tropfen in die Hand gedrückt und erklärt, Muttermilch enthalte nicht genug davon, man solle Babys besser täglich diese Tropfen verabreichen, sonst würden sie an Rachitis erkranken. An die Vitamin-D-Tropfen zu denken war für unsere Familie durchaus eine Herausforderung. Ich erinnere mich an viele laute Wortwechsel quer durchs Haus, ob denn heute schon einer dem Baby seine Tropfen gegeben hätte? Die Tage verschwimmen ... war das gestern ... oder vor drei Wochen? Wir sollten vermutlich drei Kreuze machen, dass weder Penelope noch Finn Rachitis bekamen.

Andererseits ... vielleicht wird auch diese Gefahr übertrieben. Die Handhabung von Vitaminpräparaten ist generell (auch bei Erwachsenen) ziemlich kompliziert. Es stimmt natürlich, dass ein Mangel an bestimmten Vitaminen zu ernsten Problemen führen kann. Vitamin-D-Mangel verursacht wie gesagt Rachitis. Vitamin-C-Mangel verursacht bekanntermaßen Skorbut, was man erstmals bei Seeleuten feststellte, die monatelang kein frisches Obst und Gemüse aßen. Doch wer sich auch nur halbwegs abwechslungsreich (möglicherweise nach bestimmten Maßstäben sogar eher ungesund) ernährt, wird mit großer Wahrscheinlichkeit keine ernsthaften Mangelerscheinungen bekommen. Ihr Baby oder Kleinkind braucht normalerweise kein Multivitaminpräparat (auch keine Multivitamin-Gummibärchen). Wenn es sich wirklich extrem einseitig ernährt, könnte eine Vitamin-Supplementierung nötig werden, doch das wäre eine seltene Ausnahme. Selbst Kinder, die beim Essen sehr heikel sind, bekommen in der Regel ausreichend Vitamine; das trifft auch auf Stillkinder zu.

Zwei mögliche Ausnahmen sind Vitamin D und Eisen. Vitamin D ist nur in wenigen Nahrungsmitteln überhaupt vorhanden und auch in Muttermilch nicht in besonders hoher Konzentration. Der Körper kann Vitamin D mithilfe von UV-Strahlung selbst bilden, allerdings leben die wenigsten von uns in Weltgegenden, in denen Menschen regelmäßig genug der Sonne ausgesetzt sind. Deswegen geht man davon aus, dass viele Babys und Kinder an Vitamin-D-Mangel leiden – möglicherweise ein Viertel oder mehr aller weißen Kinder und noch mehr schwarze Kinder (da dunklere Haut die Vitamin-D-Bildung durch Sonneneinstrahlung behindert).[197] Ein Mangel wird festgestellt, wenn die Vitamin-D-Konzentration im Blut unter einem bestimmten Grenzwert liegt.

Weniger klar ist allerdings, ob dies tatsächlich ein gesundheitliches Problem darstellt. Es gibt nur wenige Studien, in denen die tatsächliche Wirkung von Vitamin D, beispielsweise auf das Knochenwachstum, untersucht wurde. Zwei sehr kleine randomisierte Studien zur Supplementierung konnten keine Unterschiede hinsichtlich Knochenwachstum und -zustand feststellen, obwohl sich die Vitamin-D-Konzentration im Blut der Babys durch die Supplementierung erhöhte.[198]

Womit ich nicht sagen will, dass Sie die Vitamin-D-Tropfen weglassen sollten. Rachitis bei Kindern gibt es durchaus, wenn auch vor allem in Entwicklungsländern mit schwieriger Ernährungslage. Sie brauchen aber umgekehrt nicht in Panik zu geraten, wenn Sie die Tropfen hin und wieder mal vergessen. Für stillende Mütter, die ihrem Kind lieber keine Vitaminpräparate verabreichen möchten, existiert noch eine andere Möglichkeit. Es gibt Belege, dass die Einnahme hoher Dosen von Vitamin D die Konzentration in der Muttermilch erhöhen und darüber an das Baby weitergegeben werden können.[199]

Stillkinder bekommen manchmal auch nicht genug Eisen, was zu Anämie (Blutarmut) führen kann. In der Muttermilch ist zwar wenig Eisen enthalten, dennoch empfiehlt man nicht generell Eisenpräparate, solange es beim Kind keine Anzeichen für einen Mangel gibt. In Reisflocken ist Eisen enthalten, sodass das Problem mit Einführung der Beikost gemildert wird. Seit man mit dem Durchtrennen der Nabelschnur länger wartet, kommt auch Blutarmut seltener vor (siehe Teil 1) und das ist eine viel simplere Maßnahme als die Supplementierung.

Die gesamte Thematik betrifft nur Stillkinder, denn in Säuglingsnahrung sind Eisen und Vitamin D sowie alle anderen Vitamine enthalten. Selbst wenn Sie nur manchmal auf Milchpulver zurückgreifen, wird Ihr Baby kaum an Mangelerscheinungen leiden.

Unterm Strich

- Ein frühzeitiger Kontakt mit Allergenen reduziert die Gefahr von Lebensmittelallergien.
- Kinder brauchen Zeit, um sich an unbekannte Aromen zu gewöhnen. Man sollte ein neues Nahrungsmittel also mehrfach anbieten, auch wenn es beim ersten Mal abgelehnt wurde. Die Akzeptanz verschiedenster Nahrungsmittel wächst durch die frühe Einführung.
- Für die empfohlene Reihenfolge der Einführung von Beikost gibt es kaum wissenschaftliche Belege. Sie müssen also nicht unbedingt mit Reisflocken oder Möhrenbrei anfangen, wenn Sie nicht möchten.

- Die babygesteuerte Beikosteinführung (Baby-Led Weaning) ist kein Zaubermittel (jedenfalls ist dazu nichts bekannt), aber es gibt auch keine Argumente dagegen.
- Eine Vitamin-D-Supplementierung ist sinnvoll, aber werden Sie nicht panisch, wenn Sie die Tropfen hin und wieder vergessen.

TEIL 3:
Vom Säugling zum Kleinkind

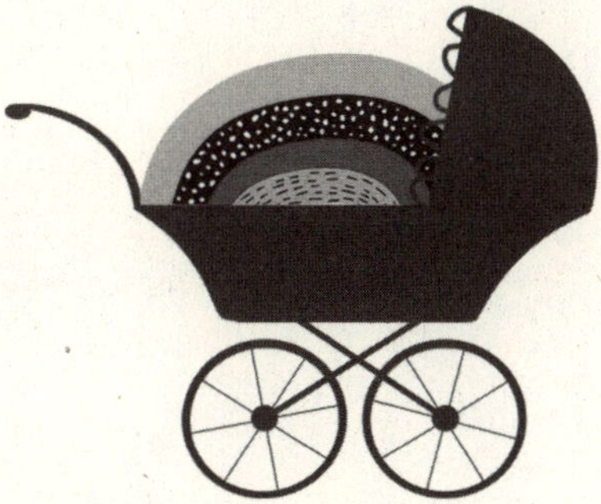

Babys sind in vielerlei Hinsicht anstrengend: Sie schlafen nicht, können nicht klar sagen, was sie wollen, und brauchen irgendwie ständig und ohne erkennbare Regelmäßigkeit etwas zu essen. Mit einem Neugeborenen oder Säugling freut man sich auf die Zeit, wenn das Kind groß genug ist, um mit einem am Tisch zu sitzen und zu sagen, was es möchte.

Doch auch dann ist längst nicht alles in Butter. Nehmen wir mal den Kampf um die Socken. Für Babys Socken zu finden, die nicht vom Fuß rutschen, mag schwierig sein, aber es ist höchst einfach, sie ihnen anzuziehen. Die Kleinen freuen sich sogar darüber, die Dinger an den Füßen zu haben. Man braucht sie nicht groß dazu überreden.

Ganz anders mit einem Kleinkind. »Zeit für Socken und Schuhe«, sagt man etwa elf Minuten, bevor man das Haus verlassen muss. »NEIN! Keine Socken! Ich will nicht!« Es wird mit dem Fuß aufgestampft und das Gesicht verzogen. Möglicherweise werden auch die Arme wütend verschränkt.

»Komm, wir ziehen deine Socken an.« Gerangel.

»AHHHH! NEEEIIIN!«

»Wenn ich dir keine Socken anziehen darf, dann muss ich Daddy holen, damit er mir hilft.«

»NEEIIN!!! KEINE SOCKEN!«

»Schatz, kannst du mir helfen?« Der zweite Elternteil kommt und hält das Kind fest.

Die Socken sind am Fuß, geschafft! Man sucht die Schuhe. Das Kind hat die Socken wieder ausgezogen, dafür ein böses Grinsen aufgesetzt. Die Hosen sind auch runter.

Kleinkinder sind eine völlig neue Erfahrung. Sie sind lustig, verspielt und machen viel Freude, können aber auch sehr widerspenstig sein. Und das, obwohl man nun noch mehr Dinge hinkriegen muss, für die man ihre Mitarbeit benötigt. Schlaftraining oder Impfungen, das geht auch ohne die Kooperation Ihres Kindes. Topftraining eher nicht. Man kann sich ein System ausdenken, Aufkleber, Süßigkeiten oder ein spezielles Töpfchen-Video bereithalten. Aber letztlich muss Ihr Kind sich entschließen, die Toilette zu benutzen. Ich sage es einfach mal deutlich: Zum Kacken kann man niemanden zwingen.

Ein Kleinkind zu erziehen erscheint auch folgenreicher, als ein Baby zu erziehen. Denn sobald sich die Persönlichkeit des Kindes manifestiert, wird den Eltern klar, was ihm später einmal schwerfallen wird. Und schon wieder muss man Entscheidungen treffen (wie viel Fernsehen, welcher Kindergarten), die das Kind scheinbar für sein ganzes Leben prägen. Und dann ist da noch die Frage nach Regeln und Grenzen – lauter höchst komplexe pädagogische Probleme.

Je älter die Kinder werden, desto schwieriger wird der forschungsorientierte Ansatz. Sie sind dann so verschieden, dass aus den Daten kaum noch sinnvolle Schlussfolgerungen zu ziehen sind. Denn was für ein spezielles Kind das Richtige ist, funktioniert bei einem anderen noch lange nicht, und eine im allgemeinen wirkungsvolle Methode kann bei einem bestimmten Individuum auch scheitern.

Ein paar generelle Richtlinien gibt es dennoch. In diesem Teil werde ich unter anderem auf bestimmte Meilensteine der Entwicklung eingehen: körperliche, die teilweise im ersten Lebensjahr erreicht werden, und sprachliche, die erst später dran sind. Die meisten Eltern machen sich, zumindest zeitweise, Sorgen, ob ihre Kinder sich normal entwickeln. Warum krabbelt/läuft/ rennt meine Tochter noch nicht? Warum sagt mein sechzehn Monate alter Sohn zu allem nur »Da-da«? Auch wenn da in der Regel keine Entscheidungen zu treffen sind, hilft es, ein paar Fakten zu kennen, denn die können selbst bei den neurotischsten Eltern für Entspannung sorgen.

Zur Sockenproblematik gibt die Forschungslage leider rein gar nichts her. Doch ich gebe die Hoffnung nicht auf, dass eines Tages Socken erfunden werden, die sich am Fuß des Kindes festketten lassen. Also bleiben Sie dran.

13. Läuft es schon?
Meilensteine der körperlichen Entwicklung

Der Sohn meiner Freundin Jane ist drei Monate nach Penelope auf die Welt gekommen, und als die beiden größer wurden – fünf, sechs, sieben Jahre alt –, ist dieser Altersunterschied niemandem mehr aufgefallen. Anfangs war das allerdings kaum vorstellbar. Denn als Benjamin geboren wurde, sah Penelope im Vergleich zu ihm aus wie eine Riesin, und als er mit sechs Wochen noch ein schlaffes Bündel war, war Penelope mit ihren viereinhalb Monaten schon ein properer Brocken.

Doch dann ging es mit dem Laufen los. Mit einem Jahr begann Benjamin seinem Alter gemäß herumzutapsen. Nicht jedoch Penelope. Als er schon lief, war sie 15 Monate alt und zeigte nicht die geringste Neigung, es zu versuchen. Manchmal kann man darüber hinwegsehen, wenn das eigene Kind nicht dem Durchschnitt entspricht, nicht jedoch, wenn man den Durchschnitt ständig vor Augen hat.

Bei der routinemäßigen Vorsorgeuntersuchung wirkte Dr. Li wie immer sehr gelassen. »Wenn sie mit 18 Monaten noch nicht läuft, schicken wir sie zur Frühförderung. Aber machen Sie sich keine Sorgen, das kriegt sie schon noch hin.« In den USA ist das staatliche Frühförderprogramm für Kinder mit körperlichen oder kognitiven Entwicklungsverzögerungen (in Deutschland: Frühförderstellen) wirklich ausgezeichnet und hilfreich – doch ich kann nicht behaupten, ich hätte damals die Aussicht darauf beruhigend gefunden.

Erst versuchte ich Penelope zu erklären, wie Laufen geht, doch das interessierte sie kein bisschen. Irgendwann verfiel ich aus Verzweiflung sogar auf Belohnungen. Dann plötzlich, etwa zwei Wochen nach dem Besuch bei Dr. Li, lief Penelope. Als wäre überhaupt nichts dabei. Sie fiel sogar kaum mehr hin, vielleicht weil sie schon so alt war. Von einem Tag auf den anderen ging sie einfach vom Krabbeln zum Laufen über. Und sofort vergaß ich meine Befürchtung, sie würde nie laufen lernen, und steigerte mich in irgendeine andere Befürchtung hinein. (Wenn man Kinder hat, ist die nächste Sorge nie weit.)

Ich glaube nicht, dass ich da eine Ausnahme war. In bestimmten Momenten bekommen solche körperlichen Meilensteine wie Sitzen, Krabbeln, Laufen, Rennen eine völlig übersteigerte Bedeutung. Aus Penelopes ersten Lebensmonaten habe ich unzählige Notizen zu ihrer Fähigkeit, sich selbst zu drehen (nach links ging es sehr früh, nach rechts fiel es ihr schwer). Den Kopf zu halten gehört zu den ersten Fähigkeiten, mit denen sich die Entwicklung eines Kindes beurteilen lässt. Wenn solche Meilensteine nicht zum erwarteten Zeitpunkt erreicht werden, machen Eltern sich häufig Sorgen – zum Teil auch, weil man sich viel zu sehr an das sogenannte Durchschnittsalter klammert. Viele haben dabei Sätze im Ohr wie: »Die meisten Kinder laufen mit etwa einem Jahr.« Das stimmt zwar, lässt aber die breite statistische Normalverteilung außer Acht.

Wenn es um das Körpergewicht von Kindern geht, ist uns das Denken in solchen Häufigkeitsverteilungen vertrauter. Das durchschnittliche einjährige Kind wiegt etwa 10,5 kg, aber es gibt viele, die deutlich leichter oder auch schwerer sind. Bei der kinderärztlichen Kontrolluntersuchung heißt es dann zum Beispiel: »Ihr Kind ist auf der 25. Perzentile.« (Was heißt, dass 75 Prozent der Kinder diesen Alters schwerer sind).

Wenn es um körperliche und sprachliche Meilensteine geht, ist diese Herangehensweise weniger gebräuchlich. Ich weiß allerdings nicht, warum. Gibt es nicht genug Daten oder hat man einfach keine Lust, in dem Bereich eine Häufigkeitsverteilung anzugeben? Vielleicht entspannt es Sie, wenn ich Ihnen sage: Es gibt diese Häufigkeitsverteilungen. Es ist zutreffend, dass das

Durchschnittsalter, in dem Kinder zu laufen beginnen, ein Jahr ist, aber wenn ein Kind etwas früher oder später läuft, ist das ebenso in Ordnung wie ein Gewicht auf der 25. oder 75. Perzentile.

Warum also beschäftigen wir uns damit? Warum bewerten Kinderärztinnen und -ärzte motorische Fähigkeiten? Dafür gibt es einen guten Grund, doch dabei geht es um Kinder, die sich außerhalb dieser Normalverteilung befinden, also solche, deren Entwicklung wirklich stark verzögert ist. Wenn Babys die frühen Meilensteine wie Kopf halten und sich drehen sehr spät erreichen, ist es wahrscheinlicher (nicht sehr wahrscheinlich, nur ein bisschen wahrscheinlicher!), dass sie von ernst zu nehmenden Entwicklungsstörungen betroffen sind. Diese können sich auch in kognitiven Problemen oder Verhaltensstörungen äußern, aber erst, wenn diese Kinder deutlich älter sind. Es gibt Untersuchungen, die belegen, dass Kinder mit frühen und schweren motorischen Problemen auch ein schlechteres räumliches Vorstellungsvermögen in der späteren Kindheit haben und möglicherweise als Erwachsene mittleren Alters bei Lesetests schlechter abschneiden.[200] Aus diesem Grund wird bei der kinderärztlichen Untersuchung großer Wert auf die Entdeckung motorischer Entwicklungsverzögerungen gelegt.

Verzögerungen bei der motorischen Entwicklung können auch auf bestimmte Krankheiten hinweisen. Dazu gehört vor allem die infantile Zerebralparese (CP). Der Begriff beschreibt keine Krankheit im eigentlichen Sinne wie eine Virusinfektion oder Krebs, auch keinen genetischen Defekt, sondern motorische Probleme, die auf frühe Schädigungen des zentralen Nervensystems zurückzuführen sind. Das kommt vor bei 1,5 bis 3 von 1000 Kindern, das heißt selten, aber immerhin so häufig, dass auch normale Kinderarztpraxen hin und wieder damit konfrontiert sind (bei reif geborenen Babys mit unkomplizierten Geburten ist die Wahrscheinlichkeit noch deutlich niedriger). In der Vergangenheit ging man davon aus, CP werde nur durch Geburtsverletzungen verursacht, neuere Daten deuten jedoch auch auf vorgeburtliche Probleme als Ursache.[201] Die daraus resultierenden mehr oder weniger starken Einschränkungen betreffen einzelne Gliedmaßen oder Körperteile. Bereits bei der Geburt ist in der Regel klar, ob das Risiko für CP durch Geburtstraumata, Frühgeburt oder andere Faktoren erhöht ist, eine endgültige Diagnose kann jedoch erst später gestellt werden. Schwerere Fälle werden schon früh, zwischen dem vierten und sechsten Monat, entdeckt, leichtere machen sich erst mit einem Jahr oder später bemerkbar. Durch die sorgfältige Beurteilung der motorischen Entwicklung können Störungen frühzeitig entdeckt werden, was die Chance auf rechtzeitige Frühförderung der betroffenen Kinder erhöht.

Die andere Gruppe von Erkrankungen, die so entdeckt werden, sind progressive neurologische Erkrankungen, die extrem selten vorkommen. Selbst die häufigste unter ihnen, die Muskeldystrophie, betrifft nur 0,2 von 1000 Geburten, alle anderen sind noch seltener. Aufgrund des progressiven Verlaufs ist es deutlich schwieriger, sie früh zu diagnostizieren, doch Kinderärztinnen und -ärzte achten auf Anzeichen.

Störungen der motorischen Entwicklung kommen außerdem bei Krankheiten vor, die bereits bei der Geburt entdeckt werden, beispielsweise Spina bifida (ein Geburtsfehler, auch offener Rücken genannt) oder bei Gendefekten wie dem Downsyndrom. Auch wenn die motorische Entwicklung der betroffenen Kinder sorgfältig überwacht wird, ist sie für die Diagnose nicht allein ausschlaggebend.

Bei den zahlreichen Kontrolluntersuchungen in den ersten drei Lebensjahren wird also auf Zeichen für schwerwiegende motorische Entwicklungsverzögerungen geachtet. Welche sind das, und wie werden sie untersucht?

Zuallererst wird die muskuläre Entwicklung des Babys genau in Augenschein genommen. Anhand diverser Handgriffe (die Ihrem Baby vermutlich weniger gefallen) werden Reflexe und »Bewegungsqualität« getestet. Das ist wichtig, aber kaum in einheitlichen Bewertungsmaßstäben zu messen (und für Eltern noch schwerer zu beurteilen). Außerdem wird bei jedem Besuch geprüft, ob grundlegende Meilensteine bereits erreicht sind. Ich zeige das hier anhand der Vorsorgeuntersuchungen in Deutschland, die im Alter zwischen einem halben Jahr und zwei Jahren durchgeführt werden.

U5 (5.–7. Monat)	Aufstützen in Bauchlage, Drehen vom Bauch auf den Rücken, Hochziehen an zwei Fingern, Kopfhalten in Sitzposition, gezielt Greifen
U6 (10.–12. Monat)	Drehen auf beide Seiten, Krabbeln, allein Sitzen, allein Stehen (mit Festhalten), in den Stand hochziehen, Pinzettengriff
U7 (21.–24. Monat)	Stehen und Laufen, Untersuchung auf subtilere grobmotorische Probleme und den Verlusts bereits erworbener Fähigkeiten (ein Hinweis auf progressive Erkrankungen)

Die Meilensteine in den ersten zwei Lebensjahren sind entscheidend, denn danach sind größere Probleme gegebenenfalls bereits identifiziert, und es geht mehr um Feinheiten.

So gut wie alle Babys haben bis zu den genannten Zeitpunkten die entsprechenden Meilensteine erreicht. In der Regel können sich Babys zwischen dem dritten und fünften Monat allein drehen; wenn ihnen das bis zum zehnten Monat noch nicht gelingt, liegt das definitiv außerhalb des Normalbereichs. Vergleichbare Angaben gibt es für das Laufen, was Kinder typischerweise zwischen dem achten und dem 17. Monat lernen (durchschnittlich um den zwölften Monat herum). Wenn Ihr Kind um den 18. Monat noch keine Anstalten macht, sollten Sie sich noch einmal mit Ihrer Kinderärztin oder Ihrem Kinderarzt in Verbindung setzen, oder sorgen Sie dafür, dass der Termin für die U7 möglichst früh stattfindet.[202]

Die festgelegten Zeitfenster zur Überprüfung sind sehr hilfreich, damit Kinder mit Entwicklungsverzögerungen auf keinen Fall durchs Raster fallen. Gute Kinderärztinnen und -ärzte haben motorische Entwicklungen bei allen Untersuchungen im Blick und achten darauf, ob ein Kind bei einem Meilenstein (oder gar bei zweien oder mehr) deutlich außerhalb der normalen Bandbreite liegt.

Doch was heißt normale Bandbreite? In diesem Fall liegen uns Daten aus sechs Ländern vor, die die Weltgesundheitsorganisation ausgewertet hat, um festzustellen, in welchem Zeitraum gesunde Kinder bestimmte motorische Fähigkeiten entwickeln. Da die untersuchten Kinder keine motorischen Probleme aufwiesen, kann die errechnete Altersspanne laut WHO als normal betrachtet werden.[203]

Meilenstein	**Altersspanne**
Sitzen allein	3,8 bis 9,2 Monate
Stehen mit Hilfe	4,8 bis 11,4 Monate
Krabbeln (5 Prozent der Kinder krabbeln gar nicht)	5,2 bis 13,5 Monate
Laufen mit Hilfe	5,9 bis 13,7 Monate
Stehen allein	6,9 bis 16,9 Monate
Laufen allein	8,2 bis 17,6 Monate

Diese Daten bestätigen Penelopes Kinderärztin. Sie empfahl uns völlig zu Recht, vor dem 18. Monat nicht in Panik zu geraten, denn bei beim Erwerb aller genannten motorischen Fähigkeiten gibt es eine große Altersspanne. Allein das Stehen lernen Babys irgendwann zwischen dem siebten und 17. Monat! Das ist in Sachen kindlicher Entwicklung eine Ewigkeit.

Ganz sicher besteht Handlungsbedarf, wenn ein Meilenstein am oberen Ende der normalen Altersspanne noch nicht erreicht ist, doch was bedeutet es, wenn ein Kind schon sehr früh, beispielsweise mit sieben Monaten, läuft? Wird aus ihm dann ein Spitzenathlet? Und wenn es erst mit 18 oder 19 Monaten die ersten Schritte macht? Wird es deshalb später immer als Letztes in die Mannschaft gewählt?

Es gibt leider ganz wenige Daten zu den langfristigen Auswirkungen des späten Laufenlernens. Praktisch alle Kinder, auch die Mehrheit derer mit Entwicklungsverzögerungen, lernen irgendwann laufen und rennen. Frühes Laufen sagt also nichts über das Laufen aus – alle laufen. Was besondere sportliche Talente angeht, gibt es überhaupt keine Untersuchungen. Ich weiß nicht, ob die Forschung nicht an der Prophezeiung athletischer Spitzenleistungen interessiert ist oder ob ein möglicher Zusammenhang so selten wäre, dass er sich in den Daten kaum bemerkbar machen würde. Die Olympischen Spiele sind für die meisten Leute offensichtlich kein realistisches Ziel. Wie gut, das zu wissen. Danke, Daten!

Es gibt schlicht keine Hinweise, dass frühes Stehen, Laufen, Umdrehen oder Kopfhalten mit irgendwelchen späteren Erfolgen in Verbindung steht. Es ist absolut sinnvoll, auf tatsächliche Entwicklungsverzögerungen zu achten. Weniger sinnvoll ist es allerdings, sein Kind für einzigartig zu halten, nur weil es zum Beispiel früh laufen kann. Oder sich Sorgen zu machen, wenn das Kind eine Fähigkeit erst am Ende der normalen Altersspanne erlernt.

Krankheiten

Die erste Erkältung eines Babys ist zwar kein Meilenstein im eigentlichen Sinn, für seine Eltern aber definitiv eine Erfahrung. Eine schlechte. Dann kommt die zweite, dritte vierte Erkältung und so weiter. Eltern kleiner Kinder versinken zwischen Oktober und April buchstäblich in einer Flut von Rotz. Manchen kommt es durchaus so vor, als wäre ihr Kind praktisch immer erkältet oder sonst wie krank Wenn Sie zwei oder noch mehr Kinder haben, geht in den Wintermonaten ununterbrochen eine Erkältung in die andere über. Erst sind Sie dran, dann Kind 1, Kind 2, Ihr Partner, dann wieder Kind 2, anschließend Kind 1.

Mittendrin kommt noch eine Magen-Darm-Grippe hinzu (die kriegt selbstverständlich die ganze Familie). Irgendwann fragen Sie sich natürlich: »Ist das noch normal? Müssen andere Eltern auch sämtlich Ersparnisse in Taschentücher mit Aloe vera investieren?«

Im Prinzip ja. Vor der Einschulung bekommen Kinder durchschnittlich sechs bis acht Erkältungen pro Jahr, die meisten zwischen September und April. Pro Erkältung dürfen Sie mit 14 Tagen rechnen.[204] Ein Monat hat 30 Tage, was bedeutet, dass Ihr Kind im Winter die Hälfte der Zeit erkältet ist. Die meisten Kinder schleppen danach noch ein paar Wochen einen Husten mit sich herum. Das läppert sich …

Erkältungen sind üblicherweise harmlos, aber sie erhöhen das Risiko von Mittelohrentzündungen und anderen langwierigen bakteriellen Infektionen (Bronchitis, atypische Lungenentzündung). Die Kinderärztin oder der Kinderarzt wird einen deshalb in der Regel in die Praxis bestellen, wenn man sich Sorgen macht, das Fieber länger als ein paar Tage anhält oder nach einer Verbesserung wieder eine Verschlechterung eintritt. Von allen Komplikationen tritt die Mittelohrentzündung am häufigsten auf. Etwa ein Viertel aller Kinder bekommen bis zum ersten Geburtstag eine, bis zum vierten Lebensjahr sind es 60 Prozent.[205]

Wenn Ihr Kind krank wird, ist die Kinderarztpraxis die richtige Anlaufstelle. Sehr oft ist der Grund für einen Arztbesuch mit Kind eine Erkältung. In vielen Fällen mag das überflüssig sein, aber damit sind Sie nicht allein. Abgesehen davon sollten Sie in ein gutes Buch über Kinderkrankheiten investieren, das Krankheitssymptome mehr oder weniger umfassend auflistet (siehe dazu Literaturtipps im Anhang).

Eine wichtige Sache hat sich seit meiner Kindheit geändert: der Umgang mit Antibiotika. Die Zeit, in der sie gegen Erkältungen verschrieben wurden, ist definitiv vorbei. Antibiotika wirken nicht gegen Erkältungen (die von Viren verursacht werden) und kommen deshalb in diesen Fällen nicht mehr zum Einsatz. Weltweit stellt der exzessive Einsatz von Antibiotika ein ernsthaftes Gesundheitsproblem dar, da dies zur allgemeinen Antibiotikaresistenz beiträgt. Und auch für Ihr Kind beinhalten Antibiotika gewisse Risiken, so können sie beispielsweise Durchfall verursachen. Dass sie inzwischen sparsamer eingesetzt werden, ist daher unbedingt zu begrüßen.

Auch bei Komplikationen wie (einer leichten) Mittelohrentzündung und Bronchitis verschreibt man heute normalerweise keine Antibiotika mehr. Behalten Sie also unbedingt im Auge, wie sich die Krankheit Ihres Kindes entwickelt. Bei einer Verschlechterung oder wenn es gar nicht besser wird, sollten Sie unbedingt noch einmal mit einer Ärztin oder einem Arzt sprechen.

Abschließend wünsche ich viel Spaß im Land des Schniefens und Hustens! Sehen Sie es positiv: Schulkinder werden etwas seltener krank (nur noch zwei bis vier Erkältungen jährlich), auch ein Dauerzustand dauert also nicht ewig.

Unterm Strich

- Verzögerungen bei der motorischen Entwicklung können auf schwerere Beeinträchtigungen (unter anderem Zerebralparese) hinweisen.
- Unterschiede innerhalb der normalen (großen) Bandbreite sind jedoch kein Grund zur Sorge.
- Kinderärztinnen und -ärzte nutzen bei den regelmäßigen Kontrolluntersuchungen vielfältige Möglichkeiten, die motorische Entwicklung von Babys und Kleinkindern zu überprüfen und zu bewerten.
- Kleine Kinder bekommen wirklich extrem viele Erkältungen: Zumindest bis zum Schulalter sind es im Winter durchschnittlich eine pro Monat. Da helfen nur Taschentücher. Sehr viele Taschentücher.

14. Bildschirmzeit: Lernen oder Glotzen

Als ich ein Kind war, hatten wir einen Fernseher, und der stand im Dachgeschoss. Meine Brüder und ich durften vor dem Abendessen eine Stunde fernsehen, und zwar wahlweise eine Wissens- oder eine Mathematiksendung für Kinder. In der siebten Klasse konnte ich meine Mutter dann endlich überreden, mich *Beverly Hills 90 210* ansehen zu lassen, um in der Schule nicht komplett ins soziale Abseits zu geraten. Ich glaube, sie hatte Mitleid mit mir und hoffte, das würde mir helfen (was es nicht tat).

Aber vorher wechselten wir von der *Sesamstraße* zur Mathesendung. Meinen Eltern war es unglaublich wichtig, dass ihre Kinder, wenn sie schon fernsahen, dabei wenigstens Buchstaben und Zahlen lernten. Haben wir das? Da bin ich mir nicht so sicher. Ich erinnere mich natürlich an ein paar Elemente der Sendung, beispielsweise an bestimmte Figuren, aber ich verbinde sie nicht unbedingt mit irgendwelchen mathematischen Konzepten. Wirklich im Gedächtnis geblieben ist mir nur ein Lied: »You never reach infinity, you just go on ... and on ...« Bestimmt hätte ich auch auf andere Weise erfahren, was Unendlichkeit ist, aber fairerweise sollte ich es der Sendung zurechnen. Was die *Sesamstraße* betrifft, wird ihr durch gute Studien tatsächlich bescheinigt, bei den Drei- bis Fünfjährigen auf die Schulreife hinzuwirken.

In den vergangenen 30 Jahren haben pädagogische Fernsehsendungen enorme Fortschritte gemacht, in den letzten zehn Jahren auch andere pädagogische Bildschirmmedien. Während unsere Eltern nur die *Sesamstraße* aufzubieten hatten, können wir für unsere Kinder heute aus einer unüberschaubaren Menge an digitalen Spielen, DVDs, Internetvideos und vielem mehr wählen.

Die *Sesamstraße* richtet sich vorwiegend an Vorschulkinder. In Deutschland ist für diese Zielgruppe außerdem prominent *Die Sendung mit Elefanten* (die Kindergartenversion der *Sendung mit der Maus*) und *Löwenzähnchen* (*Löwenzahn* für die ganz Kleinen). In den USA sind *Baby-Einstein*-DVDs allgegenwärtig. *Baby Einstein* ist ein extrem beliebtes Video-Franchise, das Inhalte bestehend aus Musik, Sprache, Figuren und Bildern produziert, die sich an Babys und Kleinkinder richten und ein explizit pädagogisches Ziel haben: So sollen sie den Kindern beispielsweise neue Wörter oder Melodien vermitteln. Mit Erfolg, wie das Unternehmen selbstverständlich behauptet. Auch in Deutschland gibt es inzwischen Produkte der Marke zu kaufen.

Umgekehrt haben wir jede Menge Daten, die nahelegen, dass Fernsehen oder allgemein Zeit vor Bildschirmen die kognitive Entwicklung der Kleinen verzögert. Untersuchungen haben nachgewiesen, dass Kinder, die mehr fernsehen, weniger gesund sind und in Leistungstests schlechter abschneiden.

Ja was denn nun? Motiviert man ein neun Monate altes Kind mit *Baby-Einstein*-DVDs zum frühen Sprechen? Oder fördert man so die Entwicklung zum Dauerglotzer. Die AAP (genauso wie die BZgA und andere offizielle Stellen im deutschsprachigen Raum) tendieren ganz eindeutig zur zweiten Antwort. Man rät von Bildschirmzeit für Kinder unter 18 Monaten grundsätzlich ab, das deutsche Bundesministerium für Familie, Frauen Senioren und Jugend rät sogar dazu, Kinder erst ab drei Jahren fernsehen zu lassen. Danach soll weiterhin nicht mehr als eine halbe Stunde täglich und immer gemeinsam mit einem Elternteil geschaut werden. Außerdem wird empfohlen, »hochwertige« Sendungen auszuwählen, zum Beispiel *Sesamstraße* oder die *Sendung mit der Maus* (oder *dem Elefanten*). Außerdem sollen die Sendungen möglichst nicht von Werbung unterbrochen werden.

Andere halten diese Empfehlungen allerdings für nicht mehr zeitgemäß. Denn wie soll man kleinen Kindern heutzutage so lange den Bildschirm vorenthalten, wo der doch allgegenwärtig ist? Für eine schlüssige Antwort brauchen wir Daten und Fakten.

Vom Bildschirm lernen

Die Entwicklungspsychologie widmet sich unter anderem der Frage, wie Kinder lernen. Dazu werden sie schon im frühesten Alter dabei beobachtet, wie sie mit anderen Menschen interagieren und mit Spielzeug, Fremdsprachen und vielem mehr umgehen. Solchen Untersuchungen können wir zuerst einmal entnehmen, ob Babys und Kleinkinder überhaupt in der Lage sind, aus Videos zu lernen. Die Ergebnisse sind nicht sonderlich ermutigend. In einem Experiment wurden Kindern mit zwölf, 15 und 18 Monaten bestimmte Handgriffe an Puppen vorgeführt – wahlweise von Personen live oder auf dem Bildschirm.[206] Die Forschenden überprüften, ob die Kinder die Handgriffe direkt im Anschluss und noch einmal 24 Stunden später nachahmen konnten. In allen drei Altersgruppen konnten zumindest einige der Kinder die Handlung am folgenden Tag wiederholen, wenn sie von einer Person live vorgeführt worden war. Das Video zeigte kaum Erfolg: Die zwölf Monate alten Kinder hatten überhaupt nichts gelernt, die älteren signifikant weniger als bei der Livevorführung.

In einer anderen Studie wurde eine DVD eingesetzt, um Kindern kontinuierlich Laute vorzuspielen, die in ihrer Muttersprache nicht vorkamen. Bei der Geburt können Kinder die Laute jeder beliebigen Sprache erlernen, wenn sie älter werden nur noch die, die sie regelmäßig zu hören bekommen. Die Forschenden versuchten also, neun bis zwölf Monate alte Babys mit englischer Muttersprache über einen längeren Zeitraum mit Lauten der chinesischen Sprache zu konfrontieren, wieder sowohl durch eine anwesende Person oder mit DVD. Live funktionierte es, mit der DVD nicht.[207]

Angesichts dieser Resultate wäre es höchst überraschend, wenn *Baby Einstein* funktionieren würde. Dank einer randomisierten Studie zu dieser speziellen Frage lässt sich dies ganz präzise beantworten. 2009 untersuchte eine Forschungsgruppe, ob sehr kleine Kinder (in diesem Fall zwischen zwölf und 15 Monaten) Wörter von einer DVD lernen können.[208] Dazu verwendeten sie eine DVD namens *Baby Wordsworth* aus der *Baby-Einstein*-Serie, die das Wortverständnis verbessern soll. Die Eltern der Behandlungsgruppe wurden angewiesen, ihren Kindern sechs Wochen lang regelmäßig die DVD vorzuspielen. Die Kinder der Kontrollgruppe bekamen die DVD nicht zu sehen. Alle zwei Wochen wurde überprüft, ob die Kinder neue Wörter verwendeten oder verstanden. Innerhalb der sechs Wochen erhöhte sich in beiden Gruppen die Zahl der gesprochenen und verstandenen Wörter, da die Kinder ja älter wurden. Allerdings zeigten sich keinerlei Unterschiede zwischen der DVD-Gruppe und der Kontrollgruppe ohne DVD. Wie viele Wörter die Kinder beherrschten und wie schnell ihr Wortschatz wuchs, hing entscheidend davon ab, ob die Eltern ihren Kindern vorlasen. In anderen Untersuchungen wurden vergleichbare Experimente mit bis zu zwei Jahre alten Kindern durchgeführt – mit ähnlichen Resultaten.[209]

Baby Einstein scheint seinem Namen also eher nicht gerecht zu werden. Damit jedenfalls machen Sie Ihr Kind nicht zum Star der Kita-Gruppe. Natürlich können Sie es damit beschäftigen, weil Sie endlich mal ein paar Minuten Ruhe (zum Beispiel zum Duschen) haben wollen, dann ist aber Wörterlernen nicht das primäre Ziel. (Zur Frage, ob das schädlich ist, komme ich weiter unten.)

Um Babys und sehr kleinen Kindern etwas beizubringen, mögen Videos untauglich sein. Es gibt allerdings durchaus Belege, dass etwas ältere Kinder via Bildschirm lernen. Wenn Sie ein Kind im Kindergartenalter haben, das Sie fernsehen lassen, dann wissen Sie das. Als Finn zwei Jahre alt war, entwickelte er die verstörende Angewohnheit, die Sprechweise des Kinderserien-Helden *Caillou* zu imitieren. Er fand das enorm lustig. Von uns oder seiner älteren Schwester konnte er es nicht haben.

Kinder lernen Lieder aus Filmen und Sendungen und merken sich Namen von Figuren und grundlegende Handlungselemente. In Versuchen haben Forschende nachgewiesen, dass Drei- bis

Fünfjährige beim Fernsehen neue Wörter lernen können.[210] Insofern ist es nicht überraschend, dass sie daraus auch nützliche Informationen entnehmen. Die schlüssigsten Belege dazu stammen aus Studien zur Sendung *Sesamstraße*, die es seit dem Serienstart in den 1970er-Jahren zu großer Bekanntheit und hohem Ansehen gebracht hat und deren erklärtes Ziel von Anfang an die Wissensvermittlung war. Sie sollte bei den Drei- bis Fünfjährigen die Schulreife fördern, was man ihr auch anmerkt: Es geht vor allem um Zahlen, Buchstaben und positives Sozialverhalten. Sehr früh schon wurde die Wirkung der *Sesamstraße* in randomisierten Studien untersucht. In einer Studie bekamen die Familien der »Behandlungsgruppe« sogar einen besseren TV-Anschluss, damit sie die Sendung problemlos empfangen konnten.[211] Innerhalb von zwei Jahren wurden Verbesserungen bei verschiedenen Aspekten der Schulreife, unter anderem beim Wortschatz, nachgewiesen.

Die Effekte der *Sesamstraße* sind offenbar recht langlebig. Eine aktuellere Studie nahm sich die Anfangsjahre der Sendung vor und verglich die Kinder, die wegen des besseren TV-Anschlusses einen frühen Zugang hatten, mit denen, die erst später fernsehen konnten. Erstere blieben später seltener sitzen.[212] Die positiven Effekte waren bei Kindern aus benachteiligten Familien besonders groß, möglicherweise aufgrund von Unterschieden bei den sonstigen Tagesaktivitäten oder aufgrund anderer Unterschiede.

Für etwas ältere Kinder kann der Fernseher also durchaus ein Lernmittel sein. Das heißt aber auch, es sollte sorgfältig ausgewählt werden, was sie sich ansehen. Bei sehr kleinen Kindern ist es vermutlich weniger relevant, was sie sehen – zumindest wenn man die Sache unter dem Lernaspekt betrachtet. So oder so können Sie sich nicht darauf verlassen, dass der Fernseher aus Ihrem Kind ein Genie macht.

Dauerglotzen

Ein Geständnis unter Eltern: Ich habe den Fernseher nie als Lernmittel betrachtet. Meine Kinder sehen hin und wieder ein bisschen fern, und zwar vor allen Dingen dann, wenn ich etwas geregelt kriegen will. Wenn ich am Wochenende den ganzen Tag mit den Kindern verbracht habe und dann das Abendessen zubereiten will, ist es ausgesprochen praktisch, die beiden eine halbe Stunde vor dem Fernseher zu parken. Die Attraktivität der *Baby-Einstein*-DVDs bestand für mich nie in der Hoffnung, Finn könne dabei etwas lernen. Sie fesselten einfach seine Aufmerksamkeit über eine längere Zeitspanne, als er noch sehr klein war. Wenn auch Ihr Ziel die Ablenkung ist, fragen Sie sich vermutlich nicht, ob Ihr Kind beim Fernsehen etwas lernt, sondern ob es ihm schadet. Ruiniert es sein Gehirn?

Ja, behaupten viele Untersuchungen. Laut einer Studie von 2014 verfügen Vorschulkinder, die viel fernsehen, über weniger »Exekutive Funktionen« – darunter fasst die Neuropsychologie Fähigkeiten wie Selbstkontrolle und Konzentration zusammen.[213] 2001 wies eine Studie nach, dass Mädchen, die mehr fernsehen, häufiger fettleibig sind.[214] Das sind nur Beispiele. Zahlreiche Untersuchungen bringen diverse unerwünschte Erscheinungen mit Fernsehkonsum in Verbindung. Besonders einflussreich war ein Artikel von Frederick Zimmerman und Dimitri Christakis aus dem Jahr 2005.[215] Die beiden nutzten einen großen, für die gesamten USA repräsentativen Datenpool und untersuchten den Einfluss von kindlichem Fernsehkonsum auf Testergebnisse von Sechs- bis Siebenjährigen. Sie teilten die Kinder in vier Gruppen. Ausschlaggebend war, wie lange sie im Alter unter drei Jahren und dann wieder zwischen drei und fünf Jahren ferngesehen hatten. »Wenig« war dabei unter drei Stunden täglich, »viel« war mehr als drei Stunden pro Tag.

20 Prozent der Kinder fielen in die »Viel-viel-Gruppe«, das heißt, sie sahen sowohl unter als auch über drei Jahren mehr als

drei Stunden täglich fern. 26 Prozent fielen in die »Wenig-viel-Gruppe«: wenig Fernsehen unter drei Jahren, viel Fernsehen über drei Jahren. 50 Prozent gehörten zur »Wenig-wenig-Gruppe« und nur 5 Prozent zur »Viel-wenig-Gruppe«.

Die Autoren ermittelten Unterschiede zwischen den Gruppen in den Bereichen Mathematik, Lesen und Wortschatz. Die Resultate legen nahe, dass Kinder, die unter drei Jahren viel fernsehen, schlechter abschneiden – zwar nicht deutlich schlechter, aber doch entsprechend einem um ein paar Punkte niedrigeren IQ. Diesen Daten und den Argumenten der Forscher zufolge ist hoher Fernsehkonsum unter drei Jahren problematisch. Bei den älteren Kindern scheint er allerdings eine geringere Rolle zu spielen. Beim Vergleich der Kinder, die unter drei nur wenig, zwischen drei und fünf jedoch viel fernsahen, mit denen, die in beiden Altersspannen wenig fernsahen, zeigten sich keine Unterschiede. Eher noch könnte man sagen, dass die viel fernsehenden Kinder besser abschnitten als die wenig fernsehenden.

Das erschüttert einerseits die Auffassung, auch ältere Kinder sollten nicht fernsehen, und stützt andererseits allem Anschein nach die Empfehlung, Kinder unter drei möglichst wenig fernsehen zu lassen. Das Ganze ist dennoch mit etwas Vorsicht zu genießen. Denn erstens sahen die Kinder in dieser Studie wirklich viel fern, nämlich unter drei Jahren durchschnittlich 2,2 Stunden *täglich*, die »Viel-Gruppe« sogar mehr als drei Stunden. Daraus lässt sich kaum ableiten, ob es in Ordnung wäre, Kinder unter drei ein paar Stunden *pro Woche* fernsehen zu lassen.

Zweitens ist es sehr schwierig (auch wenn die Forschenden sich darum bemühten), die vielen anderen Unterschiede zwischen den viel und wenig fernsehenden Kindern einzubeziehen. 75 Prozent aller teilnehmenden Kinder (also die große Mehrheit) sahen bis zu ihrem dritten Lebensjahr weniger fern. Die restlichen 25 Prozent mussten in irgendeiner Hinsicht ungewöhnlich gewesen sein. Schwer zu sagen, ob das Fernsehen die entscheidende Rolle spielte oder etwas anders. Somit lassen sich auch die Ergebnisse nicht so leicht interpretieren.

Es gibt jedoch auch Untersuchungen, in denen dieses spezielle Problem besser berücksichtigt wurde. Aus meiner Sicht lassen sich Kausalzusammenhänge am besten einer Studie aus dem Jahr 2008 entnehmen, die zwei Wirtschaftswissenschaftler durchführten, von denen einer mein Mann ist.[216] Im Ernst, ich halte die Studie aus anderen Gründen für gut. Für so gut, dass ich schon in meinem ersten Buch darauf eingegangen bin. Sie ist ein Beispiel dafür, wie sich trotz komplexer Thematik Kausalzusammenhänge ableiten lassen. Und sie ist hilfreich, wenn es um Entscheidungen zum Fernsehkonsum Ihrer Kinder geht.

Für ihre Untersuchung nutzten Jesse und sein Co-Autor Matt Gentzkow den Umstand, dass das Fernsehen bei seiner Einführung in den 1940er- und 1950er-Jahren nicht in allen Teilen der USA gleichzeitig ankam. Bestimmte Kinder hatten früher Zugang zu einem Fernseher, andere erst später. Da der Zeitpunkt, wann Menschen in einer Region an das Fernsehen angeschlossen wurden, nichts mit Erziehungsfragen zu tun hat, wurden in dieser Studie die Probleme umgangen, die andere Studien aufwerfen. Jesse und Matt untersuchten, inwiefern der Zugang zum Fernsehen in einer frühen Phase die Leistungen der Kinder in der Schule oder danach beeinflusste. Sie konnten keinen negativen Effekt von mehr Fernsehen in früher Kindheit auf spätere Testleistungen nachweisen. Vermutlich sind daher die Korrelationen in anderen Studien eben nicht mehr als das: Korrelationen, keine Kausalzusammenhänge. Zwar unterschied sich das Fernsehen der 1940er- und 1950er-Jahre vom heutigen Fernsehen, doch die Kinder sahen damals sehr viel fern, was sich nicht von der heutigen Zeit unterscheiden dürfte.

Die bisher genannten Studien widmen sich alle dem Fernsehen, während sich heute die Zahl der Bildschirme vervielfacht hat. Ihr Kind kann auf Ihrem Handy oder Tablet nicht nur Filme sehen, sondern auch spielen, Apps nutzen und vieles mehr. Kann man dies mit dem Fernsehen vergleichen? Sollte man die generelle Bildschirmzeit begrenzen? Offen gesagt weiß das noch keiner. Es gibt zwar ein paar Studien, doch die haben große Mängel. Es gibt einen Artikel, genauer gesagt einen Abstract, der viel mediale Aufmerksamkeit auf sich zog, weil er zeigte, dass sich die sprachliche Entwicklung bei Kindern, die zwischen dem sechsten Monat und dem zweiten Lebensjahr viel Zugang zu einem Handy hatten, verzögerte.[217] Doch der ist genauso problematisch wie die bereits erwähnte Studie zum TV-Konsum. Es bleibt offen, welche anderen Faktoren für Familien bestimmend sind, in denen ein sechs Monate altes Baby viel Zeit mit einem Handy verbringt. Könnten nicht diese anderen Faktoren für die Verzögerung bei der Sprachentwicklung verantwortlich sein? Womit ich nicht sagen will, dass die vor dem Bildschirm verbrachte Zeit keine Rolle spielt – nur, dass wir darüber keine Aussage treffen können.

Ein Plädoyer für die Bayes-Statistik

Die Datenlage, über die wir bisher verfügen, ist sehr begrenzt. Wir können jedoch, denke ich, zumindest Folgendes festhalten:

1. Kinder unter zwei lernen nicht viel beim Fernsehen.
2. Kinder von drei bis fünf können von Sendungen wie der *Sesamstraße* durchaus profitieren, beispielsweise ihren Wortschatz erweitern.
3. Die überzeugendsten Studien zeigen, dass insbesondere Fernsehen, selbst in früher Kindheit, das Abschneiden bei späteren Leistungstest nicht beeinträchtigt.

Das ist erst einmal ganz hilfreich, lässt aber noch viele Fragen unbeantwortet. Apps: gut oder schlecht? Zählt Sport im Fernsehen als Fernsehen? Ab wann hat man wirklich zu viel ferngesehen? Was ist mit Sendungen auf dem Tablet? Und mit DVDs: Ist es besser oder schlechter, dass da keine Werbung vorkommt?

Die bisherige Datenlage wird all diese Fragen nicht beantworten. Aber mit einer veränderten Herangehensweise können wir durchaus etwas herausfinden.

Die Statistik kennt zwei unterschiedliche Ansätze. Einerseits die »frequentistische Statistik«, die mithilfe vorhandener Daten Zusammenhänge erarbeitet. Andererseits die »bayessche Statistik«, die Zusammenhänge aufzeigt, indem sie vorab eine These aufstellt und sie anhand von Daten überprüft.

Ich möchte das an einem thematisch passenden Beispiel erklären: Nehmen wir an, uns liegt eine gut gemachte Studie vor, die nachweist, dass Kinder, die *SpongeBob* ansehen, sehr viel häufiger bereits im Alter von zwei Jahren lesen können; nehmen wir außerdem an, dies sei die einzige Studie zum Thema. In der Welt der frequentistischen Statistik müssten Sie nun glauben, dass diese Zeichentrickserie ein hervorragendes Lernmittel ist.

Für eine Anhängerin der bayesschen Statistik ist diese Schlussfolgerung weniger zwingend. Ohne diese Daten kämen wir nie auf die Idee, *SpongeBob* wäre in der Lage, Zweijährigen das Lesen beizubringen. Nach einem Blick auf die Daten müssten wir einen solchen Zusammenhang zwar für wahrscheinlicher halten, wer aber skeptisch veranlagt ist, wäre noch nicht überzeugt. Denn der bayessche Ansatz beinhaltet die Einbeziehung dessen, was wir über die Welt bereits wissen oder zu wissen glauben.

Warum ist das hier wichtig? Ich gehe davon aus, dass wir alle zur Fernsehthematik ein paar Vorannahmen haben. Sehr kleine Kinder sind nur etwa 13 Stunden pro Tag wach. Wenn sie davon acht Stunden vor dem Fernseher verbringen, bleibt nicht mehr viel Zeit, um andere Dinge zu tun. Sehr unwahrscheinlich, dass dies keinerlei negative Auswirkungen hat. Umgekehrt ist schwer vorstellbar, dass eine Stunde pro Woche *Sesamstraße* oder *Sendung mit der Maus* den IQ Ihres Kindes senkt oder es anderweitig langfristig schädigt. Mit ähnlicher Logik kann man nun das Tablet beurteilen. Ein zweijähriges Kind, das den ganzen Tag damit herumspielt: vermutlich problematisch. Zweimal pro Woche eine halbe Stunde Mathe-Spiele: vermutlich unproblematisch.

Wenn wir so an die Sache herangehen, helfen uns die nicht besonders umfangreichen Daten durchaus weiter, weil sie jede Menge Informationen zu den Fragen enthalten, die wir nicht so leicht mithilfe der Intuition beantworten können (was die bayessche Statistik als schwächere Voransnahmen bezeichnet).

So kann ich beispielsweise keine intuitive Aussage darüber machen, ob kleine Kinder aus Videos lernen. Die Daten – die das verneinen – sind insofern sehr informativ und hilfreich. Und auch wenn ich das Gefühl habe, acht Stunden Fernsehen täglich seien schlecht und eine Stunde wöchentlich gehe in Ordnung, habe ich keine genaue Vorstellung, wie sich Fernsehkonsum von etwa zwei Stunden täglich auswirken könnte. In dieser Hinsicht ist Jesses Artikel durchaus hilfreich, da er genau dies untersucht und zu dem Ergebnis kommt, dass er nicht schadet.

Wenn ich dem Zusammenhang zwischen Leistungen und Fernsehkonsum bis ins letzte Detail auf den Grund gehen will, reicht das natürlich noch nicht, aber ich kann zumindest meine Voranmahmen (ohne Kenntnis der Daten) und das, was den Daten zu entnehmen ist, kombinieren, um die größten Unsicherheiten zu beseitigen. Zugleich bekommt man so einen Eindruck, wo weitere Untersuchungen besonders angebracht wären. Viele Kinder nutzen täglich eine gewisse Zeit lang Apps auf Tablets oder Smartphones. Dazu wurde bisher so gut wie gar nicht geforscht, man hat dazu aber auch keine intuitive Meinung. Ich könnte davon ausgehen, das sei gut – schließlich gibt es viele sehr taugliche Mathe- und Lese-Apps. Ich könnte aber auch vermuten, es sei schlecht, weil das Kind nicht wirklich etwas lernt, sondern nur auf dem Gerät herumtippt.

Und schließlich sollten wir in unsere Intuition auch noch das einbeziehen, was die Ökonomie als »Opportunitätskosten der Zeit« bezeichnet, also die Überlegung, was durch die vor dem Fernseher verbrachte Zeit verloren geht. Während Kinder fernsehen, tun sie etwas anderes nicht. Je nachdem, worin dieses andere bestünde, ist Fernsehen besser oder schlechter. Vielen Studien zufolge kann ein Kind beispielsweise mit der *Sesamstraße* seinen Wortschatz erweitern, was durch die Interaktion mit den Eltern allerdings noch besser funktionieren würde. Selbst wenn das vermutlich zutreffend ist, stellt sich aus meiner Sicht häufig diese Alternative gar nicht. Viele Eltern nutzen den Fernseher, um ihre Kinder zu beschäftigen, während sie sich kurz Ruhe gönnen, Essen kochen oder Wäsche waschen. Wenn also die Alternative zum Fernsehen gehetzte und genervte Eltern sind, die ihr Kind eine Stunde lang anschreien, gibt es gute Gründe, Fernsehen für besser zu halten.

Unterm Strich

- Kinder unter zwei Jahren lernen beim Fernsehen gar nichts.
- Drei- bis Fünfjährige können beim Fernsehen durchaus etwas lernen – daher sollte man sorgfältig auswählen, was sie sehen.
- Das Datenmaterial ist insgesamt spärlich. Wenn Sie Zweifel hegen, ergänzen Sie die Forschungslage durch bayessche Vorannahmen (Ihre Intuition).

15. Sag mal: Mama – Die sprachliche Entwicklung

Als ich 22 Monate alt war, gingen meine Eltern (auch zwei Ökonomen, ich weiß) zu einer Cocktailparty. Meine Mutter kam mit einer Gastprofessorin ins Gespräch, die zur kindlichen Sprachentwicklung forschte. Als meine Mutter erwähnte, ihre Tochter (ich) spreche sehr viel und führe insbesondere vor dem Einschlafen im Bett Selbstgespräche, war Professor Katherine Nelson geradezu elektrisiert und fragte meine Mutter, ob sie bereit wäre, mein Gebrabbel zu Forschungszwecken aufzunehmen. Meine Mutter ließ sich nicht zweimal bitten.

In den folgenden 18 Monaten nahmen meine Eltern fast jeden Abend meine Selbstgespräche auf und schickten die Bänder an die Professorin und ihr Forschungsteam. Meine Mutter transkribierte die Bänder von Anfang an, um mein unverständliches Gemurmel zu entschlüsseln. Diesen umfangreichen Korpus aus Bändern und Texten nutzten die Forschenden dann für Untersuchungen zum kindlichen Spracherwerb. Sie wollten beispielsweise herausfinden, was sich bei Kindern zuerst entwickelt: eine Vorstellung von der Zukunft oder eine Vorstellung von der Vergangenheit. Daraus entstanden Artikel, Konferenzen und irgendwann auch ein Sammelband mit sämtlichen Untersuchungen, zu denen die Bänder gedient hatten (die Ironie der Geschichte, dass ich Gegenstand eines solchen Buches war und selbst eines über das Thema schreibe, entgeht mir natürlich nicht).

Narratives from the Crib[218] wurde veröffentlicht, als ich etwa neun Jahre alt war. Ich erinnere mich noch genau daran, wie ich aus der Schule kam und ein Vorabexemplar auf dem Tisch der Veranda liegen sah. Neugierig, etwas über mein früheres Ich zu erfahren, griff ich sofort danach, wurde aber schwer enttäuscht. Es waren strohtrockene wissenschaftliche Aufsätze, in denen Verbformen und syntaktische Strukturen analysiert wurden. Ich weiß noch, wie ich mir ein paar lustige Aussprüche von mir raussuchte und es dann wieder weglegte.

Erst als Penelope etwa in das Alter kam, habe ich das Buch wieder zur Hand genommen, und auch nur, weil auch ich eine elterliche Zwangshandlung nicht abstellen kann: das Vergleichen des eigenen mit anderen Kindern. Ich blätterte darin, um Parallelen zwischen mir und Penelope zu finden. Das früheste Zitat daraus lautet etwa: »Wenn Daddy kommt, leg ich das da, und dann esse ich Frühstück, und Daddy macht mein Bett.« (Im Alter von 22 Monaten und fünf Tagen). Hat Penelope in dem Alter Ähnliches von sich gegeben? Schwer zu sagen! Ich löcherte also meine Mutter deswegen: »Habe ich das wirklich gesagt, oder dachtest du nur, dass ich das sage?« Sie konnte sich natürlich nicht genau erinnern (behauptete sie zumindest).

Die Kommunikation mit anderen, das Sprechen, Zeigen, Schreiben, gehört zu den Dingen, die uns Menschen auszeichnen. In dem Augenblick, in dem Ihr Kind nicht mehr schreien muss, sondern begierig auf den Kühlschrank zeigt und »bitte Milch« (oder auch nur »MILCH!«) sagt, sehen Sie zum ersten Mal eine Persönlichkeit aufschimmern. Daher erinnern sich die meisten Eltern an die ersten Wörter ihrer Kinder. Bei Penelope war es »Schuh« und bei Finn »Penelope (gesprochen: Puh-puh)«. Die meisten Eltern wissen genau, wie viele Wörter ihre Kleinen schon sagen können. Und so wird das Sprechen ganz automatisch zu einem Vergleichsmaßstab – der eigenen Kinder mit anderen Kindern oder der eigenen Kinder untereinander. Ich verglich sogar meine Kinder mit mir selbst. Vor Finns Geburt wurde ich gewarnt, dies sei besonders dann problematisch, wenn man zuerst eine Tochter und dann einen Sohn bekäme. »Jungs brauchen beim Sprechen ein bisschen länger«, warnten mich feinfühlige Freundinnen. Und die weniger feinfühligen prophezeiten: »Er wird dir total beschränkt vorkommen.« Leute, die erst einen Jungen und dann ein Mädchen bekommen hatten, erzählten mir, dass sie ihre Tochter für ein Genie gehalten hätten.

Der Vergleich des eigenen Kindes mit anderen ist jedoch gar nicht so einfach. Wie bei den körperlichen Meilensteinen geht es in erster Linie darum, Kinder herauszufiltern, die Frühförderungen benötigen. Bei der kinderärztlichen Untersuchung mit zwei Jahren (U7) werden Sie vielleicht einen Fragebogen ausfüllen müssen, in dem Sie aus einer bestimmten Anzahl an Wörtern die ankreuzen sollen, die Ihr Kind regelmäßig benutzt. Wenn es auffällig wenig sind, müssen möglicherweise Fachleute herausfinden, warum. Doch wie groß sollte der Wortschatz eines Zweijährigen überhaupt sein? Die meisten Ratgeber weisen nur darauf hin, wann Grund zur Sorge besteht, geben aber keine Durchschnittswerte an. Und selbst wenn man die Normalverteilung kennt, folgen daraus weitere Fragen: Spielt die Größe des Wortschatzes eine Rolle? Weist frühes Sprechen auf irgendeine spätere Entwicklung hin? Zu beiden Fragen finden sich Antworten in den Daten – im ersten Fall sind sie allerdings etwas befriedigender als im zweiten.

Der Wortschatz

Daten zum Umfang des kindlichen Vokabulars zu erheben klingt doch eigentlich einfach: Man könnte ja einfach Wörter zählen. Solange Kinder noch sehr klein sind und nur über fünf, zehn oder 20 Wörter verfügen, können sich Eltern mit großer Wahrscheinlichkeit an alle erinnern, wenn man sie befragt. Doch je mehr die Kinder sprechen, desto schwieriger gestaltet sich dieses Verfahren. Wenn Ihr Kind etwa 400 Wörter kennt, von denen es manche häufiger, andere weniger häufig benutzt, könnten Sie alle aufzählen?

Ein weiteres Problem beim Vergleichen ist auch der individuelle Wortschatz eines Kindes. Ein Beispiel: Als Finn knapp über zwei war, begeisterte er sich für ein Lied namens »Bumblebee Variety Show«, das eine Lehrerin der örtlichen Musikschule verfasst hatte und das, wenn wir im Auto saßen, in Dauerschleife lief. Finn sang es gerne aus vollem Hals, im Auto, aber auch im Bett oder in der Wanne. Der Titel war der wichtigste Textbestandteil des Lieds. Rein artikulatorisch war Finn sogar in der Lage »Bumblebee Variety Show« auszusprechen, wenn auch so, als wäre es nur ein Wort: *bumblebeevarietyshow*. Und nun? Wenn wir seinen Wortschatz beurteilen sollten, galt »variety« dann als ein Wort, das er kannte? Er würde es sicher nicht in einen Satz einbauen und hielt es wohl auch nicht für ein einzelnes Wort. Also eher nicht. Aber zählte *bumblebeevarietyshow* als Wort? Das wäre etwas plausibler, obwohl nicht klar war, ob er es überhaupt für ein Wort oder nur für ein Geräusch hielt. (Abgesehen davon ist es kein Wort.)

In der Forschung umgeht man diese Probleme (die Erinnerung und das Vergleichen) mit einem standardisierten Wortschatz, der aus einer kontinuierlichen Erhebung zusammengestellt wird. In den USA nutzt man üblicherweise den sogenannten MacArthur-Bates Communicative Development Inventory (MB-CDI). Die Liste enthält 680 Wörter in diversen Kategorien (Tierlaute, Tätigkeitswörter wie »beißen« oder »schreien«, Körperteile etc.). Eltern können damit selbst einen Test durchführen. Sie kreuzen alle Wörter an, die ihr Kind gesagt hat, und können so eruieren, wie groß sein Wortschatz ist. Für Kinder über 16 Monate sind in den Listen Wörter und Sätze enthalten, für kleinere Kinder gibt es ein spezielles Formular mit Wörtern und Gesten. Für die deutsche Sprache stehen zum Sprachscreening am Ende des zweiten Lebensjahrs verschiedene Fragebögen zur Verfügung. Sie unterscheiden sich hinsichtlich des Umfangs, und es liegen auch verschiedene theoretische Konzepte zugrunde. Es kann also sein, dass Sie zur Beurteilung den Fragebogen zur frühkindlichen Sprachentwicklung (kurz FRAKIS) ausgehändigt bekommen oder das Modell SBE-2-KT (oder ELAN oder ELFRA). Alle enthalten Listen mit Wörtern und Fragen zum Sprachverhalten.

Diese Methode funktioniert aus zwei Gründen sehr gut. Erstens vergessen Eltern, wenn sie eine Liste durchgehen, weniger Wörter, als wenn sie die Wörter von sich aus aufzählen müssten. Ich würde mich nicht einfach so erinnern, dass mein Sohn das Wort Schaufel kannte, aber wenn ich es auf der Liste sehe, erinnere ich mich vielleicht an die Situation, in der er danach gefragt hat. Zweitens lassen sich Kinder anhand einer standardisierten Wörterliste leichter vergleichen.

Der Nachteil besteht darin, dass Kinder, die viele ungewöhnliche Wörter kennen, aber ein paar gängige nicht, möglicherweise unterschätzt werden. So steht unter anderem »Coke« auf der englischen Liste und »Bonbon« auf einer deutschen, doch wenn Ihre Kinder keine Softdrinks oder Süßigkeiten bekommen, kennen sie das Wort vermutlich nicht. Unwahrscheinlich auch, dass Kinder auf Hawaii das Wort »Schlitten« beherrschen.

Am schwierigsten wird es in dem Alter, in dem die Kinder bereits einen Großteil der Wörter der Liste kennen. Zwischen 675 und 680 bekannten Wörtern zu unterscheiden scheint kaum mehr machbar. Bei Kindern, die weniger Wörter kennen, gleichen sich kleinere Unterschiede aus: Die einen kennen »Schlitten«, die anderen »Strand«.

Die Formulare wurden von unzähligen Eltern ausgefüllt, vor allem im Dienst der Forschung, aber auch, um Entwicklungsverzögerungen auf die Spur zu kommen oder um die elterliche Neugier zu befriedigen. Die Ergebnisse, die die Forschungsgruppe zum MB-CDI auf einer Website zugänglich macht, beantworten unsere Fragen nach der normalen Wortschatzgröße. Die folgende Grafik wurde aus den vorliegenden Daten erstellt. Die Horizontale zeigt das Alter, die Vertikale die Anzahl der Wörter.

Die Linien in der Grafik sind sogenannte Quantile, das heißt, sie zeigen die Verteilung des Wortschatzes nach Alter. Nehmen wir als Beispiel ein 24 Monate altes Kind. Die Daten behaupten, dass es im Durchschnitt (das ist die 50. Perzentile) etwa 300 Wörter beherrscht. Ein Kind auf der 10. Perzentile beherrscht nur etwa 75 Wörter, ein Kind auf der 90. Perzentile fast 550 Wörter.

Größe des aktiven Wortschatzes

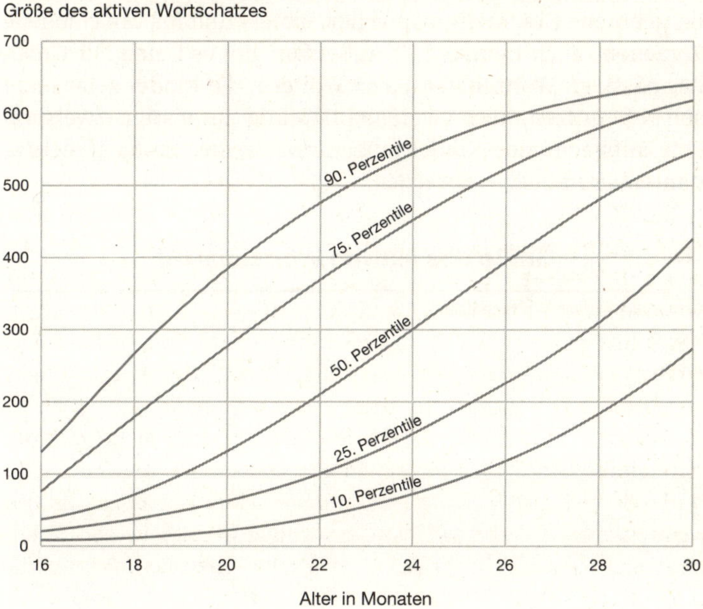

Bei noch kleineren Kindern werden sowohl Wörter als auch Gesten (z. B. auf etwas deuten) berücksichtigt. Für die nächste Grafik wurden vergleichbare Daten für Kinder von acht bis 18 Monaten nach ähnlichem Muster ausgewertet. Besonders deutlich zeigt sich in beiden Grafiken eine geradezu explosionsartige Sprachentwicklung ab dem 14. bis 16. Monat. Selbst besonders früh entwickelte Einjährige verfügen erst über einige wenige Wörter, und mit acht Monaten nutzt praktisch noch kein Kind Wörter oder Zeichen. (Letzteres fand ich besonders interessant, da meine Schwiegermutter steif und fest behauptet, Jesse habe schon mit sechs Monaten »fishy« sagen können.)

Die englischsprachige Website mit diesen Daten ist öffentlich zugänglich, es lassen sich mit ihr diverse Abfragen durchführen, zum Beispiel nach Bildung der Eltern oder Geburtenfolge (später geborene Geschwister sprechen später) und für verschiedene Sprachen (auch Deutsch).[219] Außerdem gibt es Daten zur Größe des passiven Wortschatzes, also Wörtern, die Kinder zwar nicht selbst benutzen, aber verstehen. Wichtig zu wissen: zweisprachig aufwachsende Kinder fangen zwar später an zu sprechen, dann aber in beiden Sprachen.

Größe des aktiven Wortschatzes

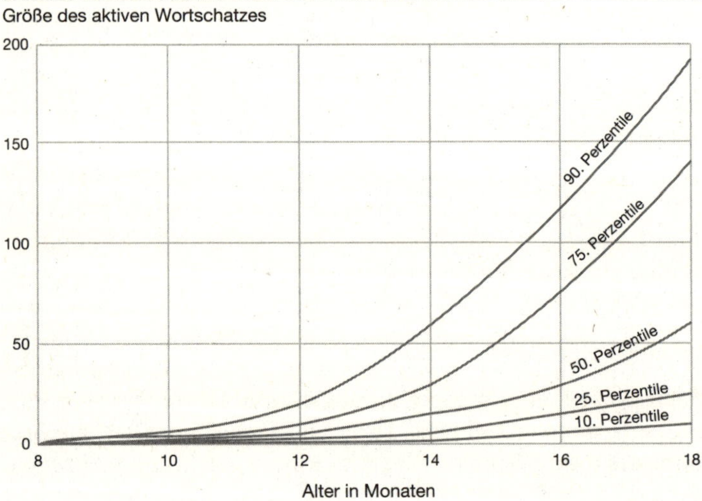

Am interessantesten ist vermutlich die Differenzierung nach Geschlecht: Der allgemeine Eindruck, dass Jungen sich langsamer entwickeln als Mädchen, wird von den wissenschaftlichen Daten bestätigt. Der folgenden Grafik lässt sich entnehmen, dass Jungen über die gesamte Verteilung hinweg weniger Wörter beherrschen als Mädchen. So verfügt die durchschnittliche Zweijährige über etwa 50 Wörter mehr als ein gleichaltriger Junge.

Mit 30 Monaten liegen nur die Jungen und Mädchen mit dem größten Wortschatz etwa gleichauf, während die Unterschiede sonst noch sehr deutlich sind.

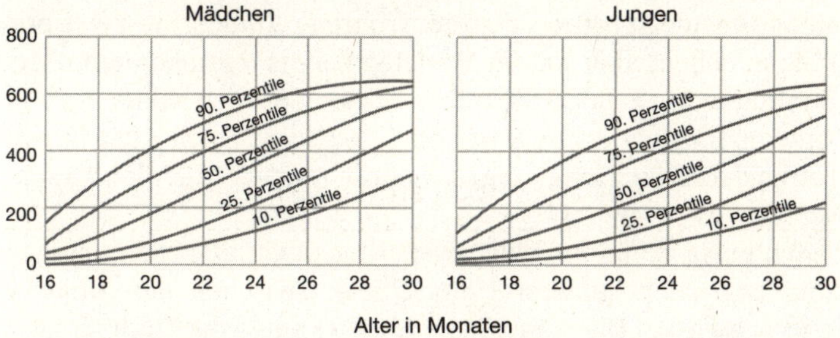

Diese Daten liefern nützliche Anhaltspunkte, auch wenn man nicht vergessen sollte, woher sie stammen: Es handelt sich überwiegend nicht um repräsentative Daten für die einzelnen Länder und Sprachen, vielmehr sind die Eltern mit höheren Bildungsabschlüssen deutlich überrepräsentiert. Das heißt, die daraus resultierenden Ergebnisse überschätzen vermutlich das, was »Durchschnittskinder« können. Dennoch liefern sie zumindest eine grobe Richtlinie. Sie zeigen, ab wann Grund zur Sorge besteht, und können zugleich Sorgen nehmen, da sie belegen, dass die »normale« sprachliche Entwicklung eine große Bandbreite aufweist.

Spielt das überhaupt eine Rolle?

Eltern lieben es, sich mit ihren Kindern zu beschäftigen, insofern finden Sie es vielleicht einfach unterhaltsam festzustellen, an welchem Punkt der Normalverteilung sich Ihr Kind befindet. Doch letztlich lernen alle Kinder irgendwann sprechen. Was die

Frage nach sich zieht, ob Unterschiede in der frühen Kindheit etwas über die spätere Entwicklung aussagen. Lernen Kinder, die früh sprechen, auch früher lesen? Sind sie besser in der Schule?

Natürlich hört man immer wieder Anekdoten, die dieser Vorstellung widersprechen: Extrem frühreife Kinder, die zwar erst spät sprachen, aber mit 18 Monaten bereits lesen können. Oder Ermutigendes: Kinder, die früh sprachen und sich später auch in anderer Hinsicht als ungewöhnlich erwiesen. Doch Ausnahmen (in beiderlei Richtung) sagen natürlich nichts über den Durchschnitt aus.

Ich muss mich hier leider wiederholen: Verlässliche Aussagen sind angesichts anderer Unterschiede zwischen den Kindern sehr schwierig. Die sprachliche Entwicklung von Kindern steht in deutlichem Zusammenhang mit der Bildung der Eltern. Die wiederum korreliert mit vielen anderen Folgen wie frühem Lesen und guten Ergebnissen bei Leistungstests. Eigentlich wollen wir doch wissen, ob eine frühe Sprachentwicklung auf zukünftige Entwicklungen hinweist, je nachdem, was wir über die Eltern wissen. Doch die Informationen über die Eltern im Datenmaterial sind tendenziell unvollständig, weswegen die Studien, die ich nun erläutern werde, den Zusammenhang zwischen frühem Spracherwerb und späteren Ergebnissen vermutlich überbewerten.

Grundsätzlich lassen sich zwei Fragen stellen: Liefert mir die Tatsache, dass mein Kind überdurchschnittlich früh oder spät spricht, irgendeinen Hinweis auf die Zukunft? Und wenn es sich im Durchschnitt bewegt, spielt es dann eine Rolle, wo genau? Zeigen sich Unterschiede im späteren Leben, je nachdem, ob sich ein zweijähriges Kind auf der 25., 50. oder 75. Perzentile befindet?

Die größten und schlüssigsten Studien untersuchen, ob Kinder, deren Sprachentwicklung stark verzögert ist, auch in anderen Bereichen Verzögerungen aufweisen. Die Psychologin Leslie Rescorla untersuchte in mehreren Studien 32 Kinder mit verzögerter Sprachentwicklung im Alter zwischen 24 und 31 Monaten.[220] Die Kinder (vorwiegend Jungen) verfügten in diesem Alter über etwa 21 Wörter, bezogen auf die oben vorgestellten Daten ein deutlich unterdurchschnittlicher Wortschatz. Zum Vergleich wurde eine Gruppe von Kindern mit ähnlichen Charakteristika, aber normaler Sprachentwicklung herangezogen. Die meisten Kinder wurden über längere Zeit, längstens bis zum 17. Lebensjahr, begleitet. Als sie älter waren, analysierte man ihre Ausdrucksfähigkeit, Testleistungen und ähnliche Aspekte.[221] Die Resultate sind ziemlich gemischt: Einerseits schienen die Kinder mit verzögerter Sprachentwicklung auch später in Tests etwas schlechter abzuschneiden. Ihr IQ im Alter von 17 Jahren lag niedriger als in der Vergleichsgruppe. Andererseits schnitten diese Kinder auch nicht überdurchschnittlich schlecht ab. So gehörte keines von ihnen bei den IQ-Testergebnissen zu den schlechtesten 10 Prozent, obwohl sie in der Sprachentwicklung zu den spätesten 10 Prozent gehört hatten.

Diese grundsätzliche Aussage – es gibt eine Korrelation, jedoch mit beschränkter Vorhersagekraft – zieht sich durch viele Studien, von denen einige sehr viel umfangreicher sind. So heißt es in einem Artikel über 6000 Kinder der Early Childhood Longitudinal Study, dass ein begrenzter Wortschatz mit 24 Monaten die sprachlichen Fähigkeiten bis zum fünften Lebensjahr beeinflusst, doch fast alle diese Kinder bewegten sich später leistungsbezogen im Durchschnitt.[222]

Während sich die genannten Studien mit verzögerter Sprachentwicklung beschäftigen, werden »Durchschnittskinder« seltener untersucht. Doch immerhin gibt es einen Artikel aus dem Jahr 2011 mit dem Titel »Size matters« (soll wohl witzig sein), der sich früher und später sprechenden Kindern im Alter von zwei Jahren widmet.[223] Die später sprechenden Kinder hatten einen Wortschatz von etwa 230 Wörtern im Vergleich zu 460 Wörtern bei den früher sprechenden, beides liegt jedoch im Bereich der Normalverteilung. Die zwei Gruppen, die bis zum elften Lebensjahr untersucht wurden, zeigten andauernde Unterschiede, doch zugleich auch viel Übereinstimmung. Um ein Beispiel zu liefern: Bei einem Test der »Worterschließungsstrategien« (einem Kriterium für sprachliche Fähigkeiten) in der ersten Klasse erreichten die Spätentwickler durchschnittlich 104 Punkte, die Frühentwickler 110 Punkte. Letztere waren also deutlich besser, doch auch innerhalb der beiden Gruppen gab es deutliche Differenzen. Die Grafik zeigt die Bandbreite beider Gruppen. Einerseits zeigen sich die (durchschnittlich) besseren Leistungen der früh sprechenden Gruppe. Andererseits gibt es zwischen den Verteilungen auch große Übereinstimmung. Die individuellen Unterschiede sind viel deutlicher ausgeprägt als die durchschnittlichen.

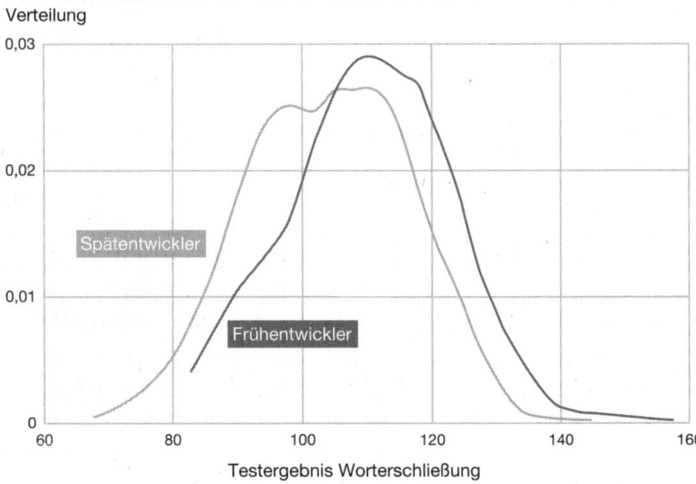

Und wie sieht es mit wirklich außergewöhnlicher Sprachkompetenz aus? Auch hier gibt es gewisse Hinweise auf eine Korrelation zwischen frühem Sprechen und späterer Frühreife.[224] Doch diese Korrelation ist weder in dieser noch in anderen Studien besonders signifikant, sodass frühes Sprechen keinesfalls einen entscheidenden Hinweis auf frühes Lesen oder andere außergewöhnliche Fähigkeiten darstellt.[225]

Es passiert ganz automatisch und ist vermutlich unvermeidlich, dass wir Eltern unsere Kinder mit anderen vergleichen. Da die sprachliche Entwicklung zu den ersten kognitiven Prozessen gehört, die wir tatsächlich beobachten können, steht sie oft im Zentrum unserer Vergleiche. Wenn Sie das Thema sehr beschäftigt, können Sie die vorliegenden Daten selbstverständlich für weitergehende Vergleiche nutzen. Sie sollten dabei allerdings nicht aus den Augen verlieren, dass der Spracherwerb nur eine sehr begrenzte Aussagekraft besitzt. So wenig, wie frühes Sprechen eine Garantie für späteren Erfolg (auch nicht mit vier) ist, so wenig unterscheiden sich Kinder, die später sprechen, einige Jahre danach noch signifikant von ihren Altersgenossen.

Unterm Strich

- Es gibt standardisierte Verfahren zur Messung des Wortschatzes, die Eltern auch selbst anwenden können. Ebenso gibt es Kriterien zum Vergleich der sprachlichen Entwicklung.
- Normalerweise sind die Mädchen den Jungen in der sprachlichen Entwicklung voraus, allerdings sind die Unterschiede zwischen den Geschlechtern nicht allzu groß.
- Auch wenn die sprachliche Entwicklung mit späteren Leistungen z. B. beim Lesen oder in Tests in Zusammenhang steht, ist die Vorhersagekraft für das einzelne Kind sehr gering.

16. Weg mit der Windel: Viele Wege führen zum Klo

Meine Mutter erzählt mit großer Begeisterung, wie ich sauber wurde: »Als du 22 Monate alt warst, hast du plötzlich angekündigt, du würdest jetzt Unterwäsche tragen wie große Mädchen. Das war ein Freitag. Und am Montag habe ich dich ohne Windeln in den Kindergarten gebracht.«

Die Geschichte ist in verschiedener Hinsicht (meine Ankündigung, das Tempo) nicht plausibel. Als ich sie zum ersten Mal zu hören bekam, hielt ich allein das Alter für unmöglich. Mit 22 Monaten? Konnte ich mir nicht vorstellen. Wenn wir wegen solcher Fragen dann ihre alten Aufzeichnungen durchgehen (ich weiß, nicht jede Mutter führt detailliert Buch, das ist so ein Tick in unserer Familie), stellt sich tatsächlich häufig heraus, dass sie übertrieben hat. In diesem Fall jedoch nicht. Ihre mehr oder weniger knappen Notizen aus dieser Zeit legen nahe, dass ich in dem Alter normale Unterwäsche getragen habe.

Um nicht zurückzustehen, behauptet meine Schwiegermutter steif und fest, Jesse sei mit 18 Monaten komplett trocken gewesen und hätte schon mit 13 Monaten sein großes Geschäft ins Klo gemacht. Das sei damals auch ganz normal gewesen. Ich dagegen erinnere mich ganz genau, dass mein jüngerer Bruder (sorry, Steve) noch nicht auf die Windel verzichten konnte, als er mit drei Jahren in den Kindergarten kam. Das wiederum war zu dieser Zeit sehr ungewöhnlich und bereitete meinen Eltern großes Kopfzerbrechen.

Die Frage des richtigen Zeitpunkts der Windelentwöhnung bedeutet für Eltern nach wie vor Stress: Sollte man so früh wie möglich damit beginnen? Oder setzt man sein Kind damit zu sehr unter Druck? Und wenn nicht, hinkt es dann seiner Entwicklung irgendwie hinterher? Die Erfahrungen der Generation unserer Eltern (und auch Großeltern, die indirekt auch noch mitreden) sind heute nicht mehr unbedingt repräsentativ. Nach damaligen Standards wurde mein Bruder Steve erst spät trocken. Heute dagegen ist ein Dreijähriger mit Windeln nicht weiter ungewöhnlich, trocken werden mit 18 Monaten dagegen eher schon.

Das allerdings ist in erster Linie mein persönlicher Eindruck, und ich war natürlich sehr neugierig, ob er sich mit aktuellen Daten deckt. Daher beschloss ich, etwas systematischer an die Sache heranzugehen. Statt meine Bekannten einfach nur zu fragen, startete ich eine richtige Umfrage. Ich stellte wenige schlichte Fragen: »Wann ist dein/Ihr Kind geboren?«, »Wann wurde es sauber?« Die schickte ich meinen Freundinnen und Freunden, deren Eltern, den Bekannten der Eltern, Leuten auf Facebook und Twitter, also im Prinzip allen, die ich irgendwie erreichen konnte.

Die folgende Grafik zeigt das durchschnittliche Alter des Sauberwerdens nach Geburtszeitraum in meiner Umfrage. Der Zeitpunkt hat sich über die Jahre in der Tat nach hinten verschoben: von 30 Monaten für die vor 1990 Geborenen zu über 32 Monaten bei den nach 2009 Geborenen.

Viel bemerkenswerter ist vielleicht die zweite Grafik, die zeigt, bei wie vielen Kindern das Topftraining erst mit oder nach 36 Monaten (also drei Jahren!) begann. In den frühesten Geburtsjahren waren das nur 25 Prozent, im jüngsten Zeitraum 35 bis 40 Prozent.

Meine Stichprobe hält keinen wissenschaftlichen Standards stand und würde sicher kein Peer-Review überstehen. Und doch stützt die wissenschaftliche Literatur sowohl meinen zufälligen Eindruck als auch die Ergebnisse meiner Umfrage. Studien aus den 1960er- und 1980er-Jahren zeigen, dass Kinder tagsüber im Durchschnitt mit 25 bis 29 Monaten sauber waren und mehr oder weniger alle spätestens mit 36 Monaten. Dagegen sind in

Wann sind Kinder sauber?

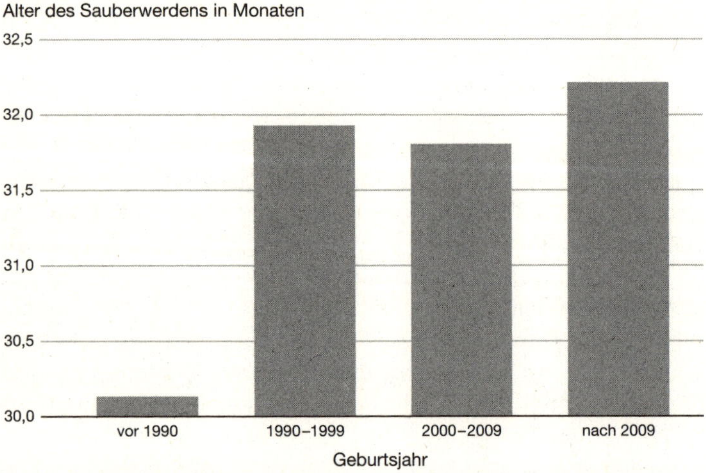

Topftraining erst ab dem 3. Lebensjahr

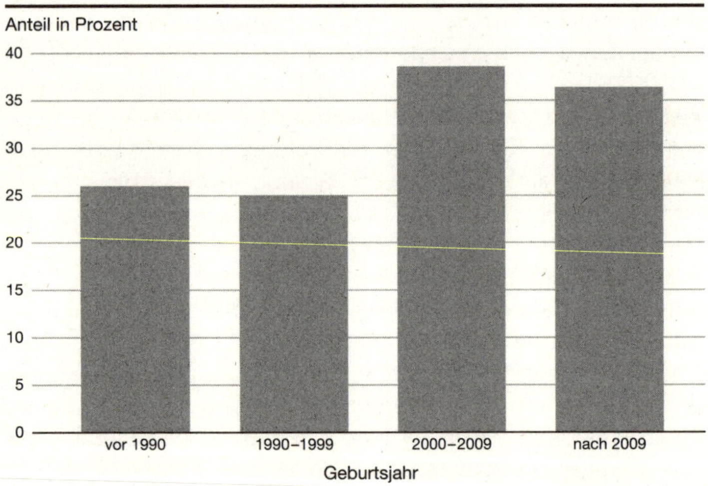

aktuellen Stichproben nur 40 bis 60 aller Kinder mit 36 Monaten sauber.[226] Offensichtlich findet die Windelentwöhnung heute später statt. Doch warum?

2004 veröffentlichte das *Journal of Pediatrics* eine Studie, die sich mit genau dieser Frage beschäftigte.[227] Dafür wurden 400 Kinder im Alter von 18 Monaten rekrutiert und beim Topftraining begleitet. Man eruierte drei Faktoren, die für das spätere Sauberwerden verantwortlich waren. Der erste (aus dem vermutlich die Veränderungen in den letzten Jahrzehnten resultieren) ist der spätere Beginn des Topftrainings. Kinder, bei denen die Eltern später damit beginnen, werden auch später sauber. Die anderen beiden Faktoren haben mit dem Inhalt der Windel zu tun, um es deutlich zu sagen: mit Kacke. Kinder, die häufig an Verstopfung litten oder sich weigerten, ihr großes Geschäft ins Töpfchen zu verrichten (Fachausdruck »Toilettenverweigerungssyndrom«, dazu später mehr), wurden in der Regel später sauber. Laut Studie haben diese Faktoren möglicherweise mit der Zeit zugenommen, doch ausschlaggebend scheint vor allem der späte Beginn der Windelentwöhnung zu sein.

Zu spekulieren, warum Eltern später anfangen, ist nicht uninteressant: So behauptet meine Mutter, dafür sei die Windelqualität verantwortlich. Die seien früher schneller durchgeweicht, weswegen die Anwendung viel lästiger gewesen sei als heute. Die in den späten 1970er- und frühen 1980er-Jahren geborene Generation war die erste, die generell mit Wegwerfwindeln gewickelt wurde, was vielleicht durch die Entwicklung deutlich kleinerer Windeln in den frühen 1980er-Jahren begünstigt wurde.[228]

Möglicherweise spielt auch das Einkommen eine Rolle. Im Verlauf der Zeit sind die Menschen im Durchschnitt wohlhabender geworden, der Preis von Windeln ist (inflationsbereinigt) gesunken. Das macht eine längere Verwendung von Windeln akzeptabler, auch wenn deren Kosten für manche Familien nach wie vor ein großes Problem darstellen.

Nicht unwahrscheinlich ist auch ein Rückkopplungseffekt:

Wenn alle Eltern bei ihren Kindern um das zweite Lebensjahr herum die Windel weglassen, entsteht ein gewisser sozialer Druck. Wenn alle bis zum dritten Lebensjahr warten, wird wiederum das zur Norm. Auch wenn beispielsweise Kindergärten nur windelfreie Kinder nehmen, hat das einen Einfluss.

Lassen wir die Gründe mal beiseite. Wenn ein späterer Beginn des Topftrainings zu späterem Sauberwerden führt, verleitet dies gewissermaßen zu einem Rückschluss: Dann müsste es umgekehrt auch möglich sein, früher damit zu beginnen. Sollte man das tun?

Der hauptsächliche und vermutlich einzige Nutzen besteht darin, nicht so viele Windeln wechseln zu müssen. Ein Hauptargument gegen den frühen Beginn ist, dass der Prozess sich insgesamt länger hinzieht. Das lässt sich der oben bereits erwähnten Studie mit den 400 Kindern entnehmen, bei denen mit 18 Monaten begonnen wurde.

Die folgende aus den Studiendaten[229] erstellte Grafik zeigt das endgültige Saubersein der Kinder im Verhältnis zum Beginn der Windelentwöhnung (beides nach Angaben der Eltern). Der Beginn ist hier definiert als das Alter, in dem die Eltern es zum ersten Mal versuchten, also beispielsweise ihr Kind mindestens dreimal täglich fragten, ob es auf den Topf muss. Komplett sauber ist hier definiert als der Zeitpunkt, an dem das Kind laut Aussage der Eltern tagsüber zuverlässig die Toilette benutzte.

Es zeigt sich, dass die Kinder zu einem ähnlichen Zeitpunkt sauber wurden, egal wann zwischen dem 21. und 30. Monat mit der Windelentwöhnung begonnen wurde. Die zweite Grafik zeigt die Dauer der Windelentwöhnung: Je früher man damit beginnt, desto länger dauert es. Dass es sich über ein Jahr hinzieht, wenn man früh anfängt, ist schon ein bisschen deprimierend.

Wenn Ihnen nur der Zeitpunkt wichtig ist, zu dem Ihr Kind sauber ist, hat es wenig Sinn, vor etwa dem 27. Monat zu beginnen, so die Autoren der Studie. Ab diesem Alter bedeutet ein früherer Beginn des Topftrainings auch früheres Saubersein. Wenn Sie mit 27 oder 28 Monaten anfangen, können Sie davon

Wann sind die Kinder tagsüber sauber?

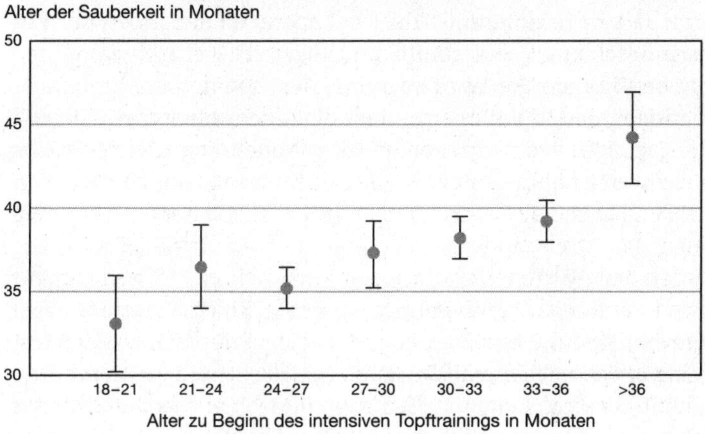

Dauer des Topftrainings

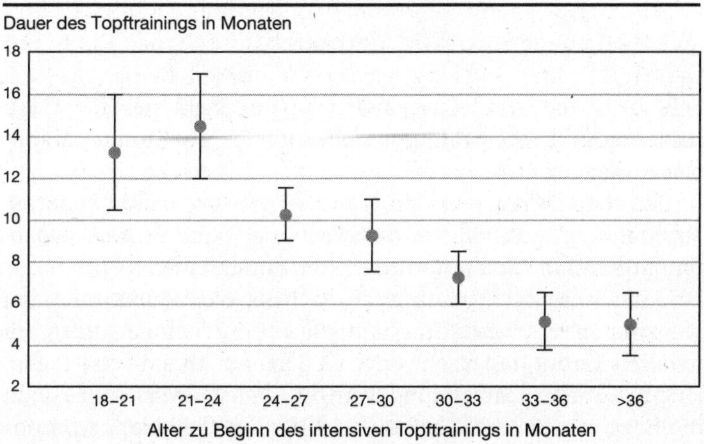

ausgehen, dass Ihr Kind etwa um das dritte Lebensjahr trocken ist. Das heißt, es dauert etwa zehn Monate. Wenn Sie erst mit drei Jahren beginnen, ist Ihr Kind später sauber, doch der Prozess beschäftigt Sie vermutlich weniger als sechs Monate.

Wenn es um die Wahl zwischen dem zweiten und dritten Lebensjahr geht, lohnt es sich, über die unterschiedlichen Entwicklungsphasen nachzudenken, die das Topftraining erleichtern oder erschweren könnten. Ein dreijähriges Kind hat deutlich mehr Kontrolle über seine Ausscheidungen (möglicherweise auch über Sie, aber das ist ein anderes Thema), was teils physiologische, teils emotionale Gründe hat. Dagegen wird sich ein 18 Monate altes Kind vermutlich nicht weigern, in einen Topf zu machen, wenn Sie ihm die Anweisung geben. Es ist weniger trotzig, was den Umgang etwas leichter machen kann. Umgekehrt kann man mit Dreijährigen reden – und man kann sie bestechen. Sie sind trotziger, aber man kann sich ihr besseres Verständnis und eine gewisse Selbstkontrolle zunutze machen. So gesehen hat man es mit den Großen leichter. Laut Datenmaterial, das uns zur Frage des richtigen Zeitpunkts vorliegt, ist Letzteres relevanter.

Die Methoden

Sobald Sie die Windel weglassen wollen, stellt sich die Frage nach der Methode. Grob gesprochen gibt es zwei unterschiedliche Ansätze.

Der erste ist das von den Eltern gesteuerte »zielorientierte« Topftraining,[230] das Bücher wie *Nie wieder Windeln: Das 3-Tage-Programm zum Sauberwerden* (von Brandi Brucks) propagieren. Dahinter steckt ganz grob die Idee, die Windeln einfach wegzulassen und das Kind häufig aufs Töpfchen zu setzen. Im Idealfall klappt das (mehr oder weniger) nach ein paar Tagen. Es gibt zwar intensivere und weniger intensive Versionen, doch die Basis ist immer dieselbe: Die Eltern entscheiden, wann es

Zeit fürs Topftraining ist, und steuern den Prozess in Richtung Ziel. Mit Blick auf die vorhandenen Daten zum Zeitpunkt des Sauberwerdens würde ich sagen, entweder setzen die wenigsten Eltern auf ein solches Verfahren oder sie sind dabei wenig erfolgreich. (Ich habe meinen Kindern versprochen, ihre Abenteuer beim Sauberwerden hier nicht detailliert zu schildern. Ich sage nur so viel: Wir haben diese Methode angewandt, und im Großen und Ganzen war ich zufrieden damit. Allerdings klappte es bei einem Kind besser als beim anderen, und der volle Erfolg hat sich definitiv nicht bereits nach drei Tagen eingestellt.)

Beim zweiten, deutlich laxeren Ansatz lässt man das Kind die Führung übernehmen: Es bestimmt im Großen und Ganzen selbst, wann der richtige Zeitpunkt ist. Wenn die Eltern erste Zeichen erkennen, sollen sie das Kind zur Benutzung der Toilette motivieren. Auch hier kann man von Zielorientierung sprechen, denn am Ende soll das Kind natürlich die Toilette benutzen, doch der Zeitrahmen ist ein anderer. (Ein weiterer Ansatz, die »Elimination Communication« – grob übersetzt: Ausscheidungskommunikation –, setzt darauf, dass Kinder von Geburt an das Klo benutzen. Dazu gleich mehr.)

Beide Ansätze haben schon ein paar Jahre auf dem Buckel (eine erste Beschreibung des babygesteuerten Topftrainings stammt von 1962), unterscheiden sich allerdings darin, wann ein Beginn sinnvoll erscheint – so muss eine babygesteuerte Methode später beginnen. Es gibt allerdings kaum Daten zu der Frage, welcher Ansatz besser oder wie gut ein konkretes System überhaupt funktioniert.[231] Sofern es überhaupt Studien gibt, sind ihre Ergebnisse sehr schwer zu interpretieren. Nehmen wir beispielsweise eine Untersuchung an 20 (zwanzig!) Kindern einer Kindergartengruppe, die ein Topftraining absolvierten.[232] Das Programm beinhaltete drei Komponenten: Die Kinder trugen Unterwäsche, sie wurden regelmäßig aufgefordert, sich auf den Topf zu setzen, und die Benutzung des Topfs wurde belohnt. Bei einer Untergruppe kamen alle drei Komponenten gleichzeitig zum Einsatz, bei den anderen nacheinander. Die Kinder machten zum Teil Fortschritte, allerdings zeigten sich kaum schlüssige Zusammenhänge. Immerhin lässt sich die Aussage treffen, dass die Kinder, die Unterwäsche trugen, Fortschritte machten. Am wichtigsten ist vermutlich folgendes Ergebnis: Am Ende waren alle Kinder sauber.

Es gibt weitere kleine Studien. Eine davon, mit 39 Kindern in Großbritannien, verglich zwei andere Methoden: Ein Teil der Kinder bekam eine Windel, die einen Ton von sich gab, wenn sie hineinpinkelten, der andere Teil wurde in regelmäßigen Abständen auf den Topf gesetzt. Der Alarm schien besser zu funktionieren. Doch wie gesagt, die Zahl der Kinder war begrenzt, und das Ganze war auch keine umfassende Untersuchung eines bestimmten Ansatzes. Dazu kommt, dass die Alarm-Methode definitiv nicht jedermanns Sache ist.

Wenn Sie unbedingt evidenzbasiert entscheiden möchten, gibt es noch eine randomisierte Studie von 1977 mit 71 Kindern, die einen babygesteuerten mit einem intensiven (elterngesteuerten) Ansatz verglich.[233] Sie stützt die intensivere Methode: Die »Unfälle« tagsüber gingen deutlicher zurück, die Erfolge waren größer. Andererseits ist die Studie alt und sehr klein und vernachlässigt weitere Faktoren, zum Beispiel, ob das Training die Kinder stresste.

Der Tenor der gesamten Literatur: Wir wissen über die besten Methoden zu wenig, wenn es überhaupt eine beste Methode gibt. Wahrscheinlich ist das der Punkt: Es gibt gar nicht *die* Methode, die in jeder Familie und bei jedem Kind funktioniert. Als meine beiden Neffen, Zwillinge, sauber werden sollten, machte meine Mutter ein Vorlesebuch für sie. Es hieß *Der Löwe soll sauber werden* und enthielt Bilder von meiner Nichte (ihrer älteren Schwester) und einem Plüschlöwen. In dem Buch versucht meine Nichte, den Löwen dazu zu bringen, die Toilette zu benutzen, indem sie verschiedene Belohnungen anbietet: Schokolinsen, Kaubonbons oder Rosinen. Mit einem Fleischbällchen hat sie am Ende Erfolg. Dieses Buch, das die elterliche Erfahrung wirklich gut auf den Punkt bringt, habe ich Finn sehr oft vorgelesen. Man versucht alles – wirklich alles! –, um sein Kind dazu zu bewegen, aufs Klo zu gehen, aber zwingen kann man es nicht. Nicht zu vergessen: Jedes Kind ist anders, beim einen funktionieren Aufkleber, beim anderen Schokolinsen oder eben Fleischbällchen.

Unterm Strich lässt sich nur sagen, dass Sie probieren müssen, was bei Ihrem Kind und in Ihrer Familie klappt. Die Daten zu den Veränderungen in den letzten Jahrzehnten belegen, dass man Kindern früher die Windel entwöhnen kann, als es heute üblich ist – wenn Sie das wollen. Dann müssen Sie vermutlich weniger babygesteuert und mehr zielorientiert an die Sache herangehen. Oder Sie warten, bis Ihr Kind selbst dazu bereit ist – das wird dann etwa ab dem dritten Lebensjahr der Fall sein. Das babygesteuerte Vorgehen mag sich länger hinziehen, aber möglicherweise empfinden Sie es als angenehmer. Dagegen haben Sie, wenn es nicht Ihr erstes Kind ist, das Windelwechseln vielleicht derart satt, dass Sie mit 25 Monaten das Topftraining beginnen wollen. Dann probieren Sie es am besten zuerst mit einem intensiven zielorientierten Programm.

Es gibt übrigens keine Daten, die den Zeitpunkt der Windelentwöhnung mit irgendwelchen späteren Aspekten wie IQ oder Bildung in Zusammenhang sehen.[234] Ist Ihr Kind früh sauber, ist das zwar großartig für Sie, hat aber keinerlei langfristige Auswirkungen. Alle 20 Minuten zum Klo zu rennen und verkackte Unterwäsche zu waschen mag Ihnen irgendwann ziemlich unerträglich vorkommen – aber letztendlich werden sie alle irgendwann sauber.

Probleme und Nebenaspekte

Das Toilettenverweigerungssyndrom

Vor Penelopes Geburt fragte ich eine Freundin, wie es mit ihrem Sohn lief. »Ihm geht's gut, abgesehen vom Toilettenverweigerungssyndrom.«

»Bitte was?« Ich hörte zum ersten Mal von dieser Problematik, die trotz der ziemlich pompösen Bezeichnung nicht mehr besagt, als dass ein Kind nicht in die Toilette machen will. Das Toilettenverweigerungssyndrom ist überraschenderweise gar nicht so selten (vielleicht überrascht es auch nur Leute, die noch keine Kinder haben). Es zeigt sich mehr oder weniger ausgeprägt bei etwa einem Viertel aller Kinder, während sie sauber werden.[235] So blöd das klingt, aber viele Kinder machen ihr großes Geschäft offenbar gerne in die Windel. Selbst die, die zum Pinkeln bereits die Toilette benutzen. Dabei haben selbst sehr kleine Kinder schon eine gewisse Kontrolle über ihren Darm, während sie die Entleerung der Blase noch nicht steuern können.

Wenn die Verweigerung, den Darm in die Toilette zu entleeren, länger anhält, obwohl das Kind schon regelmäßig in die Toilette uriniert, kann das zum Problem werden, da das Zurückhalten des Stuhls irgendwann in eine Verstopfung mündet. Die wiederum macht die unumgängliche Darmentleerung umso schmerzhafter, was das Problem verstärkt. Dann assoziiert das Kind den Toilettengang mit Schmerzen und verweigert ihn erst recht. Chronische Verstopfung kann auch zu Problemen beim Urinieren führen.

Der Umgang damit wurde zwar bei älteren Kindern untersucht (das Zurückhalten von Stuhl kommt auch bei Schulkindern häufiger vor), doch für jüngere gibt es so gut wie keine systematischen Studien.[236] Wie eine 2003 veröffentlichte Untersuchung an 400 Kindern zeigt, kann die Dauer der Verweigerung (in Monaten) durch einen kindorientierten Ansatz gesenkt werden. Der sieht unter anderem vor, dass die Eltern vor Beginn des Topftrainings dem Stuhlgang in der Windel große Beachtung schenken, zum Beispiel indem sie sagen: »Toll! Du hast Kaka gemacht! Sehr schön!« Die Kinder hatten nach dieser Intervention der Eltern das Problem zwar nicht seltener, es legte sich aber schneller wieder.[237]

Ein verbreiteter Lösungsansatz besteht darin, das Kind sein großes Geschäft in eine Windel machen zu lassen, wenn möglich im Badezimmer. Das erscheint auf den ersten Blick wie ein Rückschritt, reduziert laut Theorie allerdings die Gefahr einer Verstopfung und die daraus folgenden negativen Assoziationen. Belege für oder gegen das Verfahren gibt es so gut wie keine. Wie zumindest in einer kleinen prospektiven Studie gezeigt wurde, waren Kinder, die wieder gewickelt wurden, dennoch fast alle nach drei Monaten sauber. Doch letztlich werden natürlich alle irgendwann sauber, und ohne eine Kontrollgruppe fehlt die Aussagekraft.[238]

Trocken in der Nacht

Nachts trocken zu bleiben beziehungsweise aufzuwachen, um zur Toilette zu gehen, ist eine Fähigkeit, die sich vom Saubersein tagsüber fundamental unterscheidet. Viele Kinder tragen, selbst wenn sie tagsüber zuverlässig trocken sind, nachts (oder beim Nachmittagsschlaf) noch eine ganze Zeit lang Windeln oder Windelhosen. Im Gegensatz zum Tag muss der Körper nachts in der Lage sein, das Signal zum Aufwachen zu geben, wenn man zur Toilette muss. Diese Fähigkeit entwickeln Kinder zu unterschiedlichen Zeitpunkten. Bis zum fünften Lebensjahr sind 80 bis 85 Prozent aller Kinder auch nachts trocken (was nicht heißt, dass sie nachts nicht pinkeln müssen, sondern dass sie dann aufwachen und zur Toilette gehen).[239]

Kinderärztinnen und -ärzte machen sich in der Regel erst Sorgen, wenn ein Kind nach dem sechsten Lebensjahr nachts noch nicht trocken ist. Dann ist es an der Zeit, bestimmte Verfahren auszuprobieren, wie nächtliches Wecken für den Toilettengang, Begrenzung der Flüssigkeitszufuhr vor dem Zubettgehen oder ein Alarm beim Einnässen. Derartige Probleme betreffen etwa 10 Prozent der Kinder (vorwiegend Jungen) und erledigen sich fast immer irgendwann von selbst.

»Elimination Communication«

Kinder verbringen eine bestimmte Phase ihres Lebens gewickelt, davon gehen die meisten Eltern aus. Bei der »Elimination Communication« sollen Eltern dagegen (möglichst von Anfang an) lernen zu erkennen, wann ihr Kind Blase oder Darm entleeren muss, um es dann schnell aufs Töpfchen zu setzen. Ein Baby, das noch nicht in der Lage ist, zu sitzen, soll dann auf dem Schoß über einen Topf gehalten werden, um die richtige Assoziation herzustellen.

Zu der Methode gibt es nur wenige Studien. Eine sehr frühe Untersuchung ergab, dass viele Eltern tatsächlich die entsprechenden Zeichen ihrer Kinder wahrnahmen, selbst als diese noch sehr klein waren.[240] Die Methode wurde bereits früh, spätestens ab dem 17. Monat, eingesetzt und zeigte keine negativen Effekte.

Die »Elimination Communication« gilt im Grunde nicht als Topftraining, sondern als eine Methode, Kinder zur Benutzung einer Toilette zu ermutigen. Ich finde es schwer, die Grenze zu ziehen, aber beim expliziten Topftraining geht es darum, das anvisierte Ziel in relativ kurzer Zeit zu erreichen – wenn man schon im Säuglingsalter damit beginnt, dauert es notwendigerweise länger.

Andere Studien gleichen eher einer anekdotischen Berichterstattung über Einzelerfolge; Überblicksartikel konstatieren, dass Mütter in windellosen Kulturkreisen frühzeitig lernen zu erkennen, wann ihr Kind muss.

Wenn Ihnen der Ansatz attraktiv erscheint, spricht nichts dagegen, ihn auszuprobieren. Allerdings sollten Sie bedenken, dass er den Tagesablauf von Erwachsenen doch sehr stark beeinflusst. Rechnen Sie daher besser nicht mit großer Begeisterung vonseiten der Kita.

Unterm Strich

- Der Beginn der Windelentwöhnung hat sich in den letzten Jahrzehnten nach hinten verschoben, vermutlich aufgrund von Entscheidungen der Eltern.
- Wenn früher mit dem Topftraining begonnen wird, werden die Kinder im Durchschnitt auch früher sauber. Einigermaßen zuverlässig funktioniert das allerdings erst ab dem 27. Monat. Die Phase vom ersten Weglassen der Windel bis zum zuverlässigen Benutzen der Toilette dauert bei sehr jungen Kindern (unter dem 27. Monat) im Allgemeinen länger.
- Ob babygesteuerte oder intensivere zielorientierte Methoden effizienter sind, ist wissenschaftlich kaum belegt.
- Das Toilettenverweigerungssyndrom ist ein verbreitetes Problem mit begrenzten Lösungsansätzen.

17. Muss Strafe sein? Kindliche Disziplin

Wenn ich mich als kleines Kind danebenbenahm, wies mich meine Mutter an, mich »auf die Treppe zu setzen und darüber nachzudenken«. Ich trottete also zur Treppe, saß da eine Zeit lang herum und dachte über meine Schandtaten nach. Dann kehrte ich zu meiner Mutter zurück, um ihr zu erklären, was ich falsch gemacht hatte und dass ich es nicht wieder tun würde. Meine Mutter beglückwünschte sich zu ihrem pädagogischen Geschick und dem guten Draht zu ihrer Tochter, die gängige Strafen wie »Geh auf dein Zimmer!« komplett überflüssig machten.

Dann kam mein Bruder Stephen. Wenn der ungezogen war, hatte er keine Lust, sich auf die Treppe zu setzen und darüber nachzudenken. Vielmehr protestierte er lauthals gegen eine solche Maßnahme. Die Lage eskalierte, bis er auf sein Zimmer geschickt wurde. Er weigerte sich. Meine Mutter packte ihn also, schleppte ihn in sein Zimmer, schloss die Tür und musste sie mit aller Kraft zuhalten, weil er drinnen rumbrüllte und rauswollte. Was wieder einmal beweist: Erziehung hat mehr mit dem Kind zu tun als mit den Eltern. (Nur so nebenbei: Stephen ist als Erwachsener ein wunderbarer und erfolgreicher Mensch, und er war und ist ein großartiger Bruder.)

Bei meinen Kindern wiederholte sich das Muster. Penelope hatte nie Ausraster. Als Finn seinen ersten Trotzanfall bekam, konnte ich es kaum glauben. So ein Wahnsinnsgebrüll! »Meinst du, er ist krank?«, fragte ich Jesse. »Sollen wir mit ihm zum Arzt gehen?« Jesse sah mich an, als wäre ich nicht ganz dicht. »Er ist nicht krank, er ist zwei.«

Solche Wutanfälle sind die Extremform kleinkindlichen Trotzverhaltens, und fast alle Eltern haben dazu eine Geschichte parat – die meisten spielen in der Öffentlichkeit. Als ich mich mit meiner Freundin Jenna über das Thema unterhielt, erzählte sie mir, ihre Mutter nähme ihr noch heute einen Ausraster übel, den sie mit vier in einem Kaufhaus hatte. Mein Neffe bekam einmal in einem überfüllten Einkaufszentrum einen Koller, worauf seine Mutter ihn brüllend auf dem Boden zurückließ (die richtige Reaktion), während Leute stehen blieben und ihm helfen wollten. Nur ist in der Situation einem Kind leider nicht zu helfen.

Natürlich testen Kleinkinder auch auf andere Weise ihre Grenzen aus – fast wie experimentierende Wissenschaftler: »Wenn ich jetzt diesen halb zerkauten Blumenkohlstrunk auf Mama werfe und sage: ›Mag ich nicht‹, was wird dann wohl passieren?«, »Wenn ich meiner Schwester das Buch auf den Kopf haue, haut sie dann zurück? Kommt dann ein Erwachsener und nimmt es mir weg?«

Dieses ständige Austesten macht einen mürbe und ratlos, vor allem, wenn das Kind irgendwann so groß ist, dass es rein körperlich schwieriger wird, ihm Grenzen zu setzen. Wenn Ihr Sohn in einem Museum immer wieder sein T-Shirt auszieht, was tun Sie dann? Zerren Sie es ihm gegen seinen Willen wieder über den Kopf? Geben Sie irgendwann auf und lassen ihn oben ohne rumrennen? (Warum will er es überhaupt ausziehen? Wollte er nicht heute Morgen noch unbedingt genau dieses T-Shirt tragen?)

Die halbwegs gute Nachricht: Es gibt einige evidenzbasierte Methoden, mit diesen Problemen umzugehen. Halbwegs gut, weil sie natürlich kein Zaubermittel sind, mit dem sich Trotzanfälle in Luft auflösen; Zweijährige verwandeln sich dadurch nicht in Siebenjährige. Es geht vielmehr darum, wie Eltern sinnvoll auf schlechtes Betragen reagieren und verhindern können, dass es sich wiederholt.

Bevor wir uns mit Daten und Fakten beschäftigen, lohnt es sich allerdings, kurz darüber nachzudenken, warum wir unsere

Kinder überhaupt disziplinieren wollen. Was wollen wir damit erreichen? Meiner Ansicht nach das Gleiche wie bei allen möglichen anderen Entscheidungen, die wir als Eltern treffen: Wir möchten glückliche, sympathische und produktive Erwachsene heranziehen. Wenn ich meine Tochter bestrafe, weil sie sich weigert, das Chaos wieder in Ordnung zu bringen, das sie angerichtet hat, dann nicht, weil ich Hilfe beim Aufräumen bräuchte. Es selbst zu tun geht sogar schneller, als sie dazu zu bewegen. Sie soll vielmehr lernen, Verantwortung für ihr Handeln zu übernehmen – heute für die Unordnung mit den Legosteinen, später für andere Arten von Unordnung, die dann irgendwann nichts mehr mit Lego zu tun haben.

So etwa funktioniert die »Disziplin ist Erziehung«-Philosophie in Pamela Druckermans Bestseller *Warum französische Kinder keine Nervensägen sind.* Wobei Disziplin nicht dasselbe wie Bestrafung ist, auch wenn eine strafende Komponente enthalten ist. Doch die ist kein Selbstzweck, sondern dient der Erziehung besserer Menschen.

Vor diesem Hintergrund können wir uns der Forschung und einer Reihe evidenzbasierter Erziehungsmethoden zuwenden. Dazu gehören zum Beispiel die »1-2-3-Methode« (der Klassiker: Ich zähle bis drei …) und das »Triple P – Positive Parenting-Programm« (setzt auf positive Beziehung zwischen Kind und Erwachsenem). Viele Schulen, auch solche, die Schülerinnen und Schüler mit schweren Verhaltensstörungen unterrichten, setzen auf die »Positive Verhaltensunterstützung« (der Name ist Programm). All diese Ansätze haben – grob gesagt – ein paar Schlüsselelemente gemeinsam. Es lässt sich eine ähnliche Grundstruktur finden, und auch die Ziele, die verfolgt werden, gleichen sich.

Erstens ist wichtig anzuerkennen, dass Kinder keine Erwachsenen sind und ihr Verhalten in der Regel nicht durch Diskussionen zu beeinflussen ist. Wenn Ihr Vierjähriger im Museum sein T-Shirt auszieht, wird ein vernünftiges Gespräch darüber, warum man sich in der Öffentlichkeit nur bekleidet aufhält, nicht weit führen. Noch wichtiger, Sie können leider auch nicht erwarten, dass er aufgrund Ihrer guten Argumente sein Verhalten anpasst. Es bringt folglich auch nichts, wütend zu werden (das können Sie sich für Ihren Partner aufheben, falls der im Museum zu strippen anfängt und trotz dringlicher Bitten Ihrerseits nicht zu bremsen ist).

Sämtliche Ansätze betonen, wie wichtig es ist, nicht wütend zu werden. Nicht brüllen, nicht zur Eskalation beitragen und selbstverständlich auch nicht zuschlagen. Die eigene Wut zu kontrollieren ist der erste zentrale Schritt. Was leichter gesagt als getan ist. Sie müssen es definitiv üben. Auch wenn wir es nicht wollen, bringen uns unsere Kinder immer wieder mal in Rage. Die Disziplinierung der Kinder ist also in Wahrheit eine Disziplinierung der Eltern: durchatmen. Kurz abwarten. Einmal habe ich meinen Kindern erklärt: »Ich bin gerade so stinkwütend auf euch, ich gehe jetzt kurz aufs Klo, um mich zu beruhigen.« (Das ist der einzige Raum bei uns, den man abschließen kann.) Und ich kam wirklich erst wieder raus, als ich den Eindruck hatte, ich hätte nicht nur sie, sondern auch mich selbst wieder im Griff.

Aus der Einsicht, dass Ihr Kind kein Erwachsener ist, folgt eine weitere: Es ist vermutlich Zeitverschwendung, darüber nachzudenken, *warum* es gerade jetzt einen Trotzanfall bekommt. Dabei will man ja eigentlich schon herausfinden, worin genau das Problem besteht. Man möchte von ihm wissen, was ihm denn so gegen den Strich geht. Doch selbst wenn Kinder schon sprechen können, ist das vermutlich fruchtlos, weil sie es selbst nicht wissen. Trotzanfälle können alle möglichen Ursachen haben. Das Ziel kann nur sein, das konkrete Trotzverhalten zu beeinflussen. Wenn das Kind merkt, dass Trotz keine geeignete Reaktion ist, kann es andere und produktivere Verhaltensweisen entwickeln, um seine Probleme zu artikulieren.

Zum Zweiten legen alle Ansätze Wert auf ein klares System von Belohnung und Bestrafung, das in jeder Situation konsequent durchgehalten wird. So wird bei der »1-2-3-Methode« gezählt (bis drei logischerweise), wenn das Kind ein unerwünschtes Verhalten an den Tag legt, danach hat dieses Verhalten eine festgelegte Konsequenz (Auszeit, Entzug einer Erlaubnis oder Ähnliches).

Drittens und letztens ist Konsequenz enorm wichtig. Egal, für welches System Sie sich entscheiden, wenden Sie es durchgehend an. Wenn die Konsequenz nach dem Bis-drei-Zählen eine Auszeit ist, dann muss es wirklich jedes Mal eine Auszeit geben, auch im Supermarkt (in der Theorie wird vorgeschlagen, im Laden einen stillen Winkel zu suchen oder eine »Auszeit-Matte« mitzunehmen).

Das bedeutet zugleich, dass Sie bei einem Nein bleiben müssen. Wenn Sie Nein zu einem Nachtisch gesagt haben, sollten Sie nicht später Ja sagen, nachdem Ihr Kind lange genug gequengelt hat. Das ist ein wichtiger Grundsatz, denn was lernt es sonst daraus: Quengeln hilft manchmal – also öfter quengeln.

Genauso wenig sollten Sie Drohungen aussprechen, die Sie nicht realisieren können. Wenn Sie im Flugzeug sitzen und Ihr Kind ständig mit den Füßen gegen den Vordersitz tritt, sagen Sie besser nicht: »Wenn du das noch ein Mal machst, lasse ich dich im Flugzeug.« Weil Sie Ihr Kind nicht im Flugzeug lassen werden. Wenn es dann testhalber wieder gegen den Vordersitz tritt, aber feststellt, dass es dennoch nicht im Flugzeug zurückgelassen wird, dann merkt es sich das für später. Das Gleiche gilt auch für die gerne von Eltern ausgesprochene Drohung im Auto: »Wenn ihr nicht sofort aufhört zu streiten, fahren wir wieder heim.« Das kann mal für fünf Minuten helfen. Aber es hilft nicht mehr, wenn Sie dann nicht auch wirklich umkehren.

Das sind die großen Linien, denn wie beim Schlaftraining unterscheiden sich die verschiedenen Programme im Detail. Wenn Sie es damit versuchen wollen, sollten Sie sich möglichst für ein Programm entscheiden und dabeibleiben. Auch wenn das eine nicht unbedingt besser ist als das andere: Da Konsequenz eine so wichtige Rolle spielt, sollten alle Betreuungspersonen Ihres Kindes danach verfahren und nicht jeder etwas Ähnliches, aber doch nicht dasselbe ausprobieren.

Die Methoden helfen auch bei älteren Kindern, können aber ab dem zweiten Lebensjahr angewandt werden. In den Ratgebern gibt es ein paar spezielle Hinweise zu den Auszeiten: Sie sollten bei Kleineren kürzer sein und erst nach Ende des Trotzanfalls anfangen. Außerdem wird erklärt, welche Komponenten bei sehr kleinen Kindern besonders wichtig sind. So sollten Sie keinesfalls zulassen, dass Ihr Kind mit einem Trotzanfall sein Ziel erreicht.

Diese Methoden funktionieren, das wurde in eine Reihe randomisiert kontrollierter Studien nachgewiesen. Als Beispiel möchte ich einen Artikel erwähnen, der 2003 im *Journal of Child and Adolescent Psychiatry* veröffentlicht wurde und sich mit der Anwendung der »1-2-3-Methode« in 222 Familien befasst.[241] Alle beteiligten Eltern suchten Ratschläge zum Umgang mit ihren Kindern, obwohl keines der Kinder an einer diagnostizierten Verhaltensstörung litt, sondern alle nur das alterstypische schwierige Verhalten an den Tag legten. Es handelte sich um keine besonders intensive Intervention: Die Eltern nahmen an drei zweistündigen Treffen teil, bei denen die »1-2-3-Methode« vorgestellt, Videos gezeigt und Infomaterial zu speziellen Problemen verteilt wurden. Nach einem Monat fand zur Auffrischung ein viertes zweistündiges Treffen statt. In der »Behandlungsgruppe«, der die Methode nahegebracht wurde, zeigten sich Verbesserungen bei sämtlichen gemessenen Variablen. Die Eltern schnitten bei ihrem Erziehungsverhalten besser ab, beispielsweise reagierten sie auf ihre Kinder seltener feindselig und wütend. Die Kinder verhielten sich in verschiedener Hinsicht besser. Auch die Eltern berichteten, dass die Kinder sich besser benahmen und folgsamer waren, ihr Stress schien ebenfalls nachgelassen zu haben. Die Forschenden merkten an, dass es sich eher um kleine Effekte handelte (das wäre angesichts der begrenzten Intervention auch überraschend gewesen). Dennoch schien die Wirkung für die Eltern spürbar zu sein und das Zusammensein mit ihren Kindern positiv zu beeinflussen. Kleinere Studien zur selben Methode, bei denen die Teilnehmenden länger begleitet wurden, zeigten ähnliche Auswirkungen, die laut Autoren noch zwei Jahre später sichtbar waren.[242]

Überblicksartikel, die die Daten auch aus den anderen Erziehungsprogrammen zusammenfassen, präsentieren studienübergreifend ähnliche Ergebnisse. Unterm Strich scheinen diese Methoden also zu funktionieren.[243]

Schön und gut, doch sollte man sie auch anwenden? Das hängt zum einen von der Alternative ab. Aufs Hinternversohlen gehe ich gleich noch ein (die Daten deuten darauf hin, dass es sowohl kurz- als auch langfristig negative Folgen hat). Wenn also Schläge die Alternative wären, lohnt ein Versuch mit einer der geschilderten Methoden sich definitiv. Auch wenn Sie erschöpft und gefrustet sind und Ihr Kind nicht mehr richtig leiden können, wäre das ein guter Grund, diese Methoden auszuprobieren. Sie sind insofern mit dem Schlaftraining vergleichbar, als sie vor allem den Eltern nutzen: Sie reduzieren deren Stress, verbessern das Eltern-Kind-Verhältnis und vieles mehr (das könnte auch für die Schule von Vorteil sein). Wenn Ihre eigenen Strategien Ihnen taugen, ist das wunderbar, doch wenn nicht, versuchen Sie es mit den geschilderten Ansätzen. Sie alle zielen auf eine Reduzierung des störenden Verhaltens (Quengeln, Streiten, Trotz, Pampigkeit) und die Förderung kooperativen Verhaltens (wie beim Essen am Tisch sitzen zu bleiben oder sich morgens anzuziehen).

Und wie sieht es mit blöden Angewohnheiten aus? Wenn Ihr Kind 50 Mal hintereinander das gleiche Lied singt, nur als Beispiel? Damit müssen Sie vermutlich leben. Ein Grundsatz der besagten Methoden lautet, dass Disziplinierung nur bei wirklich störendem Betragen, nicht bei nervigen Ticks angebracht ist. Eines der Bücher, die ich gelesen habe, schlug Ohrenstöpsel vor. Man muss sich allerdings bewusst sein, dass ältere Kinder, wenn sie merken, dass man von einem Verhalten genervt ist, umso lieber damit weitermachen.

Es wäre ein Versäumnis, in diesem Kapitel nicht auf Schläge einzugehen. Auch wenn diese Bestrafung im Lauf der Zeit seltener geworden ist, wird Fehlverhalten in vielen amerikanischen Familien (Schätzungen gehen von mindestens 50 Prozent aus)[244] noch immer mit Schlägen oder Ähnlichem bestraft. Selbst in manchen Schulen wird noch gezüchtigt. Im deutschsprachigen Raum sieht das etwas anders aus. Sowohl in Deutschland als auch in Österreich haben die Kinder ein Recht auf gewaltfreie Erziehung. Dennoch verzeichnete das deutsche Statistische Bundesamt für 2018 insgesamt 50 400 Fälle von Kindswohlgefährdung, in Österreich waren es 38 347 Fälle im gleichen Zeitraum. Und das sind nur die Zahlen der bekannt gewordenen Fälle. In der Schweiz dagegen ist körperliche Züchtigung durch die Eltern nicht strafbar. Dort gaben in einer Studie, die 2018 veröffentlicht wurde, insgesamt 41,2 Prozent der befragten Jugendlichen an, Gewalt in der Erziehung erlebt zu haben.[245]

Sowohl in diesem Buch als auch bei der Erziehung meiner eigenen Kinder versuche ich streng evidenzbasiert vorzugehen und mich von Daten leiten zu lassen. In dieser Frage jedoch stehe ich zu meiner Voreingenommenheit: Ich glaube nicht an Schläge. Auch in der Literatur finden sich keine Hinweise, die mich davon überzeugen könnten, dass Schlagen eine gute Idee wäre – eher im Gegenteil, wie ich gleich darlegen werde. Sie sollen nur wissen, dass ich nicht neutral an die Sache herangehe.

Die meisten Untersuchungen widmen sich den Auswirkungen von Schlägen auf das Verhalten und die Schulleistungen: Führt körperliche Züchtigung zu noch schlechterem Verhalten, macht es schlechter in der Schule? Diese Fragen sind aus zwei Gründen schwer mit Daten zu beantworten. Erstens unterscheiden sich Eltern, die ihre Kinder schlagen, auch noch in anderer Hinsicht von nicht schlagenden Eltern. Viele mit dem Schlagen korrelierende Faktoren korrelieren auch aus anderen Gründen mit negativen Effekten, weswegen der bloße Blick auf die Körperstrafe ihre Wirkung überbewertet.

Zweitens erscheint es logisch, dass gerade besonders schwierige Kinder von schlagenden Eltern noch häufiger geschlagen werden. Nehmen wir an, wir untersuchen, wie Kinder, die mit drei geschlagen werden, sich mit fünf verhalten. Dann würden die Daten sicher zeigen (das tun sie auch), dass aus den Schlägen mit drei noch problematischeres Verhalten mit fünf hervorgeht. Doch genauso könnten Verhaltensprobleme mit drei zu mehr Schlägen *und* zu späteren Verhaltensproblemen führen. Hier sauber zu trennen ist schwierig, wenn auch nicht unmöglich.

Die sorgfältigsten Studien bemühen sich, die Kinder von frühester Kindheit an zu begleiten und alle möglichen Folgen zu berücksichtigen. Ein Artikel in der Zeitschrift *Child Development* berichtet über eine Stichprobe von fast 4000 Kindern, die mindestens vom ersten bis zum fünften Lebensjahr untersucht wurden.[246] Es wurden Angaben zu Schlägen und dem Verhalten im Alter von einem, drei und fünf Jahren analysiert und möglichst alle unterschiedlichen Varianten berücksichtigt. So wurde überprüft, ob eine Korrelation zwischen Schlägen mit einem Jahr und Verhaltensproblemen mit fünf Jahren besteht, wobei man die Daten von den Fällen, in denen die Kinder mit drei geschlagen wurden, bereinigte.

Laut dieser Studie haben Schläge langfristige Auswirkungen, insbesondere in Form von Verhaltensproblemen. Kinder, die mit einem Jahr geschlagen werden, verhalten sich mit drei noch problematischer, ebenso wie das Schlagen Dreijähriger ihr Verhalten mit fünf verschlechtert. Die Ergebnisse halten auch einer Bereinigung um vorausgehende Verhaltensprobleme stand. Das heißt, Schläge mit drei korrelieren mit Verhaltensproblemen mit fünf, selbst wenn man bereits vorhandene Verhaltensauffälligkeiten der Dreijährigen berücksichtigt.

Auch andere Studien kommen zu dem Ergebnis, dass Schläge Verhaltensprobleme verstärken.[247] Obwohl darin sorgfältig darauf geachtet wurde, dass die untersuchten Familien, in denen Kinder geschlagen wurden, sich von denen, in denen nicht geschlagen wurde, in anderen Aspekten (wie Einkommen oder Bildung) nicht unterschieden. Ebenso zeigen Überblicksartikel kleinere, aber anhaltende Negativeffekte auf das Verhalten.[248] Es gibt sogar Publikationen, die Schläge mit noch längerfristigen Negativeffekten wie Alkoholmissbrauch und Suizidversuchen in Verbindung bringen, doch mit Blick auf die anderen Unterschiede im Familienhintergrund von geschlagenen Kindern ist das nur schwer zweifelsfrei zu belegen.[249]

Umgekehrt gibt es schlicht keinerlei Belege, dass Schläge das Verhalten von Kindern positiv beeinflussen könnten, was auch für andere Formen von Körperstrafen gilt: Belege für negative Auswirkungen, keine Belege für positive.

Kinder können einem wahnsinnig auf die Nerven gehen, und ja, manchmal brauchen sie auch eine Bestrafung. Doch diese Bestrafung sollte das Ziel jeder Disziplinierung haben, nämlich produktive Erwachsene hervorzubringen. Unerwünschtes Verhalten kann den zeitweiligen Entzug von Spaß oder Privilegien nach sich ziehen – das ist eine Erfahrung, die einem fürs Erwachsenenleben nützen kann. Bei Fehlverhalten von einer körperlich überlegenen Person geschlagen zu werden ist dagegen eine Erfahrung, die kein Kind machen sollte.

Unterm Strich

- Es gibt verschiedene Methoden, die kindliches Verhalten nachweislich verbessern können. Dazu gehört unter anderem die »1-2-3-Methode«. Sie setzt auf konsequente Belohnung und Bestrafung und die Reduzierung elterlicher Wut.
- Es ist wissenschaftlich belegt, dass Schläge das kindliche Verhalten nicht bessern, sondern sowohl kurzfristig als auch langfristig (im Erwachsenenalter) verschlechtern.

18. Kleine Genies: Die frühkindliche Bildung

Mit zwei kam Finn in einen Kindergarten in der Nähe unseres Hauses in Providence, eine großartige Einrichtung mit liebevollem Betreuungspersonal und vielseitigem Beschäftigungsangebot: Es gab eine Dame, die mit Puppen Spanisch sprach, einen Spielplatz draußen und »Märchenstunde mit Miss Suzanne«. Ein durchdachter Lehrplan sollte den Kindern das Teilen, die Interaktion mit anderen und die Liebe zu Büchern vermitteln. Soziologiestunden kamen nicht darin vor.

Kurz bevor Finn drei wurde, gingen wir für ein kurzes Sabbatical nach Kalifornien, wo wir ihn ebenfalls in einem Kindergarten anmeldeten. Auch dort war es sehr nett. Finn war sowieso überall glücklich, wo es eine Spielküche gab, daher gefiel es ihm. Doch im Gegensatz zu dem Kindergarten in Providence schien man hier zumindest so tun zu wollen, als gingen die Zweijährigen schon zur Schule. So gab es beispielsweise einen Thementag »Weltraum«. Beim Abholen sollten wir Finn fragen: »Wohin fliegen die Raketen?« (Antwort: »In den Weltraum!«)

Einem sechs Monate alten Baby irgendwelche Fakten oder auch Buchstaben oder Zahlen vermitteln zu wollen ist definitiv sinnlos. Im Gegensatz zu einem Fünfjährigen. Wenn sie sich dem Schulalter nähern, sind die meisten Kinder in der Lage, Buchstaben zu lernen, ein bisschen zu lesen und einfache Rechenaufgaben zu lösen. Nach wie vor wird darüber debattiert (was ich hier nicht vertiefen will), ob im Kindergarten schon zu viel Wert auf Lernen gelegt wird und ob wir es nicht besser wie in Finnland machen sollten, wo Kinder erst ab sieben lesen lernen. Auf jeden Fall kann man Fünfjährigen mit gewissem Erfolg etwas beibringen.

Doch wie sieht es mit den Zwei- oder Dreijährigen aus? Kann man schon in diesem Alter die Weichen für den Bildungserfolg stellen? Ist es das Zeitfenster, in dem Kinder lernen sollten, wohin die Raketen fliegen? Und wenn sie es nicht lernen, werden sie dann denen, die es früher gelernt haben, ewig hinterherhinken?

Für solche Fragen ist die Entwicklungspsychologie zuständig, und es gibt ganz ausgezeichnete Bücher zur kindlichen Gehirnentwicklung, die das umfassender erklären, als ich das hier kann. So ist *Was geht da drinnen vor? Die Gehirnentwicklung in den ersten fünf Lebensjahren* von Lise Eliot eine hervorragende Einführung in das Thema. Ich beschränke mich hier auf einige wenige Fragen.

Es ist Ihnen vermutlich schon aufgefallen, dass immer und überall der Nutzen des Vorlesens betont wird. So lässt der US-Bundesstaat Rhode Island bei jeder kinderärztlichen Kontrolluntersuchung den Eltern ein neues Kinderbuch zukommen, um das (Vor-)Lesen zu fördern. In Tennessee bekommen Kinder jeden Monat ein Buch geschickt (dies geht auf eine Initiative der Countrysängerin Dolly Parton zurück). In Deutschland gibt es mit »Lesestart 1-2-3« ein Programm zur frühen Sprach- und Leseförderung für Kinder von ein bis drei Jahren, das vom Bundesministerium für Bildung und Forschung gefördert und von der Stiftung Lesen durchgeführt wird (www.lesestart.de). Im Rahmen der Vorsorgeuntersuchung U6 oder U7 erhalten Familien ein sogenanntes Lesestart-Set, das ein Pappbilderbuch für das Kind und eine Broschüre für Eltern enthält. (Wenn Sie es aus irgendeinem Grund in der Kinderarztpraxis nicht bekommen, kriegen Sie es auch in der örtlichen Bibliothek.) Frage eins lautet also: Warum diese Bemühungen, und gibt es Belege für ihren Nutzen?

Die zweite Frage: Sollen sich Eltern neben dem reinen Vorlesen aktiv darum bemühen, ihren Kindern in diesem Alter bereits Buchstaben oder Zahlen beizubringen? Können Zwei- oder Dreijährige tatsächlich schon Lesen lernen?

Die dritte und letzte Frage: Wenn Ihr Kind eine Kita oder einen Kindergarten besucht, spielt in diesem Zusammenhang auch die Art der Einrichtung eine Rolle? Ich habe mich ja bereits im Kapitel zur Kinderbetreuung mit der Betreuungsqualität beschäftigt. Doch ist abgesehen von liebevollem Personal und einer sicheren Umgebung auch die Bildungsphilosophie des Kindergartens relevant? Sollte ein Kindergarten überhaupt eine haben?

Vorlesen

Beginnen wir mit einem gut dokumentierten Faktum: In zahlreichen Studien wurde nachgewiesen, dass Kinder, deren Eltern ihnen vom Baby- bis zum Vorschulalter vorgelesen haben, später bei Lesetests besser abschneiden.[250] Dennoch ist Skepsis angebracht, da es sich auch hier möglicherweise eher um eine Korrelation als um einen Kausalzusammenhang handelt. Es ist bekannt, dass die Lesefähigkeit durch eine ganze Reihe von Faktoren bestimmt wird, dazu gehört unter anderem das Einkommen. In Familien, in denen die Eltern sehr viel arbeiten müssen, vielleicht noch Nebenjobs haben, um irgendwie über die Runden zu kommen, bleibt vermutlich nicht viel Zeit zum Vorlesen. In solchen Lebensumständen sind Kinder häufig auch in anderer Hinsicht benachteiligt.

Überzeugendere Daten könnte man in einer randomisierten Studie gewinnen. Dafür müsste man eine Stichprobe von Eltern zusammenstellen, die nicht von vornherein plant, ihren Kindern viel vorzulesen, und die eine Hälfte davon auffordern, dies zu tun. Das wurde in nur wenigen kleinen Studien versucht, doch die meisten davon begleiteten die Kinder nicht lange genug, um Auswirkungen auf spätere Leistungstests analysieren zu können.[251]

Eine neuere Studie setzte ein Videoprogramm ein, um Eltern

einen »positiven Erziehungsstil« nahezubringen, mit viel Vorlesen und Spielen ab dem Säuglingsalter bis zum dritten Lebensjahr.[252] Die Forschenden stellten bei Kindern, deren Eltern das Video gesehen hatten, Besserungen des Verhaltens fest, was darauf hinweist, dass sich Vorlesen auch darauf positiv auswirkt. Allerdings liegen (noch) keine Auswertungen im Schulalter vor, weshalb sich über langfristige Folgen nichts sagen lässt.

Mangels randomisierter Studien wurden andere Daten analysiert. Ein 2018 in der Zeitschrift *Child Development* veröffentlichter Artikel nutzte dazu Vergleiche von Kindern innerhalb einer Familie.[253] Die grundlegende Erkenntnis: Einem Einzelkind wird mehr vorgelesen (da die Eltern mehr Zeit haben), und je größer der Abstand zum zweiten Kind ist, desto mehr zusätzliche Lesezeit bekommt das erste Kind. Ziel war also der Vergleich der Leistungen von Erstgeborenen mit unterschiedlichem Altersunterschied zu den Geschwistern. Zwar ist auch die Wahl des Zeitpunkts für ein zweites Kind nicht zufällig, doch das Forschungsteam berücksichtigte dieses Problem, indem es Frauen verglich, die zwar gleichzeitig einen Kinderwunsch hatten, der sich aber zu unterschiedlichen Zeitpunkten realisierte.

Diese Studie zeigt sehr deutlich den positiven Einfluss des Vorlesens auf die Leistungen der Kinder. Wenn bereits kleinen Kindern mehr vorgelesen wird, ist der spätere Schulerfolg größer. Ein Einwand lautet, es könne an der allgemein größeren Aufmerksamkeit liegen, die diesen Kindern zuteilwird, doch da sich die besseren Leistungen nicht aufs Rechnen erstrecken, scheint sich das Vorlesen tatsächlich speziell auf die spätere Lesekompetenz auszuwirken.

Sehr gute aktuelle Daten stammen auch aus Gehirnuntersuchungen, die zeigen, welche kognitiven Prozesse beim Vorlesen ablaufen. Für eine Studie wurde bei 19 Kindern zwischen drei und fünf Jahren eine funktionale Magnetresonanztomografie (fMRT) erstellt.[254] Bei dieser Technik leuchten in den Aufnahmen die Gehirnareale, die durch einen bestimmten Stimulus aktiviert (also benutzt) werden. In diesem Fall wurde den Kindern während des fMRTs vorgelesen. Es zeigte sich, dass die Gehirnareale, die für die Verarbeitung von Geschichten und Bildern zuständig sind, bei den Kindern aktiver waren, die zu Hause mehr vorgelesen bekamen. Offensichtlich verarbeiteten diese Kinder die Geschichten effektiver. Der Zusammenhang zum späteren eigenen Lesen bleibt unklar, außerdem war die Studie sehr klein (das Verfahren ist extrem teuer), dennoch liefert uns die Untersuchung Informationen zu den Mechanismen, die zu den beobachteten Effekten führen könnten.

So deutet alles darauf hin, dass Sie Ihrem Kind mit dem Vorlesen etwas sehr Gutes tun. Die Forschung geht aber noch weiter und gibt sogar Empfehlungen, wie man vorlesen soll: Der Nutzen sei beim interaktiven Vorlesen besonders groß.[255] Dazu sollte man den Kindern während des Vorlesens offene Fragen stellen wie: »Wo, meinst du, ist denn die Vogelmutter?«, »Was denkst du: Tut es dem Papa weh, wenn die Kinder auf ihm herumhüpfen?« »Wie geht es der Katze jetzt wohl?«

Lesen lernen

Kindern vorzulesen und dabei auch Fragen zu stellen ist das eine und definitiv sinnvoll. Doch sollten Sie noch weiter gehen? Sollten Sie versuchen, einem Kleinkind das Lesen beizubringen? Geht das überhaupt? Einige Leute behaupten: Ja. So gibt es in den USA beispielsweise das »Teach Your Baby to Read«-System.[256] Es behauptet, Säuglinge könnten schon mit drei Monaten anfangen, lesen zu lernen – mit teuren Lernkarten und DVDs. Falls Sie daran zweifeln, sollen Sie sich laut Website bei YouTube unter »baby reading« ansehen, was möglich ist.

Im letzten Kapitel habe ich dargelegt, dass Babys von DVDs nichts lernen. Insofern überrascht es Sie vermutlich nicht, dass auch dieses System, das zu einem großen Teil auf DVDs beruht, einem so kleinen Kind nicht das Lesen beibringen kann. Randomisierte Untersuchungen an Kindern zwischen neun und 18 Monaten zeigen keinerlei Auswirkung auf deren Lesekompetenz,[257] selbst wenn die Eltern vom Erfolg überzeugt sind. Laut Forschungsteam ist es offenbar ziemlich einfach, sich einzureden, das eigene einjährige Kind könne lesen. Fazit: Babys können nicht lesen.

Andererseits wissen wir, dass einige Kinder bereits im Alter von vier oder fünf Jahren lesen können. Studien an Kindern dieser Altersgruppe haben bewiesen, dass es durchaus möglich ist, Vierjährigen zu vermitteln, für welche Laute Buchstaben stehen und wie man sie zu Wörtern verbindet.[258] Wenn Sie Spaß daran haben, könnte es Ihnen vermutlich bei Ihrem Kind gelingen. Das ist dann Ihre Entscheidung, weniger eine Frage von Studien.

Doch wie sieht es bei den Zwei- oder Dreijährigen aus, die keine Babys mehr sind und gerade mal an der Schwelle zum Kindergartenalter stehen? Dreijährige können sprechen und verstehen manchmal sogar, was man von ihnen will. Insofern erscheint es zumindest plausibel, dass sie auch Lesen lernen können. Bedauerlicherweise gibt es dazu nur wenig Forschungsliteratur. Wir haben ein paar Fallbeispiele von Kindern, die extrem früh, mit zweieinhalb oder drei Jahren, fließend lesen können.[259] Ihre Lesekompetenz kommt einem Wunder gleich, denn sie beherrschen nicht nur einzelne Wörter, sondern lesen wie Drittklässler. In den meisten Fällen haben sie sich das mehr oder weniger selbst beigebracht – es waren nicht die Eltern, die neben Ihnen saßen und Ihnen mühsam beibrachten, A-U-T-O zu buchstabieren.

Kinder, die so Lesen lernen (und das trifft auch auf Kinder zu, die innerhalb des Normalbereichs eher früh lesen lernen), tun das häufiger aufgrund des Wortbilds, nicht mithilfe der Phonetik Das heißt, dass ihre Lesefähigkeit zu einem größeren Teil auf dem visuellen Wiedererkennen und nicht auf dem Zuhören beruht. Interessanterweise können Kinder, die früh lesen, nicht automatisch auch gut schreiben. Es darf nicht unerwähnt bleiben, dass einige dieser früh lesenden Wunderkinder autistisch sind.

Hyperlexie, so der Fachausdruck, ist ein Charakteristikum hochfunktionaler autistischer Kinder, die zwar lesen können, aber nicht verstehen, was sie lesen.[260]

Zur Frage, ob man Zwei- oder Dreijährigen Buchstaben und ein bisschen Phonetik beibringen kann, gibt es schlicht keine Daten. Ob das mit der gleichen Methode funktioniert wie bei Vierjährigen, darauf hat die Forschung keine Antwort. Hin und wieder sieht man Kinder diesen Alters (ich weiß, das sind Anekdoten, keine Forschung), die durchaus ein paar Buchstaben kennen, aber im seltensten Fall allein Bücher lesen können. Wenn Sie Ihrem Kind beibringen möchten, dass der Buchstabe S wie »sssss« klingt, klappt das wahrscheinlich. Aber das heißt noch lange nicht, dass es dann gleich *Harry Potter* liest.

Noch mal Betreuung: Welcher Kindergarten?

Wenn Ihr Kind zwei oder drei Jahre alt ist, werden Sie sich wahrscheinlich Gedanken um einen Kindergartenplatz machen. Falls es bis dahin noch von einem Elternteil zu Hause betreut wurde (oder von Oma und Opa oder von einer Nanny oder in einem privaten Spielkreis war), ziehen Sie zu diesem Zeitpunkt wahrscheinlich zumindest einen »Teilzeit«-Platz in einer Kita in Betracht, damit Ihr Kind sich in einem Umfeld von Gleichartigen sozialisieren und Fähigkeiten erlernen kann, die später in der Schule eine Rolle spielen.

Mit Kindergarten ist hier die Betreuungsform genannt, die für Kinder vor dem Grundschulalter angeboten wird, in Abgrenzung zu Krippe, die sich um die Kleineren kümmert. Wenn ich von Kindertagesstätten (Kita) spreche, meine ich damit beide Formen, also Einrichtungen zu Kinderbetreuung im Allgemeinen.

Fangen wir also mit der ersten Frage an: Ist es wichtig, dass kleine Kinder überhaupt eine Kindertagesstätte besuchen? Für

Daten dazu verweise ich auf das Kapitel zur Kinderbetreuung: Laut Forschung haben Kinder, die nach dem 18. Monat mehr Zeit in Betreuungseinrichtungen verbringen, wenige Jahre später auch bessere sprachliche Fähigkeiten. Das ist so ziemlich das Schlüssigste, was wir zu positiven Effekten von Kindertagesstätten für Kleinkinder haben.

Natürlich hängt es individuell auch davon ab, welche Alternativen einer Familie zur Verfügung stehen, doch generell sprechen die Daten durchaus für den Besuch einer Kindertagesstätte ab dem zweiten oder dritten Lebensjahr, da er den Kindern später den Wechsel in die Schule erleichtert. Die Systeme sind dabei in den deutschsprachigen Ländern verschieden. Während Kinder in Deutschland im Alter von drei Jahren in den Kindergarten aufgenommen werden, nehmen österreichische Kindergärten schon Zweieinhalbjährige auf. In der Schweiz dagegen muss ein Kind vier Jahre alt sein. Vorher sind Krippen für die Betreuung zuständig.

Soll das Kind also in einer Kita betreut werden, dann ist die nächste Frage, welche Einrichtung? Auch hier kann ich mich wieder auf das Kapitel zur Kinderbetreuung berufen. Was letztlich heißt, dass die allgemeinen Kriterien für gute Kinderbetreuung auch hier wieder anwendbar sind: Handelt es sich um eine sichere Umgebung und um zugewandtes, liebevolles Betreuungspersonal?

Bei der Betreuung von Kindern jenseits des Babyalters machen sich Eltern jedoch darüber hinaus auch Gedanken über die Qualifikation der Betreuerinnen und Betreuer: Kennen sie sich mit frühkindlicher Entwicklung aus, und welche Ausbildung haben sie durchlaufen? Leider verfügen wir zu der Frage nicht über vernünftiges Datenmaterial. Selbstverständlich gibt es besser und schlechter ausgebildetes Betreuungspersonal, das lässt sich in jeder Kita feststellen, doch handfeste Qualitätskriterien liefert uns die Forschung bisher nicht. In diesem Zusammenhang stellt sich auch die Frage nach der »Philosophie« der Betreuungseinrichtung. Neben den individuellen Konzepten einzelner Kitas sind die Montessori-, die Reggio- und die Waldorf-Pädagogik sehr verbreitet.

Die Montessori-Pädagogik legt Wert auf spezielle Gruppenstrukturen und Spielmaterialen. Man bemüht sich bereits bei sehr kleinen Kindern um die Entwicklung der Feinmotorik. Das Spielen der Kinder wird als »Arbeit« bezeichnet, man bringt sie früh in Kontakt mit Buchstaben und Zahlen; sie sollen sie in den Sand schreiben oder Klötzchen zählen und Ähnliches.

Die Reggio-Pädagogik betont das Spielen; gezielter Kontakt mit Buchstaben und Zahlen findet vor der Schulzeit nicht statt.

In Waldorf-Kindergärten (und -Krippen) halten sich Kinder sehr viel draußen auf und haben wie bei der Reggio-Pädagogik viel Zeit zum Spielen. Das Lernen soll über Spiel und Kunst erfolgen, außerdem werden Haushaltstätigkeiten wie Kochen, Backen und Gärtnern praktiziert.

Alle drei Philosophien bieten den Kindern einen strukturierten Tagesablauf, sie wissen also, was sie erwartet. Alle drei gehen davon aus, dass Kinder am meisten davon profitieren, wenn sie in einer sicheren Umgebung auf selbstbestimmte Weise experimentieren und Erfahrungen machen können. Ich kann hier nicht umfassend auf die einzelnen Methoden eingehen, über die unzählige Bücher geschrieben und die in jeder Einrichtung ein wenig anders umgesetzt werden. Am konsequentesten ist in dieser Hinsicht wohl die Montessori-Pädagogik. Als Penelope drei war und ich landesweit auf der Suche nach einem neuen Job, habe ich einmal eine ganze Reihe von Montessori-Kindergärten besichtigt. In allen ähnelten sich die Spielmaterialien und der Tagesablauf. Und doch gibt es große Unterschiede, die vermutlich auf die Neigungen und Kompetenzen des Personals zurückzuführen sind. Wenn eine Einrichtung sich als von der Reggio-Pädagogik inspiriert bezeichnet, kann das mehr oder weniger stark oder nur ein bisschen inspiriert bedeuten. Abgesehen davon folgen viele Kindertagesstätten nicht strikt einer dieser Denkschulen, sondern übernehmen jeweils einzelne Elemente in ihr pädagogisches Konzept. Wenn sie, wie häufig, religiös geprägt sind, wirkt sich auch das auf ihr Betreuungs- und Beschäftigungskonzept aus.

Ist nun eine Philosophie besser als die anderen? Nein, selbst wenn sich Kindertagesstätten definitiv in ihrer Qualität unterscheiden, lässt sich nicht sagen, bei den guten dominiere eine der drei Philosophien. Leider ist das kaum durch Daten zu untermauern – jedenfalls nicht durch Daten, die Eltern weiterhelfen könnten, die die Betreuungseinrichtung für ihr Kind sowieso schon sehr sorgfältig auswählen.

Die meisten Untersuchungen widmen sich der weitverbreiteten und anerkannten Montessori-Pädagogik. Einige Studien zeigen, dass Kinder aus Montessori-Kindergärten in Mathematik und im Lesen besser abschneiden als Kontrollgruppe aus anderen Einrichtungen.[261] Doch viele dieser Artikel sind schon älter, und es ist fraglich, ob frühe Lese- und Mathekompetenz die zentrale Aufgabe von Kindergärten ist.

Andere Ansätze argumentieren in der Tat, dass Spielen und nicht die frühzeitige Alphabetisierung wichtig sei. Dazu wird gerne auf Finnland verwiesen, wo in staatlichen Betreuungseinrichtungen vor der Schulzeit nicht bereits das Lesen geübt wird. Mit dem Lesen fangen die Kinder erst in der ersten Klasse an (auch wenn manche es schon zuvor können). Finnland, so wird argumentiert, schneide in internationalen Bildungsvergleichen regelmäßig sehr gut ab, woraus sich schließen lasse, dass die Betonung früher Lese- und Schreiberziehung der falsche Weg sei.

Meines Erachtens ist der Verweis auf Finnland insofern wenig hilfreich als auch viele asiatische Länder in besagten Tests sehr gut abschneiden, wo großer Wert auf systematische frühkindliche Bildung gelegt wird.

Außerdem sind Belege zur Überlegenheit des »finnischen« Ansatzes dünn. Es gibt eine Reihe nicht randomisierter Studien aus diversen Ländern, die zeigen, dass Kinder, die später lesen lernen, den Rückstand innerhalb weniger Jahre aufholen und dass frühes Buchstabenlernen die Lesekompetenz nicht notwendigerweise verbessert.[262] Umgekehrt haben spezielle Förderprogramme (zum Beispiel »Head Start«) in den USA, die Wert auf frühes Schreiben und Lesen legen, ihre positiven Effekte auf Schulleistungen bewiesen.

Letztlich haben wir schlicht nicht ausreichend aussagekräftige Daten. Möglicherweise hängt es auch vom speziellen Kind ab, welcher Kita-Typ der beste ist, was sowohl die Suche als auch die Entscheidung weiter verkompliziert. Wenn Ihrem Kind das Stillsitzen schwerfällt, ist ein Programm, das Wert auf Feinmotorik legt, sicher eine Herausforderung, umgekehrt könnte es ihm auch nützen. Selbst hochwertige Studien, die die Vorteile einer bestimmten Pädagogik für das Durchschnittskind beurteilen, können Ihnen daher kaum bei der Entscheidung helfen, was für Ihr Kind das Richtige ist.

Unterm Strich

- Es ist belegt, dass Vorlesen ab dem Säuglingsalter für Kinder von Nutzen ist.
- Ein Baby kann nicht Lesen lernen. Ob Zwei- oder Dreijährige dazu in der Lage sind, ist unklar, aber es wäre höchst ungewöhnlich, wenn sie bereits flüssig lesen könnten.
- Das Datenmaterial zu den Vor- und Nachteilen der diversen Kita-Philosophien ist sehr begrenzt.

TEIL 4:
Trautes Heim, Glück allein?

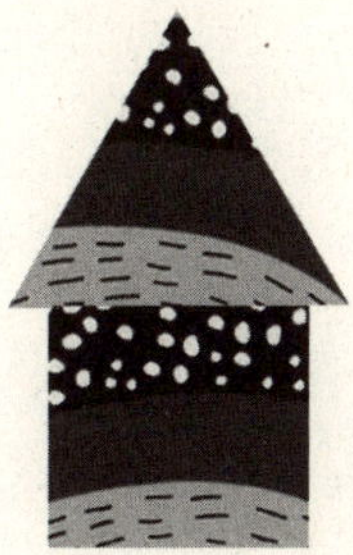

Dies ist ein Buch über Babys und Kleinkinder. Aber bei der Geburt eines Kindes entstehen ja auch immer, quasi wie von Zauberhand, Eltern – was nicht immer ganz unproblematisch ist. Deshalb gibt es auch Bücher über das Elterndasein, die nicht so viele niedliche Babyfotos enthalten wie die Facebook-Seiten Ihrer Freundinnen und Freunde.

Eltern sein ist echt schwer, in mancher Hinsicht für unsere Generation noch schwerer als für die vorhergehende, finde ich. Einerseits gibt es viele Dinge, die unsere Eltern noch nicht hatten (Wegwerfwindeln und Amazon Prime zum Beispiel), andererseits bekommen wir unsere Kinder später, wenn unser Lebensstil und unsere berufliche Karriere schon gefestigter sind, was die Anpassung an die neuen Gegebenheiten spürbar erschwert. Dabei geht es sowohl um die individuelle Anpassung als auch um die Anpassung als Paar: »Wie passt dieses Baby in meine persönliche Lebensplanung, in meine Karriere, in meine Freizeit? Und was bedeutet es für unsere Partnerschaft?«

Daten und Belege helfen bei diesen Veränderungen kaum weiter, da Individuen sie sehr unterschiedlich wahrnehmen. Ziel dieses letzten Teils ist es also nicht, Ihnen zu sagen, was Sie tun sollen (genau genommen habe ich überhaupt keine Ratschläge parat). Aber ich möchte Sie daran erinnern, nicht nur an das Baby zu denken, sondern auch zu überlegen, was für die ganze Familie taugt.

Vielleicht ist dies sogar das Wichtigste, was ich mit diesem Buch sagen will: Eltern sind auch Menschen. Nur weil man ein Kind hat, hört man nicht auf, ein Individuum mit Bedürfnissen, Wünschen und Zielen zu sein. Selbst wenn Sie sich durch das Kind verändern, lösen Sie sich nicht in Luft auf. Man muss sich nicht bedingungslos seinen Kindern unterordnen, um eine gute Mutter oder ein guter Vater zu sein. Möglicherweise ist man sogar genau das Gegenteil, wenn man ihnen das Ruder komplett überlässt.

Ich habe das zum Teil schon in Kapitel 9 über die Berufstätigkeit thematisiert. Hier geht es noch um einige weitere Schwierigkeiten, die mit der Elternschaft verbunden sind, und um eine weitere Vergrößerung der Familie.

19. Kinder, Küche, Paarprobleme

Größere Veränderungen in Paarbeziehungen führen fast zwangsläufig zu Konflikten. Beispielsweise verläuft das Zusammenziehen in der Regel nicht ganz spannungsfrei. Bei Jesse und mir war es die Geburtsstunde eines tiefen und anhaltenden Konflikts um den richtigen Umgang mit dem Spülschwamm. Jesse ist der Ansicht, dass man ihn nach Benutzung ausdrückt und neben der Spüle ablegt. Ich handhabe das etwas lockerer: Ich lasse ihn einfach in die Spüle fallen. Es macht ihn wahnsinnig, wenn er Stunden später auf den stinkenden, im eigenen Saft vor sich hin modernden Schwamm stößt. Im Lauf der Zeit lösten wir das Problem, indem ich mich zu bessern versuchte (wobei … gerade eben, bevor ich mich an den Schreibtisch setzte, um dieses Kapitel zu schreiben, musste ich feststellen, dass ich den Schwamm gestern Abend wieder einmal triefnass in der Spüle habe liegen lassen, was zeigt, dass ich in 15 Jahren keine nachhaltigen Fortschritte gemacht habe) – und er sich bemühte, die Schwammfrage nicht mehr so eng zu sehen (obwohl er ein paar sehr überzeugende Argumente auf seiner Seite hat). Die wichtigste Veränderung bestand allerdings darin, ihm den Abwasch zu überlassen. Nicht ohne Stolz kann ich berichten, dass wir schon seit Jahren nicht mehr über den Spülschwamm gestritten haben.

Wenn ein Kind ins Leben eines Paares tritt, führt das meist ebenso zu Spannungen. Weniger mitfühlend ausgedrückt: Kinder ruinieren einem die Ehe. Was nicht so schwer nachzuvollziehen ist. Beide Elternteile wollen nur das Beste für ihr Kind – nie zuvor war einem etwas wichtiger. In den meisten Fällen weiß man allerdings nicht, was »das Beste« ist, und manchmal sind sich beide Elternteile darüber nicht einig – entweder aufgrund tieferliegender Konflikte oder weil beide keine Ahnung haben und ihre Vermutungen sich unterscheiden.

Natürlich war man auch schon früher mal unterschiedlicher Meinung (über Spülschwämme beispielsweise). Aber insgesamt waren diese Meinungsunterschiede nicht so relevant – und nicht so zahlreich. Einen Schwamm kann man schlimmstenfalls wegschmeißen. Aber wenn Sie Ihr Kind verpfuschen, ist das für immer! Es steht so viel mehr auf dem Spiel!

Zugleich hat das Elternsein ja noch andere Nebeneffekte, die man erst mal verkraften muss: Man bekommt weniger Schlaf, hat weniger Geld und weniger Zeit. Jesse und ich lebten fast zehn Jahre zusammen, bevor Penelope auf die Welt kam. Wir hatten es selbst in der Hand, wie wir unsere Zeit verbrachten, an den Wochenenden zum Beispiel mit einer Kombination aus Arbeiten (er), Schreiben (ich), Nähen (ich), zum Brunch gehen und Freunde treffen (beide). Dann plötzlich versanken Samstag und Sonntag in einem undurchdringlichen Nebel aus Füttern, vollen Windeln, Duschversuchen, einem brüllenden Baby beim Brunch mit Freunden, keinem Schlaf und dem sehnsüchtigen Warten auf die Ankunft der Nanny am Montagmorgen. Das war (auf eine spezielle Weise) wunderbar, und ich hätte es auch damals gegen nichts eintauschen wollen. Doch keine Frage: In so einer Situation liegen die Nerven blank und Konflikte kochen schneller hoch.

Schon der gesunde Menschenverstand sagt einem, dass Kinder die Beziehung beeinträchtigen können. Und wenn Sie ins Internet schauen, gibt es jede Menge Leute, die einem das bestätigen und die Artikel schreiben mit Titeln wie »Sie werden Ihren Mann hassen, sobald Ihr Kind auf der Welt ist – lassen Sie sich von niemandem das Gegenteil einreden«. Doch das sind nur Beispiele, Anekdoten. Nun haben Paare ja mitunter schon Probleme, *bevor* sie Kinder bekommen. Muss es denn *danach* unweigerlich schlimmer werden? Und kann man irgendwas dagegen tun?

Antwort auf Frage eins: Ja, im Allgemeinen verschlechtert

sich die Beziehung nach der Geburt eines Kindes. Vielleicht fängt man nicht gleich an, seinen Partner zu hassen, aber vor allem Frauen scheinen nach der Geburt von Kindern weniger glücklich. Das weisen verschiedene Studien zum Zusammenhang von Elternschaft und Beziehungszufriedenheit nach, die frühesten dazu stammen von 1970. Laut einem Artikel steigt der Anteil der Mütter, die mit ihrer Ehe weniger zufrieden sind, zwischen der noch kinderlosen Zeit bis zum Schulalter der Kinder von 12 auf 30 Prozent. Die Unzufriedenheit nimmt dabei vor allem im ersten Lebensjahr des Kindes sprunghaft zu. Besser wird es erst wieder, wenn aus den Eltern Großeltern werden.[263]

Metaanalysen neuerer Daten zeigen Vergleichbares: Eltern sind in der Partnerschaft weniger zufrieden als Nichteltern. Der Abschwung ist im ersten Lebensjahr des Kindes besonders kräftig, danach bessert sich die Beziehung wieder, erholt sich jedoch nicht vollständig.[264] Oder wie eine Publikation es einfühlsam ausdrückt: »Kinder beschleunigen die Zerrüttung der Ehe …«[265]

Diese Studien zeigen allerdings auch, dass Beziehungen, die vor den Kindern glücklicher waren, sich danach schneller wieder erholen, und dass geplante Schwangerschaften zu weniger Beeinträchtigungen führen als ungeplante. Abgesehen davon sind die Auswirkungen nicht riesig. Viele Menschen sind unterm Strich mit ihren Partnerinnen oder Partnern nach wie vor glücklich – nur halt, Sie wissen schon, ein bisschen weniger.

Warum ist das so? Das ist natürlich schwer zu sagen und wohl von Paar zu Paar unterschiedlich. Ein Problem könnte schlicht die fehlende Zeit für die Beziehungspflege sein. Vor den Kindern ging es nur um das Paar. Es konnte zusammen ausschlafen, ausgehen, stundenlang über wichtige und unwichtige Dinge reden. Das kriegt man mit Kindern nie wieder so hin, und wenn man nicht aufpasst, redet man irgendwann nur noch miteinander, wenn es um die Kinder geht. Der Beziehung schenkt man keine Aufmerksamkeit mehr, und das tut ihr im seltensten Fall besonders gut. Dann ist man zwar über die Kinder verbunden, aber die Verbindung zum Partner hat man gefühlt verloren.

Es bringt schon viel, sich dieses Problem bewusst zu machen. In diesem Kapitel möchte ich ein paar Vorschläge zur Verbesserung des Beziehungsglücks vorstellen. Doch vorher möchte ich noch auf zwei Aspekte eingehen, die die Forschung als mögliche Ursachen für das Glücksdefizit ausgemacht hat: erstens eine ungerechte Aufgabenverteilung. Frauen übernehmen den überwiegenden Teil der Hausarbeit, auch wenn sie selbst berufstätig sind. Zweitens einen Mangel an Sex – Sex macht glücklich, und Eltern haben weniger davon. Gibt's dafür Belege? Im Großen und Ganzen schon.

Fangen wir mit den grundlegenden Fakten an: Bei Zeitverwendungserhebungen (wie viel Zeit verbringen Menschen laut eigenen Angaben womit?) zeigt sich, dass Frauen durchschnittlich mehr Zeit für Haushalt und Kinderbetreuung aufwenden als Männer. Selbst wenn beide Elternteile Vollzeit arbeiten, verbringen Frauen etwa eineinhalb Stunden mehr Zeit täglich mit Hausarbeit, Kindern und Einkäufen. Das ist in den USA kaum anders als in Deutschland, Österreich oder der Schweiz.[266] Die absolute Zeit, die für diese Tätigkeiten aufgewendet werden muss, ist mit den Jahrzehnten gesunken (dank Waschmaschinen, Geschirrspülern, Mikrowellen), dennoch ist sie nach wie vor ungerecht verteilt.[267] Bemerkenswerterweise machen Frauen sogar dann mehr Hausarbeit, wenn sie mehr verdienen. Selbst wenn Frauen mehr als 90 Prozent zum Einkommen beitragen, erledigen sie noch fast so viel Hausarbeit wie die Männer dieser Haushalte. Umgekehrt tun Männer, die mehr als 90 Prozent zum Haushaltseinkommen beitragen, deutlich weniger im Haushalt.[268]

Ob diese Ungleichheit unvermeidlich ist, ist eine interessante Frage (zumindest für eine Ökonomin). Eine Theorie lautet, dass viele Haushaltstätigkeiten nicht aufgeteilt werden können, sodass eine Person mehr davon tut, was aufgrund tendenziell besserer Fähigkeiten meist die Frau ist. Beispielsweise kochen Frauen als Erwachsene häufig besser, weil man es ihnen schon als Kind beigebracht hat. Ökonomisch würde das zur Theorie vom »komparativen Kostenvorteil« passen. Dahinter würde dann unter anderem die Annahme stecken, es sei unmöglich oder ineffizient, bestimmte Aufgaben gerecht aufzuteilen.

Das jedoch scheint nicht zuzutreffen. Es gibt Daten, die verschiedene Länder in verschiedenen Zeiten miteinander vergleichen. Demnach ist die Hausarbeit in Schweden gerechter aufgeteilt.[269] Und mit der Zeit hat sich auch in den USA und im deutschsprachigen Raum einiges verbessert, seit wir uns zumindest teilweise von den traditionellen Geschlechterrollen wegbewegen. Eine Studie des Deutschen Instituts für Wirtschaftsforschung (DIW) zeigt, dass sich die Zeit, die eine Frau mit Hausarbeit verbrachte, zwischen 1992 und 2016 von etwa drei Stunden täglich auf zwei Stunden verringert hat. Männer haben ihren Anteil an der Hausarbeit dagegen (leicht) gesteigert von durchschnittlich 35 Minuten auf 52.[270] Aus den USA stammen auch (einige wenige) Daten aus gleichgeschlechtlichen Partnerschaften, in denen die Hausarbeit gerechter verteilt ist als bei heterosexuellen Paaren.[271] Da die Stichproben klein sind, ist eine gewisse Skepsis angebracht, doch die Ergebnisse scheinen durchaus plausibel.

Selbstverständlich lassen sich Ungerechtigkeiten bei der Arbeitsaufteilung nicht eins zu eins in Unzufriedenheit übersetzen. Es gibt allerdings weiteres Datenmaterial, diesmal aus Umfragen, das die ungleiche Lastenverteilung bei Frauen als Quelle der Unzufriedenheit und Angespanntheit wahrscheinlich macht.[272] In der Tat hören und lesen wir sehr oft, wie sehr es Frauen nervt, täglich eine »zweite Schicht« einzulegen, die ihre Freizeit auffrisst – von der Männer deutlich mehr haben. Es werden ganze Bücher über dieses Phänomen und die daraus resultierenden Probleme geschrieben.[273]

Die Arbeitsüberlastung ist also ein Problem. Und wie sieht es mit dem Sex aus? Dass Eltern weniger Sex haben, ist gut dokumentiert.[274] Besonders trifft das auf die ersten Monate beziehungsweise das ganze Jahr nach der Geburt zu, doch auch danach haben Eltern laut Daten weniger Sex als vor der Geburt ihrer Kinder. Das ist ziemlich leicht zu erklären: weniger Zeit, mehr Müdigkeit, andere Menschen (= Kinder) mit im Bett.

Wie bei der Aufteilung der Hausarbeit müsste das nicht zwangsläufig ein Problem darstellen. Wenn beide Elternteile weniger Bedürfnis nach Sex haben, geht diese Veränderung in Ordnung. Doch das scheint bei den meisten Paaren nicht der Fall zu sein, wenn auch kaum systematisch erhobene Daten, sondern vor allem Erfahrungsberichte vorliegen. Letztere deuten darauf hin, dass beide Elternteile (wenn auch mehr Männer als Frauen) gerne mehr Sex hätten und den Rückgang der sexuellen Aktivitäten als problematisch für die Beziehung betrachten.

Es wird (zumindest im Internet) spekuliert, ob diese beiden Quellen der Unzufriedenheit möglicherweise zusammenhängen. Haben Paare mehr Sex, wenn Männer mehr Hausarbeit übernehmen? Es erstaunt Sie vielleicht, dass zum Thema durchaus (wenn auch nicht unbedingt gute) Forschungsliteratur vorhanden ist, die Effekte in beide Richtungen zeigt. Einige Studien lassen vermuten, dass Paare, bei denen Männer mehr Hausarbeit machen, weniger Sex haben, andere behaupten das Gegenteil: Solche Paare hätten mehr Sex.[275] Meist stammen die Daten aus Umfragen, bei denen die Teilnehmenden gefragt werden, wie sie die Hausarbeit aufteilen und wie häufig sie Sex haben.

Es gibt selbstverständlich auch jede Menge Erklärungsversuche. Die »Mehr Hausarbeit, weniger Sex«-Fraktion argumentiert, ein Mann beim Abwasch sei kein richtiger Mann, der Anblick würde Frauen abturnen. Auf der »Mehr Hausarbeit, mehr Sex«-Seite wird dagegengehalten, dass ein Geschirr abwaschender Mann erstens ausgesprochen sexy sei und zweitens dadurch der Frau mehr Zeit bleibe – Zeit für Sex.

Die beste Theorie aus meiner Sicht: Die beiden Aspekte haben überhaupt keinen Kausalzusammenhang, und Forschungsergebnisse, die einen konstatieren, sind durch die fehlende Einbeziehung anderer Variablen verfälscht. Menschen in glücklichen Beziehungen haben sehr wahrscheinlich mehr Sex, teilen aber vermutlich auch die Hausarbeit gerechter auf. Das wäre dann auch ein Zusammenhang zwischen Hausarbeit und Sex, aber übergeordnet wäre das Beziehungsglück. Umgekehrt könnte auch die Tatsache, dass beide Elternteile arbeiten, zu weniger Sex führen, weil beide weniger Zeit haben, auch wenn sie die Hausarbeit gerechter aufteilen. Das wäre dann ein negativer Zusammenhang zwischen Hausarbeit und Sex, der aber eigentlich in der Berufstätigkeit begründet ist. Da sich die Daten in beide Richtungen interpretieren lassen, ist es tendenziell unmöglich, daraus sinnvolle Schlüsse zu ziehen. Es schadet sicher nicht, Ihren Mann zum Abwasch zu bewegen, doch der Nutzen besteht in sauberem Geschirr. Wenn Sie sich zwischen Schaumbergen und fliegenden Tellern dann doch die Kleider vom Leib reißen, haben Sie einfach Glück gehabt, es besteht da kein Kausalzusammenhang.

Lösungen

Kinder ruinieren also die Beziehung, so weit, so schlecht. Doch was kann man dagegen tun, außer auf Enkelkinder zu warten, die einen wieder glücklicher machen?

Eine Lösung kann man es nicht nennen, aber es ist durchaus bemerkenswert: Menschen, die vor Geburt der Kinder zusammen glücklich waren und die Schwangerschaften geplant haben, scheinen leichter durch das Tal der Tränen nach Ankunft der Kinder zu kommen. Zweitens möchte ich (zum wiederholten Mal, ich weiß) betonen, welch entscheidende Rolle der Schlaf spielt.[276] Die Unzufriedenheit mit der Beziehung ist bei Eltern umso größer, je weniger Schlaf sie bekommen. Schlafmangel kann (bei beiden Elternteilen) zu Depressionen führen und so zum Beziehungsunglück beitragen. Sie brauchen Schlaf, um zu funktionieren, und Schlafmangel beeinträchtigt Ihre Stimmung. Wenn Sie gereizt sind, lassen Sie das auch an Ihrem Partner aus. Wenn der auch müde ist, ist er auch gereizt. Und aus Gereiztheit werden dann Niedergeschlagenheit und Wut.

Lässt sich das abstellen? Anfangs ist das extrem schwierig, aber eine Lösung könnte Schlaftraining (siehe Kapitel 11) sein. Selbst wenn Ihnen die von mir vorgestellten Methoden widerstreben, lohnt es sich, darüber nachzudenken, wie die Erwachsenen des Haushalts zu mehr und besserem Schlaf kommen könnten.

Abgesehen davon, dass man genug schlafen sollte und das Säuglingsalters der Kleinen irgendwie überstehen muss, gibt es wenige Daten zu der Frage, was die Beziehung verbessern könnte. Wenn es die gäbe, könnte ich glatt ein weiteres Buch schreiben.

Einige kleine randomisierte Studien belegen die Wirksamkeit bestimmter Interventionen. Dazu gehört der »Beziehungs-Check-up«,[277] eine jährliche Besprechung, bei der das Paar den Status der Beziehung diskutiert (was durch professionelle Unterstützung möglicherweise erleichtert wird). Was läuft gut, was weniger gut? Gibt es bestimmte Konfliktherde oder Quellen der Unzufriedenheit? Solche Check-ups führen offenbar zu mehr Vertrautheit (= Sex) und Beziehungszufriedenheit. In der Theorie klingt es auf jeden Fall sinnvoll, verschiedene Themen (unter Umständen mit einer unbeteiligten Partei) systematisch abzuarbeiten.

Abgesehen von diesem speziellen Verfahren spricht vieles generell für Therapien zur Verbesserung der Beziehung, sei es Paartherapie in Gruppen oder Paarberatung vor und nach der Geburt.[278] Allgemein gesprochen geht es dabei um Kommunikation und konstruktive Konfliktbewältigung. Das funktioniert zum Teil sicher deshalb, weil so beide Elternteile darüber nachdenken müssen, wie viel Familienarbeit der andere leistet. Was man selbst tut, weiß man genau, beim anderen so ungefähr, aber es ist nicht immer ganz offensichtlich.

In unserem Haushalt ist Jesse unter anderem für den Abfall zuständig, fürs Einsammeln im Haus und Raustragen und vor allem dafür, montags alles am Straßenrand für die Müllabfuhr bereitzustellen. Ich hatte das immer für eine ziemlich einfache Aufgabe gehalten, die nicht sonderlich viel Anerkennung verdient. Doch dann war er einmal am Montag nicht da und schickte mir folgende E-Mail:

Von: Jesse
An: Emily
Betreff: Müll-Handling

Mülltonne raus

- Müllsack in der Tonne zubinden
- Tonne auf die Straße rollen, Platz für die Recyclingtonne lassen
- Recyclingtonne auch auf die Straße rollen
- unbedingt Platz zwischen beiden Tonnen lassen, damit sie einzeln hochgehoben werden können

Mülltonne rein

- Tonnen zurück auf ihren Platz rollen
- erst die Recyclingtonne direkt neben die Garage
- dann die Restmülltonne
- etwas Kieselgur in beide Tonnen geben
- bei schlechtem Geruch auch etwas Soda
- neuen Müllsack (Schrank im Hausflur) in die Restmülltonne hängen (nicht in die Recyclingtonne)

Danach: Glückwunsch, du hast es geschafft!

Aufgrund von Problemen mit Maden und Fliegen (ich bin ziemlich empfindlich in Sachen Ungeziefer, locke es aber zugleich mit Angewohnheiten, wie Mülltüten nicht richtig zubinden, an) hatte Jesse offensichtlich ein mehrstufiges Programm entwickelt, das rätselhafte Dinge wie »Kieselgur« beinhaltet, um die Tonnen trocken und madenfrei zu bekommen. Ich war zwar nicht begeistert, diesen ganzen Kram erledigen zu müssen, aber umso dankbarer, dass er sich an 99 Prozent aller Montage darum kümmerte.

Unterm Strich

- In der Regel sinkt die Beziehungszufriedenheit nach der Geburt von Kindern.
- Die Unzufriedenheit ist weniger ausgeprägt und lässt schneller wieder nach, je glücklicher die Beziehung vor den Kindern war und wenn die Kinder geplant waren.
- Die ungleiche Belastung durch Hausarbeit und weniger Sex tragen zur Unzufriedenheit bei, wenngleich unklar ist, wie relevant die beiden Faktoren sind.
- Einige kleinere Studien legen nahe, dass Paartherapie und »Beziehungs-Check-ups« die Beziehungszufriedenheit verbessern können.

20. Wie viele Kinder sind genug?

Es gibt Eltern, die behaupten, sie seien schon beim Verlassen des Kreißsaals bereit für das nächste Kind gewesen. Andere brauchen Jahre, bis sie widerstrebend einen zweiten Versuch starten. Wieder andere wollen auf keinen Fall ein zweites Kind. Die einen planen das nächste auf den Monat genau, die anderen lassen es einfach auf sich zukommen.

In diesem Kapitel geht es um die Frage, ob Sie mehr als ein Kind haben möchten. Sollten Sie sich dafür entscheiden, dann steht als Nächstes die Überlegung zum geeigneten Zeitpunkt an. Gibt es überhaupt so was wie die »ideale« Kinderzahl? Oder den »optimalen« Abstand zwischen ihnen? Spoiler-Alarm: Streng wissenschaftlich lassen sich diese Fragen eigentlich nicht beantworten. Die Gegebenheiten in Ihrer speziellen Familie wiegen weit schwerer als jeder kleinere Effekt, den irgendwelche Studien nachweisen.

Wenn Sie Ihr erstes Kind mit 38 bekommen, aber gerne drei hätten, dann sollten Sie sie vermutlich schnell hintereinander bekommen. Wenn Sie Ärztin sind und Ihre Kinder rund um Ihre Facharztausbildung planen, ist Ihnen das Timing vorgegeben. Und vieles läuft dann trotzdem anders. Frauen werden nicht immer dann schwanger, wenn sie wollen. Mangels Mutterschutzregelung hätte meine Mutter meinen Bruder ganz gerne in den Weihnachtsferien bekommen, stattdessen wurde es der 11. Januar.

Manchmal spielt einem auch das Leben einen Streich. Ich wollte unsere Kinder eigentlich schneller nacheinander, eher mit drei als mit vier Jahren Abstand. Doch als wir an Kind Nummer zwei hätten arbeiten müssen, hatte ich völlig unerwartet einen einschneidenden Karriereknick zu verkraften und war emotional kaum in der Lage, mich um ein Kind zu kümmern, geschweige denn ein zweites zu bekommen. Also warteten wir.

Auch die Entscheidung hinsichtlich der Kinderzahl ist sehr individuell. Fühlt Ihre Familie sich mit einem Kind komplett? Wollen Sie ein zweites? Und dann ist es manchmal gar nicht so leicht, nochmals schwanger zu werden, oder es passiert ungeplant. Womit ich sagen will: Die Wissenschaft hat Ihren persönlichen Präferenzen wenig hinzuzufügen. Aber die Daten, die vorliegen, können wir uns natürlich vornehmen, erst zur Kinderzahl und dann – abhängig davon – zum Geburtenabstand.

Die Kinderzahl

Die Wirtschaftswissenschaften sind extrem interessiert an der Frage nach der Kinderzahl. Es geht dabei insbesondere um die Abwägung zwischen Quantität und Qualität. Bezogen auf unser Thema stehen die Eltern vor der Entscheidung zwischen mehr Kindern oder mehr »Qualität«. Bei mehr Kindern kann man nicht so viel in jedes einzelne »investieren«, das geht dann zulasten der Qualität, nämlich dem, was Eltern in Sachen Schule, Ausbildung, Studium in ihre Kinder investieren. (Sie sehen, die Ökonomie betrachtet sogar die Elternschaft aus einer ziemlich nüchternen Perspektive.)

Die Literatur hierzu beschäftigt sich vorzugsweise mit den Gründen für den sogenannten »demografischen Übergang«: Man untersucht Länder, in denen die Geburtenrate deutlich sinkt (etwa von sechs bis acht Kindern auf zwei oder drei). Theoretisch geht man davon aus, dass die Bevölkerung mit zunehmendem Wohlstand mehr auf die Qualität statt auf die Quantität der Kinder setzt, was die Geburtenrate sinken lässt. Die Annahme, dass Quantität und Qualität abgewogen werden, impliziert, dass mehr Kinder weniger Humankapital darstellen, weil sie weniger Bildung bekommen und vielleicht einen niedrigeren IQ haben. Aber kann man diese Annahme mit Fakten belegen?

Wie bei den meisten Themen in diesem Buch lässt sich das schwer überprüfen, da sich Eltern mit vielen Kindern von Eltern mit weniger Kinder auch in anderer Hinsicht unterscheiden. Trotzdem wurde es in einigen Studien untersucht, indem man sich auf »Überraschungskinder« konzentrierte, auf Zwillinge, die die Familie vergrößern, unabhängig von der eigentlich gewünschten Zahl von Kindern. Die besten dieser Studien zeigen ganz allgemein, dass die Zahl der Kinder die Schulbildung und den IQ kaum beeinflusst.[279] Eine größere Rolle spielt die Geburtenfolge. Die später geborenen Kinder schneiden bei IQ-Tests (etwas) schlechter ab und bekommen eine geringere Schulbildung als ihre älteren Geschwister, möglicherweise weil die Eltern weniger Zeit und Geld für sie übrig haben. Doch der Zusammenhang beruht nicht auf der Gesamtzahl der Kinder. Das erste Kind mit zwei jüngeren Geschwistern schneidet genauso ab wie das Erstgeborene mit nur einem Geschwisterteil.

Eine zweite Frage stellen sich Eltern (nicht jedoch die Wirtschaftswissenschaft) häufig: Haben Einzelkinder Nachteile? Sind sie sozial weniger kompetent? Auch dies ist wegen der sonstigen Unterschiede zwischen Familien schwer zu analysieren. So weit Daten vorliegen, scheint diese Sorge unbegründet. Ein Überblicksartikel, der 140 Untersuchungen zu diesem Thema zusammenfasst, fand Belege für mehr »schulischen Ehrgeiz« bei Einzelkindern, jedoch keine für Unterschiede bei Persönlichkeitsmerkmalen wie Extroversion.[280] Selbst der Bildungsehrgeiz könnte mehr auf die Geburtenfolge zurückgehen als darauf, Einzelkind zu sein. Erstgeborene schneiden in dieser Hinsicht immer besser ab, egal ob sie Geschwister bekommen oder nicht.

Angesichts so dürftigen Datenmaterials lässt sich nicht mit Sicherheit sagen, es sei egal, wie viele Kinder Sie bekommen. Das Verhältnis zwischen den (eventuellen) Geschwistern wird eine Rolle spielen – in positiver und negativer Hinsicht. Doch was nun die beste Entscheidung wäre, darüber finden sich in der Literatur keine Aussagen.

Der Abstand

Nehmen wir an, Sie haben beschlossen, ein weiteres Kind zu bekommen. Sagt die Wissenschaft Ihnen, wann dafür der beste Zeitpunkt ist? Wie so oft leider nicht.

So weit der »optimale« Abstand zwischen den Geburten untersucht wurde, ging es dabei vor allem um die Säuglingsgesundheit und langfristige Effekte wie Schulleistungen und IQ. Analysiert wurden dabei vor allem Unterschiede zwischen den gängigen Intervallen von zwei bis vier Jahren und ungewöhnlich kurzen unter 18 Monaten oder sehr langen von über fünf Jahren. Doch egal welcher Effekt unter die Lupe genommen wird, ist es verdammt schwer, an aussagekräftige Daten zu kommen. Was daran liegt, dass sowohl sehr kurze als auch sehr lange Abstände zwischen den Kindern äußerst ungewöhnlich sind.

Manche Eltern planen ihre Kinder in einem relativ kurzen Abstand zueinander, doch zwei Babys innerhalb eines Jahres sind im Vergleich zu den üblichen Abständen im seltensten Fall geplant. Allerdings ziehen ungeplante Geburten möglicherweise unabhängig vom Abstand andere Konsequenzen nach sich als geplante. Auch sehr große Intervalle zwischen zwei Kindern kommen selten vor und haben häufiger, wenn auch nicht immer, mit Fruchtbarkeitsproblemen zu tun. Auch dies könnte sich auf die Säuglingsgesundheit auswirken. Das alles sind Gründe, warum die Forschungsergebnisse mit einer gewissen oder besser mit großer Vorsicht zu genießen sind.

Studien zum Zusammenhang zwischen Geburtenabstand und Säuglingsgesundheit beschäftigen sich mit Dingen, die sich gleich bei der Geburt feststellen lassen: Wird das Kind zu früh geboren, hat es ein niedriges Geburtsgewicht? Bei beiden Aspekten zeigen sich Korrelationen sowohl zu einem sehr kurzen als auch zu einem sehr langen Abstand zur vorausgehenden Geburt. Eine 2017 veröffentlichte kanadische Studie mit fast 200 000 Geburten weist beispielsweise ein um 83 Prozent erhöhtes Frühgeburtsrisiko bei Frauen nach, die innerhalb von sechs Monaten nach ihrer letzten Geburt wieder schwanger werden.[281] Solch deutliche Effekte zeigen sich auch in zwei anderen Studien (aus Kalifornien und den Niederlanden), die sich mit wiederholten Frühgeburten beschäftigten (das heißt, es wurden Frauen untersucht, die bereits eine Frühgeburt hatten).[282]

Nicht in allen Untersuchungen sind die Effekte derart ausgeprägt, sodass sich die Frage stellt, ob sie nicht mehr mit Unterschieden zwischen den Frauen zu tun haben. Diesen Einwand versucht eine Studie aus Schweden zu berücksichtigen, indem sie Geschwister oder Cousins/Cousinen in einer Familie verglich. So begegnet man der Befürchtung, bestimmte Unterschiede in den Familien seien für die Resultate verantwortlich. Durch den Vergleich von Geschwistern kann man effektiv untersuchen, ob der Geburtenabstand zweier von der gleichen Frau geborener Kinder deren Gesundheit beeinflusst. So lässt sich ausschließen, dass die Effekte auf Unterschiede zwischen den Müttern zurückzuführen sind.[283]

Das schwedische Forschungsteam stellte beim Vergleich verschiedener Familien fest, dass kurze Geburtenabstände häufiger mit Frühgeburten einhergehen. Dieser Effekt verringert sich jedoch, wenn Geschwister verglichen werden – dann liegt das Risiko für eine Frühgeburt eher bei 20 als bei 80 Prozent –, bei Cousins/Cousinen liegt es etwa in der Mitte. Bei Geschwistern zeigt sich kein Zusammenhang zwischen kurzen Intervallen und niedrigem Geburtsgewicht oder anderen Problemen.

Die sich widersprechenden Forschungsergebnisse werden zwar lebhaft diskutiert, mir jedoch scheint der Vergleich zwischen den Geschwistern am schlüssigsten: Das würde bedeuten, dass bei einem kurzen Geburtenabstand das Risiko für eine Frühgeburt zwar erhöht ist, aber eben nur leicht.

Die schwedische Studie konstatierte allerdings bei sehr langen Intervallen (von mehr als fünf Jahren zwischen Geburt und folgender Schwangerschaft) größere gesundheitliche Probleme der Säuglinge. Vergleichbare Daten liefert eine kanadische Studie. Doch da so lange Abstände sehr ungewöhnlich sind, könnten die Komplikationen eher auf das höhere Alter der Mütter und Fruchtbarkeitsprobleme zurückgehen. Schwer zu sagen, ob sich daraus etwas für Frauen ableiten lässt, die sich ganz bewusst für einen größeren Abstand zwischen zwei Kindern entscheiden.

Langfristige Auswirkungen

Die Säuglingsgesundheit ist ein wichtiger, aber kurzfristiger Aspekt. Haben die Intervalle auch langfristige Folgen? Schneiden Kinder in Leistungstests schlechter ab, wenn ihre Geschwister in kurzem Abstand zu ihnen geboren sind?

Eine schwer zu analysierende Frage, weil Eltern den Geburtenabstand bis zu einem gewissen Grad bestimmen können. Doch zumindest eine Studie verglich Frauen, die ihre Babys etwa zum gleichen Zeitpunkt zu bekommen versuchten, aber letztlich (zum Beispiel aufgrund von Fehlgeburten) zu unterschiedlichen Zeitpunkten bekamen.[284] Dabei stellten sie fest, dass das ältere Kind besser abschnitt, wenn zwischen ihm und den jüngeren Geschwistern der Abstand größer war. Das könnte darauf zurückzuführen sein, dass die Eltern mehr Zeit haben, schon früh die Lesefähigkeit und andere Fähigkeiten zu fördern. Die Effekte waren allerdings nicht sehr ausgeprägt.

Gelegentlich wurde die Befürchtung geäußert, bei jüngeren Geschwistern bestünde ein Zusammenhang zwischen kurzem Geburtenabstand und Autismus.[285] Doch obwohl viele Studien eine gewisse Korrelation aufweisen, wurden dabei Unterschiede zwischen den Familien nicht ausreichend berücksichtigt, sodass die Belege als vage zu bewerten sind.

Gesundheit der Mutter

Neben den Überlegungen zur Gesundheit der Kinder ist natürlich entscheidend, ob Sie sich fit für das nächste Kind fühlen. Ist Ihr Leben ausgefüllt mit dem oder gar den bereits vorhandenen Kindern? Haben Sie die Energie für ein weiteres Kind? Besonders Mütter müssen sich fragen, ob sie bereit für eine weitere Schwangerschaft sind, auch körperlich.

Immer wieder hört man, dass auch der Körper der Mutter eine gewisse Erholung zwischen einer Geburt und der nächsten Schwangerschaft braucht. Auch dazu gibt es wenig aussagekräftiges Material. Eine neuere Studie aus Kanada wertete die Daten von 123 000 Frauen und 148 000 Schwangerschaften aus.[286] Man stellte fest, dass bei 1,2 Prozent der Frauen, die über 35 waren, schwere Komplikationen auftraten, wenn zwischen der letzten Geburt und der nächsten Schwangerschaft weniger als sechs Monate vergangen waren. Nach einer Pause von 18 Monaten sank das Risiko auf 0,5 Prozent. Bei Frauen, die jünger waren als 35, war dieses Risiko nicht gegeben. Man könnte diese Studie jetzt als Empfehlung verstehen, ab 35 Jahren mindestens 18 Monate Abstand zwischen den Kindern zu lassen. Aber diese Schlussfolgerung steht auf wackeligen Füßen, denn die Untersuchung sagt nichts über die Gründe der aufgetretenen Komplikationen. So ist es zum Beispiel möglich, dass gerade die älteren Frauen, die schnell hintereinander schwanger wurden, weniger Vorsorgeuntersuchungen in Anspruch genommen haben.

Was nehmen wir aus all dem mit? Aus meiner Sicht sind die vorgestellten Forschungsergebnisse nicht aussagekräftig genug, um Ihre persönlichen Präferenzen auszuhebeln. Falls Sie keine haben: Die meisten Daten weisen auf kleine sowohl kurz- als auch langfristige Nachteile eines extrem kurzen Geburtenabstands hin. Insofern scheint es sinnvoll, mit der nächsten Schwangerschaft zu warten, bis das erste Kind zumindest ein Jahr alt ist. Angesichts des intensiven Betreuungsbedarfs eines Säuglings ist das vermutlich auch für Sie als Eltern von Vorteil.

Unterm Strich

- Wissenschaftliche Daten sind nicht besonders aussagekräftig, wenn es um die ideale Kinderzahl oder den optimalen Abstand zwischen ihnen geht.
- Sehr kurze Geburtsintervalle könnten das Risiko für Frühgeburten oder Autismus (vielleicht) erhöhen.

21. Nicht drüber nachdenken! Wie Sie lernen loszulassen

Als Penelope fast drei war und wir über ein zweites Kind nachdachten, waren Jesse und ich gerade auf der Suche nach zwei Jobs an der gleichen Uni. Wir fuhren nach Michigan, wo uns ein etwas älteres Ökonomenpaar mit Kindern im Alter von 15 und 18 Jahren einlud. Nachdem wir mit den Wirtschaftswissenschaften durch waren, kam das Thema Nachwuchs zur Sprache.

»Die Sache ist ja die«, erklärte einer der beiden. »Als unsere Kinder vier und eins waren, sahen wir uns immer an und sagten: ›Ich kann's kaum erwarten, bis die beiden auf der Highschool sind, dann wird alles easy.‹ Aber jetzt sind beide auf der Highschool, und es gibt jeden Abend vierstündige Diskussion über sämtliche Details des schulischen Soziallebens.«

Während man bis zum Hals in den Problemen steckt, mit denen einen Säuglinge und Kleinkinder konfrontieren, und ständig übermüdet und verunsichert ist, steht am Horizont das Versprechen einer fernen Zeit, in der das Kind allein aufs Klo kann, sich seine Jacke selbst anzieht und mit der Gabel isst. Und tatsächlich, als mein Sohn zum ersten Mal aus dem Badezimmer kam und mir mitteilte, er habe allein gepinkelt, vollführte ich einen kleinen Freudentanz.

Die Kehrseite der Medaille: Kleine Kinder stehen für kleine Probleme. Wenn sie größer werden, nimmt die Zahl der Sorgen ab, dafür werden die Sorgen größer. Kriegt mein Kind das mit der Schule hin? Ist es sozial kompetent? Und noch wichtiger: Ist es glücklich?

Was es besonders für Leute wie mich noch schwerer macht:

Probleme mit älteren Kindern sind deutlich vielschichtiger, und man bekommt sie immer seltener mit Datenanalysen in den Griff. Klar, man kann eine Studie zu der Frage konsultieren, ob die »neue Mathematik« besser ist als die »alte Mathematik«, aber wie man einem Kind beibringt, mit Gleichaltrigen klarzukommen, und ob das überhaupt wichtig ist, geht über eine simple empirische Untersuchung definitiv hinaus. Da müssen wir uns allein vorantasten, im Idealfall unseren Kindern genau zuhören, um herauszufinden, was sie brauchen. Und wenn es ein Vierstundengespräch ist, dann schaufeln wir eben unseren Terminkalender frei.

Wir bleiben vor allem deshalb bei der Stange, weil auch die Belohnungen immer größer werden. Es gibt nichts Schöneres, als zu sehen, wie unsere Kinder etwas tun, was ihnen Spaß macht, wie sie sich freuen, wenn sie etwas Neues lernen, und wie sie eine Herausforderung meistern. Und dazu braucht man keine Daten. Vergessen Sie also nicht: Neben den Problemen, die Eltern immer zu bewältigen haben, wartet auf Sie auch jede Menge Glück

Wenn Sie schon den Kindergarten anvisieren, ist das zwar schwer zu glauben, doch Ihr Elternabenteuer hat gerade erst begonnen. Sie wissen aber auch schon viel mehr als damals im Kreißsaal. Sie haben Fortschritte gemacht!

In der ersten Phase als Eltern bekommt man ständig Ratschläge, die Erfahrung haben Sie ja auch schon gemacht. Jedenfalls ist dieses Buch voll davon (oder zumindest voller Entscheidungsprozesse). Als ich mit dem Schreiben fertig war, überlegte ich, welcher von all den Ratschlägen, die ich bekommen habe, der beste war. Den will ich Ihnen nicht vorenthalten.

Als meine Tochter zwei war, wollten wir mit Freunden Urlaub in Frankreich machen. Ich kannte den Ort bereits und wusste, dass es dort viele Bienen gab. Kurz vor der Abreise löcherte ich Penelopes Kinderärztin während einer Kontrolluntersuchung mit Fragen: »Also, da ist etwas, worüber ich mir Sorgen mache. Wir fahren in Urlaub, und dort gibt es viele Bienen. Es ist auch ein bisschen abgelegen. Was, wenn Penelope gestochen wird? Das ist bisher noch nicht passiert, und ich weiß nicht, ob sie allergisch ist. Wie kriege ich sie dann rechtzeitig zu einem Arzt? Sollte ich vorsichtshalber irgendein Medikament mitnehmen? Sollen wir sie vorher testen lassen? Brauche ich eine Adrenalinspritze für unterwegs?«

Dr. Li sah mich erst einmal wortlos an. Dann antwortete sie ganz ruhig: »Hmm. Versuchen Sie einfach, nicht drüber nachzudenken.«

Das ist es! »Versuchen Sie einfach, nicht drüber nachzudenken.« Sie hatte natürlich recht. Ich hatte mir detailliert ein völlig unwahrscheinliches Szenario ausgemalt. Ja, klar, so etwas könnte passieren. Genau wie eine Million anderer Dinge. Das Elternsein sollte aber nicht darin bestehen, über jede noch so vage Eventualität, jedes mögliche Missgeschick nachzugrübeln. Manchmal muss man einfach loslassen.

Doch, doch, man sollte die Elternschaft durchaus ernst nehmen und sich bemühen, immer die besten Entscheidungen für sich und seine Kinder zu treffen. Doch man muss auch akzeptieren, dass man nicht mehr tun kann, als sein Bestes zu geben. Für seine Kinder da zu sein und Spaß mit ihnen zu haben ist wichtiger, als sich Sorgen über Bienenstiche zu machen.

Erheben wir also zum Schluss unser Glas auf die Nutzung wissenschaftlicher Daten (da, wo es sinnvoll ist), auf die richtigen Entscheidungen für unsere Familie, darauf, dass wir immer unser Bestes geben und hin und wieder versuchen, einfach nicht drüber nachzudenken.

Dank

Mein Dank geht zuallererst an meine wunderbare Agentin Suzanne Gluck und meine großartige Lektorin Ginny Smith. Ohne die beiden wäre dieses Projekt weder begonnen noch beendet worden. Dankbar bin ich auch Anne Godoff und dem gesamten Penguin-Team. Sie alle waren bereit, sich auch auf mein zweites Buch einzulassen, und haben mich bereits beim ersten so tatkräftig unterstützt.

Adam Davies war ein genialer und geduldiger medizinischer Fachlektor. Ohne seinen Rat wäre aus diesem Buch nichts geworden.

Auch Charles Wood, Dawn Li, Lauren Ward und Ashley Larkin steuerten ihr unschätzbares medizinisches Wissen bei.

Emilia Ruzicka und Sven Ostertag sorgten für ein exzellentes Layout. Xana Zhang, Ruby Steele, Lauren To und Geoffrey Kocks unterstützten mich von der Recherche der Fachliteratur über den Faktencheck bis zur Fahnenkorrektur.

Das Buchkonzept profitierte extrem von den zahlreichen guten Ideen vieler Menschen: der Brooklyn-Fokusgruppe mit Meghan Weidl, Meriwether Schas, Emily Byne, Rhiannon Gulick, Hannah Gladstein, Marisa Robertson-Textor, Jax Zummo, Salma Abdelnour, Melissa Wells, Laura Ball, Lena Berger, Emily Hoch, Brooke Lewis, Alexandra Sowa, Barin Porzar, Rachel Friedman, Rebecca Youngerman und insbesondere Lesley Duval. Und von allen Leuten auf Twitter und den Academic Moms auf Facebook

Danke an alle, die Rohfassungen gelesen und kommentiert haben: Emma Berndt, Eric Budish, Heidi Williams, Michelle McClosky, Kelly Joseph, Josh Gottleib, Carolin Pfluger, Dan Benjamin, Samantha Cherney, Emily Shapiro und Laura Wheery.

Ich danke auch meinen Freundinnen: Sie haben viel mitgelesen, über ihre Erfahrungen berichtet und mir gestattet, sie auch zu verwenden: Jane Risen, Jenna Robins, Tricia Patrick, Divya Mathur, Elena Zinchenko, Hilary Friedman, Heather Caruso, Katie Kinzler and Alix Morse. Vor allem waren sie da, um mit mir das Gute zu feiern und das weniger Gute durchzudiskutieren. Ich liebe euch!

Viele Kolleginnen und Freunde unterstützten mich in verschiedenen Phasen bei der Konzeption und Realisierung dieses Buchs, (neben vielen anderen) Judy Chevalier, Anna Aizer, David Weil, Matt Notowidigdo, Dave Nussbaum, Nancy Rose, Amy Finkelstein, Andrei Shleifer, Nancy Zimmerman und viele mehr.

Ein ganz besonderer Dank geht an Matt Gentzkow, der meinen Wunsch, ein zweites Buch zu schreiben, ernst nahm, mit mir diskutierte, ob das eine gute Idee ist, und wertvolle Lektoratsarbeit leistete. Kein Wunder, dass Jesses Lieblingssatz darin von Matt stammt.

Wir hatten das Glück, sowohl in Chicago als auch in Rhode Island ausgezeichnete Kinderärztinnen zu finden: Dawn Li und Lauren Ward. Ohne die beiden wäre unser Elterndasein sehr viel schwieriger. Ebensolches Glück hatten wir mit der Kinderbetreuung, in Person von Mardele Castel, Rebecca Shirley und Sarah Hudson, aber auch dem Personal der Moses Brown School und der Little School in Lincoln.

Meine Familie hat mich unglaublich unterstützt! Dank an die Shapiros: Joyce, Arvin und Emily. An die Fairs und Osters: Steve, Rebecca, John und Andrea. Und an meine Eltern Ray und Sharon. Ich weiß, dass dich das nervös macht, Mama – danke, dass du mich dennoch unterstützt.

Unnötig, darauf hinzuweisen, dass es ohne Penelope und Finn dieses Buch nicht gäbe. Danke, Penelope, fürs Lesen, und danke euch beiden, dass ihr mir beigebracht habt, Mutter zu sein.

Jesse: Kinder zu erziehen ist nicht einfach, ich bin froh, dass ich es mir dir zusammen tue. Danke, dass du mich bei all meinen verrückten Ideen unterstützt. Du bist ein großartiger Ehemann und ein wunderbarer Vater. Und das mit dem Müll hast du wirklich gut im Griff. Ich liebe dich.

Literaturtipps

Für alle Fragen rund um die Entwicklung Ihres Kindes sind die Elternbriefe hilfreich, die der Arbeitskreis Neue Erziehung (ANE) herausgibt. Man erhält sie im Abo jeweils passend zum Alter des Kindes. In vielen deutschen Gemeinden werden diese Briefe kostenlos verschickt. Beziehen können Sie sie auch über: www.ane.de/elternbriefe.

Die folgenden Bücher liefern außerdem ausführlichere Informationen zu den im Buch behandelten Themen.

Allgemeines

Remo H. Largo: *Babyjahre: Entwicklung und Erziehung in den ersten vier Jahren*, München 2019 (Neubearbeitung).

Birgit Gebauer-Sesterhenn, Katrin Edelmann, Anne Pulkkinen: *Die ersten 3 Jahre meines Kindes. Das umfassende Standardwerk zu Entwicklung, Gesundheit und Erziehung*, München 2016.

Lise Eliot: *Was geht da drinnen vor? Die Gehirnentwicklung in den ersten fünf Lebensjahren*, München 2017 (aktuell nur als E-Book).

Jörg Nase, Beate Nase: *Kinderkrankheiten: Das Standardwerk für Kinder von 0 bis 16 Jahren*, München 2017.

Erziehung und Disziplin

Jesper Juul: *Nein aus Liebe. Klare Eltern – starke Kinder*, Weinheim 2019.

Thomas W. Phelan: *Die 1-2-3-Methode für Eltern. Konsequent fördern und zum Lernen motivieren*, Mülheim an der Ruhr 2005.

Pamela Druckerman: *Warum französische Kinder keine Nervensägen sind. Erziehungsgeheimnisse aus Paris*, München 2015.

Schlaf
Annette Kast-Zahn/Hartmut Morgenrot: *Jedes Kind kann schlafen lernen*, München 2013.
Harvey Karp: *Das glücklichste Baby der Welt: So beruhigt sich Ihr schreiendes Kind – so schläft es besser*, München 2016.
Marc Weissbluth: *Gesunder Schlaf – glückliches Kind. Umfassende Hilfen bei Schlafproblemen*, Weinheim 1997.
Herbert Renz-Polster, Nora Imlau: *Schlaf gut, Baby! Der sanfte Weg zu ruhigen Nächten*, München 2016.

Topftraining
Brandi Brucks: *Nie wieder Windeln! Das 3-Tage-Programm zum Sauberwerden*, München 2019.

Anmerkungen

1. Die ersten drei Tage

1 G. Preer, J.M. Pisegna, J.T. Cook et al., »Delaying the bath and in-hospital breastfeeding rates«, *Breastfeed Med* 2013; 8(6): 485–90.
2 Y. Nako, A. Harigaya, T. Tomomasa et al., »Effects of bathing immediately after birth on early neonatal adaptation and morbidity: A prospective randomized comparative study«, *Pediatr Int* 2000; 42(5): 517–22.
3 C. Loring, K. Gregory, B. Gargan et al., »Tub bathing improves thermoregulation of the late preterm infant«, *J Obstet Gynecol Neonatal Nurs* 2012; 41(2): 171–79.
4 K.E. Wroblewska-Seniuk, P. Dabrowski, W. Szyfter et al., »Universal newborn hearing screening: Methods and results, obstacles, and benefits«, *Pediatr Res* 2017; 81(3): 415–22.
5 S. Merten, J. Dratva, U. Ackermann-Liebrich, »Do baby-friendly hospitals influence breastfeeding duration on a national level?«, *Pediatrics* 2005; 116(5): e702–8.
6 S.H. Jaafar, J.J. Ho, K.S. Lee, »Rooming-in for new mother and infant versus separate care for increasing the duration of breastfeeding«, *Cochrane Database Syst Rev* 2016; (8): CD006641.
7 B. Lipke, G. Gilbert, H. Shimer et al., »Newborn safety bundle to prevent falls and promote safe sleep«, *MCN Am J Matern Child Nurs* 2018; 43(1): 32–37.
8 B.T. Thach, »Deaths and near deaths of healthy newborn infants while bed sharing on maternity wards«, *J Perinatol* 2014; 34(4): 275–79.
9 B. Lipke et al., »Newborn safety bundle to prevent falls«.
10 V.J. Flaherman, E.W. Schaefer, M.W. Kuzniewicz et al., »Early weight loss nomograms for exclusively breastfed newborns«, *Pediatrics* 2015; 135(1): e16–23.
11 H.A. Smith, G.E. Becker, »Early additional food and fluids for healthy breastfed full-term infants«, *Cochrane Database Syst Rev* 2016; (8): CD006462.
12 Committee on Hyperbilirubinemia, »Management of hyperbilirubinemia

in the newborn infant 35 or more weeks of gestation«, *Pediatrics* 2004; 114(1): 297–316.
13 J. Chapman, S. Marfurt, J. Reid, »Effectiveness of delayed cord clamping in reducing postdelivery complications in preterm infants: A systematic review«, *J Perinat Neonatal Nurs* 2016; 30(4): 372–78.
14 S.J. McDonald, P. Middleton, T. Dowswell et al., »Effect of timing of umbilical cord clamping of term infants on maternal and neonatal outcomes«, *Cochrane Database Syst Rev* 2013; (7): CD004074.
15 American Academy of Pediatrics Committee on Fetus and Newborn, »Controversies concerning vitamin K and the newborn«, *Pediatrics* 2003; 112(1 Pt 1): 191–92.
16 Ebenda.

2. Moment mal, ich soll es mit nach Hause nehmen?

17 K.K. Sun, K.Y. Choi, Y.Y. Chow, »Injury by mittens in neonates: A report of an unusual presentation of this easily overlooked problem and literature review«, *Pediatr Emerg Care* 2007; 23(10): 731–34.
18 C.M. Gerard, K.A. Harris, B.T. Thach, »Spontaneous arousals in supine infants while swaddled and unswaddled during rapid eye movement and quiet sleep«, *Pediatrics* 2002; 110(6): e70.
19 B.E. Van Sleuwen, A.C. Engelberts, M.M. Boere-Boonekamp et al., »Swaddling: A systematic review«, *Pediatrics* 2007; 120(4): e1097–106.
20 S. Ohgi, T. Akiyama, K. Arisawa et al., »Randomised controlled trial of swaddling versus massage in the management of excessive crying in infants with cerebral injuries«, *Arch Dis Child* 2004; 89(3): 212–26.
21 Abruf 2020. https://www.kinderaerzte-im-netz.de/news-archiv/meldung/article/kinder-und-jugendaerzte-warnen-vor-pucken-pucken-ist-ueberfluessig-und-gefaehrlich-fuer-saeugli/
22 M.A. Short, J.A. Brooks-Brunn, D.S. Reeves et al., »The effects of swaddling versus standard positioning on neuromuscular development in very low birth weight infants«, *Neonatal Netw* 1996; 15(4): 25–31.
23 M.A. Short et al., »The effects of swaddling versus standard positioning«.
24 S.A. Reijneveld, E. Brugman, R.A. Hirasing, »Excessive infant crying: The impact of varying definitions«, *Pediatrics* 2001; 108(4): 893–97.
25 E. Biagioli, V. Tarasco, C. Lingua et al., »Pain-relieving agents for infantile colic«, *Cochrane Database Syst Rev* 2016; 9: CD009999.
26 V. Sung, S. Collett, T. De Gooyer et al., »Probiotics to prevent or treat excessive infant crying: Systematic review and meta-analysis«, *JAMA Pediatr* 2013; 167(12): 1150–57.

27 M. Iacovou, R.A. Ralston, J. Muir et al., »Dietary management of infantile colic: A systematic review«, *Matern Child Health J* 2012; 16(6): 1319–31.

28 Abruf 2020. https://www.bfr.bund.de/cm/343/saeuglingsnahrung_aus_sojaeiweiss_ist_kein_ersatz_fuer_kuhmilchprodukte.pdf

29 D.J. Hill, I.L. Hudson, L.J. Sheffield et al., »A low allergen diet is a significant intervention in infantile colic: Results of a community-based study«, *J Allergy Clin Immunol* 1995; 96(6 Pt 1): 886–92. M. Iacovou et al., »Dietary management of infantile colic«.

30 D.J. Hill et al., »A low allergen diet is a significant intervention in infantile colic«.

31 C. Hui, G. Neto, A. Tsertsvadze et al., »Diagnosis and management of febrile infants (0–3 months)«, *Evid Rep Technol Assess (Full Rep)* 2012; (205): 1–297. V. Maniaci, A. Dauber, S. Weiss et al., »Procalcitonin in young febrile infants for the detection of serious bacterial infections«, *Pediatrics* 2008; 122(4): 701–10. H.A. Kadish, B. Loveridge, J. Tobey, et al., »Applying outpatient protocols in febrile infants 1–28 days of age: Can the threshold be lowered?«, *Clin Pediatr (Phila)* 2000; 39(2): 81–88. M.D. Baker, L.M. Bell, »Unpredictability of serious bacterial illness in febrile infants from birth to 1 month of age«, *Arch Pediatr Adolesc Med* 1999; 153(5): 508–11. R.G. Bachur, M.B. Harper, »Predictive model for serious bacterial infections among infants younger than 3 months of age«, *Pediatrics* 2001; 108(2): 311–16.

32 Abruf 2020. https://www.aerztezeitung.at/archiv/oeaez-2014/oeaez-19-10102014/kindliches-fieber-fieber-kindesalter-neugeborene-prof-volker-strenger-univ-prof-karl-zwiauer.html

33 M. Zemlin et al., »Bakterielle Infektionen bei Neugeborenen«, *AWMF-Leitlinien-Register* 2019; 024/008: 7.

34 K.P. Chua, M.I. Neuman, J.M. McWilliams et al., »Association between clinical outcomes and hospital guidelines for cerebrospinal fluid testing in febrile infants aged 29–56 days«, *J Pediatr* 2015; 167(6): 1340–46. e9.

3. Glauben Sie mir, die Baumwollslips sind super!

35 M. Frigerio, S. Manodoro, D.P. Bernasconi et al., »Incidence and risk factors of third- and fourth-degree perineal tears in a single Italian scenario«, *Eur J Obstet Gynecol Reprod Biol* 2017; 221: 139–43. B. Bodner-Adler, K. Bodner, A. Kaider et al., »Risk factors for third-degree perineal tears in vaginal delivery, with an analysis of episiotomy types«, *J Reprod Med* 2001; 46(8): 752–56. O. Ramm, V.G. Woo, Y.Y. Hung et al.,

»Risk factors for the development of obstetric anal sphincter injuries in modern obstetric practice«, *Obstet Gynecol* 2018; 131(2): 290–96.
36 P. Berens, »Overview of the postpartum period: Physiology, complications, and maternal care«, *UpTo-Date*. Abruf 2017. https://www.uptodate.com/contents/overview-of-the-postpartum-period-physiology-complications-and-maternal-care
37 A. Raul, »Exercise during pregnancy and the postpartum period«, *UpTo-Date*. Abruf 2017. https://www.uptodate.com/contents/exercise-during-pregnancy-and-the-postpartum-period
38 S. Jawed-Wessel, E. Sevick, »The impact of pregnancy and childbirth on sexual behaviors: A systematic review«, *J Sex Res* 2017; 54(4–5): 411–23. S. Lurie, M. Aizenberg, V. Sulema et al., »Sexual function after childbirth by the mode of delivery: A prospective study«, *Arch Gynecol Obstet* 2013; 288(4): 785–92.
39 A. Viguera, »Postpartum unipolar major depression: Epidemiology, clinical features, assessment, and diagnosis«, *UpToDate*. Abruf 2017. https://www.uptodate.com/contents/postpartum-unipolar-major-depression-epidemiology-clinical-features-assessment-and-diagnosis
40 E. O'Connor, R.C. Rossom, M. Henninger et al., »Primary care screening for and treatment of depression in pregnant and postpartum women: Evidence report and systematic review for the US Preventive Services Task Force«, *JAMA* 2016; 315(4): 388–406.
41 J. Payne, »Postpartum psychosis: Epidemiology, pathogenesis, clinical manifestations, course, assessment, and diagnosis«, *UpToDate*. Abruf 2017. https://www.uptodate.com/contents/postpartum-psychosis-epidemiology-pathogenesis-clinical-manifestations-course-assessment-and-diagnosis

4. Stillen ist besser? Das Beste? Oder egal?

42 La Leche League International: http://www.llli.org/resources; oder die deutsche Seite: https://www.lalecheliga.de; Fit Pregnancy and Baby. *Fit Pregnancy and Baby – Prenatal & Postnatal Guidance on Health, Exercise, Baby Care, Sex & More:* https://www.fitpregnancy.com/baby/breastfeeding/20-breastfeeding-benefits-mom-baby
43 S. Fomon, »Infant feeding in the 20th century: Formula and beikost«, *J Nutr* 2001; 131(2): 409–20
44 N. Angelsen, T. Vik, G. Jacobsen et al., »Breast feeding and cognitive development at age 1 and 5 years«, *Arch Dis Child* 2001; 85(3): 183–88.
45 G. Der, G.D. Batty, I.J. Deary, »Effect of breast feeding on intelligence in

children: Prospective study, sibling pairs analysis, and meta-analysis«, *BMJ* 2006; 333(7575): 945.

46 Ebenda.

47 M.S. Kramer, B. Chalmers, E.D. Hodnett et al. for the PROBIT Study Group, »Promotion of Breastfeeding Intervention Trial (PROBIT): A randomized trial in the Republic of Belarus«, *JAMA* 2001; 285(4): 413–20.

48 Ebenda.

49 M. Quigley, W. McGuire, »Formula versus donor breast milk for feeding preterm or low birth weight infants«, *Cochrane Database Syst Rev* 2014; (4): CD002971.

50 G. Bowatte, R. Tham, K. Allen et al., »Breastfeeding and childhood acute otitis media: A systematic review and meta-analysis«, *Acta Paediatr* 2015; 104(467): 85–95.

51 A. Kørvel-Hanquist, A. Koch, J. Niclasen et al., »Risk factors of early otitis media in the Danish National Birth Cohort«, *PLoS ONE* 2016; 11(11): e0166465.

52 M.A. Quigley, C. Carson, A. Sacker et al., »Exclusive breastfeeding duration and infant infection«, *Eur J Clin Nutr* 2016; 70(12): 1420–27.

53 R. Carpenter, C. McGarvey, E.A. Mitchell et al., »Bed sharing when parents do not smoke: Is there a risk of SIDS? An individual level analysis of five major case-control studies«, *BMJ Open* 2013; 3: e002299.

54 Abruf 2020. http://www.gbe-bund.de/gbe10/abrechnung.prc_abr_test_logon?p_uid = gast&p_aid = 0&p_knoten = FID&p_sprache = D&p_suchstring = 25076

55 F.R. Hauck, J.M.D. Thompson, K.O. Tanabe et al., »Breastfeeding and reduced risk of sudden infant death syndrome: A meta-analysis«, *Pediatrics* 2011; 128(1): 103–10.

56 J.M.D. Thompson, K.O. Tanabe, R.Y. Moon et al., »Duration of breastfeeding and risk of SIDS: An individual participant data meta-analysis«, *Pediatrics* 2017; 140(5).

57 M.M. Vennemann, T. Bajanowski, B. Brinkmann et al., »Does breastfeeding reduce the risk of sudden infant death syndrome?«, *Pediatrics* 2009; 123(3): e406–e410.

58 P.J. Fleming, P.S. Blair, C. Bacon et al. »Environment of infants during sleep and risk of the sudden infant death syndrome: Results of 1993–5 case-control study for confidential inquiry into stillbirths and deaths in infancy. Confidential enquiry into stillbirths and deaths regional coordinators and researchers«, *BMJ* 1996; 313(7051): 191–95.

59 M.S. Kramer et al., PROBIT.

60 R.M. Martin, R. Patel, M.S. Kramer et al., »Effects of promoting longer-term and exclusive breastfeeding on cardiometabolic risk factors at

age 11.5 years: A cluster-randomized, controlled trial«, *Circulation* 2014; 129(3): 321–29.

61 C.G. Colen, D.M. Ramey, »Is breast truly best? Estimating the effects of breastfeeding on long-term child health and wellbeing in the United States using sibling comparisons«, *Soc Sci Med* 2014; 109: 55–65. M.C. Nelson, P. Gordon-Larsen, L.S. Adair, »Are adolescents who were breast-fed less likely to be overweight? Analyses of sibling pairs to reduce confounding«, *Epidemiology* 2005; 16(2): 247–53.

62 C.G. Owen, R.M. Martin, P.H. Whincup et al., »The effect of breastfeeding on mean body mass index throughout life: A quantitative review of published and unpublished observational evidence«, *Am J Clin Nutr* 2005; 82(6): 1298–307.

63 E. Kindgren, M. Fredrikson, J. Ludvigsson, »Early feeding and risk of juvenile idiopathic arthritis: A case control study in a prospective birth cohort«, *Pediatr Rheumatol Online J* 2017; 15: 46. A.M. Rosenberg, »Evaluation of associations between breast feeding and subsequent development of juvenile rheumatoid arthritis«, *J Rheumatol* 1996; 23(6): 1080–82. S.A. Silfverdal, L. Bodin, P. Olcén, »Protective effect of breastfeeding: An ecologic study of Haemophilus influenzae meningitis and breastfeeding in a Swedish population«, *Int J Epidemiol* 1999; 28(1): 152–56. L.M. Lamberti, I. Zakarija-Grkovi, C.L. Fischer Walker et al., »Breastfeeding for reducing the risk of pneumonia morbidity and mortality in children under two: A systematic literature review and meta-analysis«, *BMC Public Health* 2013; 13 (Suppl 3): S18. R. Li, D. Dee, C.-M. Li et al., »Breastfeeding and risk of infections at 6 years«, *Pediatrics* 2014; 134 (Suppl 1): S13–S20. O. Niewiadomski, C. Studd, J. Wilson et al., »Influence of food and lifestyle on the risk of developing inflammatory bowel disease«, *Intern Med J* 2016; 46(6): 669–76. T.S. Hansen, T. Jess, I. Vind et al., »Environmental factors in inflammatory bowel disease: A case-control study based on a Danish inception cohort«, *J Crohns Colitis* 2011; 5(6): 577–84.

64 N.A. Lund-Blix, S. Dydensborg Sander, K. Størdal et al., »Infant feeding and risk of type 1 diabetes in two large Scandinavian birth cohorts«, *Diabetes* "Diabetes" *Care* 2017; 40[7]: 920–27.

65 E.L. Amitay, L. Keinan-Boker, »Breastfeeding and childhood leukemia incidence: A meta-analysis and systematic review«, *JAMA Pediatr* 2015; 169[6]: e151025. R.P. Ojha, P.H. Asdahl, »Breastfeeding and childhood leukemia incidence duplicate data inadvertently included in the meta-analysis and consideration of possible confounders«, *JAMA Pediatr* 2015; 169[11]: 1070.

66 G. Der, G.D. Batty, I.J. Deary, »Effect of breast feeding on intelligence in children: Prospective study, sibling pairs analysis, and meta-analysis«, *BMJ* 2006; 333(7575): 945.

67 Bei den Ergebnissen unabhängiger Gutachten zeigten sich keine Unterschiede im verbalen IQ. Diese ergaben sich nur aus den Bewertungen des Studienpersonals, was auf deren Voreingenommenheit hindeutet.
68 G. Der, G.D. Batty, I.J. Deary, »Results from the PROBIT breastfeeding trial may have been overinterpreted«, *Arch Gen Psychiatry* 2008; 65(12): 1456–57.
69 K.M. Krause, C.A. Lovelady, B.L. Peterson et al., »Effect of breast-feeding on weight retention at 3 and 6 months postpartum: Data from the North Carolina WIC Programme«, *Public Health Nutr* 2010; 13(12): 2019–26.
70 H. Woolhouse, J. James, D. Gartland et al., »Maternal depressive symptoms at three months postpartum and breastfeeding rates at six months postpartum: Implications for primary care in a prospective cohort study of primiparous women in Australia«, *Women Birth* 2016; 29(4): 381–87.
71 C.J. Crandall, J. Liu, J. Cauley et al., »Associations of parity, breastfeeding, and fractures in the Women's Health Observational Study«, *Obstet Gynecol* 2017; 130(1): 171–80.

5. Stillen: eine Anleitung

72 A. Sharma, »Efficacy of early skin-to-skin contact on the rate of exclusive breastfeeding in term neonates: A randomized controlled trial«, *Afr Health Sci* 2016; 16(3): 790–97.
73 E.R. Moore, N. Bergman, G.C. Anderson et al., »Early skin-to-skin contact for mothers and their healthy newborn infants«, *Cochrane Database Syst Rev* 2016; 11: CD003519.
74 O.O. Balogun, E.J. O'Sullivan, A. McFadden et al., »Interventions for promoting the initiation of breastfeeding«, *Cochrane Database Syst Rev* 2016; 11: CD001688.
75 P. McKeever, B. Stevens, K.L. Miller et al., »Home versus hospital breastfeeding support for newborns: A randomized controlled trial«, *Birth* 2002; 29(4): 258–65.
76 S. Chow, R. Chow, M. Popovic et al., »The use of nipple shields: A review«, *Front Public Health* 2015; 3: 236.
77 P.P. Meier, L.P. Brown, N.M. Hurst et al., »Nipple shields for preterm infants: Effect on milk transfer and duration of breastfeeding«, *J Hum Lact* 2000; 16(2): 106–14.
78 Ebenda.
79 J. Walsh, D. Tunkel, »Diagnosis and treatment of ankyloglossia in new-

borns and infants: A review«, *JAMA Otolaryngol Head Neck Surg* 2017; 143(10): 1032–39.

80 J.E. O'Shea, J.P. Foster, C.P. O'Donnell et al., »Frenotomy for tongue-tie in newborn infants«, *Cochrane Database Syst Rev* 2017; 3: CD011065.

81 C.L. Dennis, K. Jackson, J. Watson, »Interventions for treating painful nipples among breastfeeding women«, *Cochrane Database Syst Rev* 2014; (12): CD007366.

82 A. Mohammadzadeh, A. Farhat, H. Esmaeily, »The effect of breast milk and lanolin on sore nipples«, *Saudi Med J* 2005; 26(8): 1231–34.

83 C.L. Dennis et al., »Interventions for treating painful nipples«.

84 S.H. Jaafar, J.J. Ho, S. Jahanfar et al., »Effect of restricted pacifier use in breastfeeding term infants for increasing duration of breastfeeding«, *Cochrane Database Syst Rev* 2016; (8): CD007202.

85 M.S. Kramer, R.G. Barr, S. Dagenais et al., »Pacifier use, early weaning, and cry/fuss behavior: A randomized controlled trial«, *JAMA* 2001; 286(3): 322–26.

86 C.R. Howard, F.R. Howard, B. Lanphear et al., »Randomized clinical trial of pacifier use and bottle-feeding or cupfeeding and their effect on breastfeeding«, *Pediatrics* 2003; 111(3): 511–18.

87 E. Brownell, C.R. Howard, R.A. Lawrence et al., »Delayed onset lactogenesis II predicts the cessation of any or exclusive breastfeeding«, *J Pediatr* 2012; 161(4): 608–14.

88 Ebenda.

89 Ebenda. A.H. Garcia, T. Voortman, C.P. Baena et al., »Maternal weight status, diet, and supplement use as determinants of breastfeeding and complementary feeding: A systematic review and meta-analysis«, *Nutr Rev* 2016; 74(8): 490–516. P. Zhu, J. Hao, X. Jiang et al., »New insight into onset of lactation: Mediating the negative effect of multiple perinatal biopsychosocial stress on breastfeeding duration«, *Breastfeed Med* 2013; 8: 151–58.

90 C.M. Ndikom, B. Fawole, R.E. Ilesanmi, »Extra fluids for breastfeeding mothers for increasing milk production«, *Cochrane Database Syst Rev* 2014; (6): CD008758.

91 A.N. Bazzano, R. Hofer, S. Thibeau, »A review of herbal and pharmaceutical galactagogues for breast-feeding«, *Ochsner J* 2016; 16(4): 511–24.

92 Ebenda. T.J. Donovan, K. Buchanan, »Medications for increasing milk supply in mothers expressing breastmilk for their preterm hospitalised infants«, *Cochrane Database Syst Rev* 2012; (3): CD005544.

93 J. Spencer, »Common problems of breastfeeding and weaning«, *UpToDate.* Abruf 2017. https://www.uptodate.com/contents/common-problems-of-breastfeeding-and-weaning

94 L. Mangesi, I. Zakarija-Grkovic, »Treatments for breast engorgement during lactation«, *Cochrane Database Syst Rev* 2016; (6): CD006946.
95 N. Butte, A. Stuebe, »Maternal nutrition during lactation«, *UpToDate*. Abruf 2018. https://www.uptodate.com/contents/maternal-nutrition-during-lactation
96 K.D. Lust, J. Brown, W. Thomas, »Maternal intake of cruciferous vegetables and other foods and colic symptoms in exclusively breast-fed infants«, *J Acad Nutr Diet* 1996; 96(1): 46–48.
97 M.B. Haastrup, A. Pottegård, P. Damkier, »Alcohol and breastfeeding«, *Basic Clin Pharmacol Toxicol* 2014; 114(2): 168–73.
98 Ebenda.
99 https://en.beststart.org/page/a27-e-mixing-alcohol-and-breastfeeding
100 M.B. Haastrup et al., »Alcohol and breastfeeding«.
101 M. Lazaryan, C. Shasha-Zigelman, Z. Dagan et al., »Codeine should not be prescribed for breastfeeding mothers or children under the age of 12«, *Acta paediatrica* 2015; 104(6): 550–56.
102 J. Lam, L. Kelly, C. Ciszkowski et al., »Central nervous system depression of neonates breastfed by mothers receiving oxycodone for postpartum analgesia«, *J Pediatr* 2012; 160(1): 33–37.
103 M. Kimmel, S. Meltzer-Brody, »Safety of infant exposure to antidepressants and benzodiazepines through breastfeeding«, *UpToDate*. Abruf 2018. https://www.uptodate.com/contents/safety-of-infant-exposure-to-antidepressants-and-benzodiazepines-through-breastfeeding
104 J. Acuña-Muga, N. Ureta-Velasco, J. De la Cruz-Bértolo et al., »Volume of milk obtained in relation to location and circumstances of expression in mothers of very low birth weight infants«, *J Hum Lact* 2014; 30(1): 41–46.

6. Schlafposition und Schlafort

105 R.S. Horne, D. Ferens, A.M. Watts et al., »The prone sleeping position impairs arousability in term infants«, *J Pediatr* 2001; 138(6): 811–16.
106 T. Dwyer, A.L. Ponsonby, »Sudden infant death syndrome and prone sleeping position«, *Ann Epidemiol* 2009; 19(4): 245–49.
107 Benjamin Spock, Michael B. Rothenberg: *Dr. Spock's Baby and Child Care*. New York 1977.
108 P.J. Fleming, R. Gilbert, Y. Azaz et al., »Interaction between bedding and sleeping position in the sudden infant death syndrome: A population based case-control study«, *BMJ* 1990; 301(6743): 85–89.
109 A.L. Ponsonby, T. Dwyer, L.E. Gibbons et al., »Factors potentiating the

risk of sudden infant death syndrome associated with the prone position«, *N Engl J Med* 1993; 329(6): 377–82. T. Dwyer et al., »Prospective cohort study of prone sleeping position«.

110 A. C. Engelberts, G. A. De Jonge, P. J. Kostense, »An analysis of trends in the incidence of sudden infant death in the Netherlands 1969–89«, *J Paediatr Child Health* 1991; 27(6): 329–33.

111 W. G. Guntheroth, P. S. Spiers, »Sleeping prone and the risk of sudden infant death syndrome«, *JAMA* 1992; 267(17): 2359–62.

112 M. Willinger, H. J. Hoffman, K. Wu et al., »Factors associated with the transition to nonprone sleep positions of infants in the United States: The National Infant Sleep Position Study«, *JAMA* 1998; 280(4): 329–35.

113 Abruf 2020. http://www.gbe-bund.de/gbe10/abrechnung.prc_abr_test_logon?p_uid = gast&p_aid = 0&p_knoten = FID&p_sprache = D&p_suchstring = 25076

114 L. G. Branch, K. Kesty, E. Krebs et al., »Deformational plagiocephaly and craniosynostosis: Trends in diagnosis and treatment after the ›Back to Sleep' campaign«, *J Craniofac Surg* 2015; 26(1): 147–50. W. K. Peitsch, C. H. Keefer, R. A. Labrie et al., »Incidence of cranial asymmetry in healthy newborns«, *Pediatrics* 2002; 110(6): e72.

115 W. K. Peitsch et al., »Incidence of cranial asymmetry in healthy newborns«.

116 R. M. Van Wijk, L. A. Van Vlimmeren, C. G. Groothuis-Oudshoorn et al., »Helmet therapy in infants with positional skull deformation: Randomised controlled trial«, *BMJ* 2014; 348: g2741.

117 R. Carpenter et al., »Bed sharing when parents do not smoke«.

118 M. M. Vennemann, H. W. Hense, T. Bajanowski et al., »Bed sharing and the risk of sudden infant death syndrome: Can we resolve the debate?«, *J Pediatr* 2012; 160(1): 44–48. e2.

119 CDC Fact Sheets, »Health Effects of Secondhand Smoke«. Updated January 2017. https://www.cdc.gov/tobacco/data_statistics/fact_sheets/secondhand_smoke/health_effects/index.htm

120 R. Scragg, E. A. Mitchell, B. J. Taylor et al. »Bed sharing, smoking, and alcohol in the sudden infant death syndrome. New Zealand Cot Death Study Group«, *BMJ* 1993; 307(6915): 1312–18.

121 T. Horsley, T. Clifford, N. Barrowman et al., »Benefits and harms associated with the practice of bed sharing: A systematic review«, *Arch Pediatr Adolesc Med* 2007; 161(3): 237–45. doi: 10.1001/archpedi.161.3.237.

122 H. L. Ball, D. Howel, A. Bryant et al., »Bed-sharing by breastfeeding mothers: Who bed-shares and what is the relationship with breastfeeding duration?«, *Acta Paediatr* 2016; 105(6): 628–34.

123 H. L. Ball, M. P. Ward-Platt, D. Howel et al., »Randomised trial of sidecar

crib use on breastfeeding duration (NECOT)«, *Arch Dis Child* 2011; 96(7): 630–34.
124 P. S. Blair, P. J. Fleming, I. J. Smith et al., »Babies sleeping with parents: Case-control study of factors influencing the risk of the sudden infant death syndrome«, *BMJ* 1999; 319(7223): 1457–62.
125 R. G. Carpenter, L. M. Irgens, P. S. Blair et al., »Sudden unexplained infant death in 20 regions in Europe: Case control study«, *Lancet* 2004; 363(9404): 185–91.
126 D. Tappin, R. Ecob, H. Brooke, »Bedsharing, roomsharing, and sudden infant death syndrome in Scotland: A case-control study«, *J Pediatr* 2005; 147(1): 32–37. R. K. Scragg, E. A. Mitchell, A. W. Stewart et al., »Infant room-sharing and prone sleep position in sudden infant death syndrome. New Zealand Cot Death Study Group«, *Lancet* 1996; 347(8993): 7–12.
127 D. Tappin et al., »Bedsharing, roomsharing, and sudden infant death syndrome in Scotland«. R. G. Carpenter et al., »Sudden unexplained infant death in 20 regions in Europe«.
128 N. J. Scheers, D. W. Woodard, B. T. Thach, »Crib bumpers continue to cause infant deaths: A need for a new preventive approach«, *J Pediatr* 2016; 169: 93–97. e1.

7. Ein Stundenplan fürs Baby?

129 Marc Weissbluth: *Healthy Sleep Habits, Happy Child*. New York 2015. Dt. *Gesunder Schlaf, glückliches Kind*. Weinheim 1999.
130 B. C. Galland, B. J. Taylor, D. E. Elder et al., »Normal sleep patterns in infants and children: A systematic review of observational studies«, *Sleep Med Rev* 2012; 16(3): 213–22.
131 J. A. Mindell, E. S. Leichman, J. Composto, »Development of infant and toddler sleep patterns: Real-world data from a mobile application«, *J Sleep Res* 2016; 25(5): 508–16.

8. Impfen? Ja, bitte!!!

132 CDC. *Measles (Rubeola)*. https://www.cdc.gov/measles/about/history.html
133 E. Oster, »Does disease cause vaccination? Disease outbreaks and vaccination response«, *J Health Econ* 2017; 57: 90–101.

134 A.J. Wakefield, S.H. Murch, A. Anthony et al., »Retracted: Ileal-lymphoid-nodular hyperplasia, non-specific colitis, and pervasive developmental disorder in children«, *Lancet* 1998; 351(9103): 637–41.

135 Committee to Review Adverse Effects of Vaccines, *Adverse effects of vaccines: Evidence and causality*. National Academies Press, 2012.

136 C. M Verity, N.R. Butler, J. Golding, »Febrile convulsions in a national cohort followed up from birth. I – Prevalence and recurrence in the first five years of life«, *Br Med J (Clin Res Ed)* 1985; 290(6478): 1307–10.

137 R.T. Chen, J.W. Glasser, P.H. Rhodes et al., »Vaccine Safety Datalink project: A new tool for improving vaccine safety monitoring in the United States. The Vaccine Safety Datalink Team«, *Pediatrics* 1997; 99(6): 765–73.

138 K.M. Madsen, A. Hviid, M. Vestergaard et al., »A population-based study of measles, mumps, and rubella vaccination and autism«, *N Engl J Med* 2002; 347(19): 1477–82.

139 A. Jain, J. Marshall, A. Buikema et al., »Autism occurrence by MMR vaccine status among US children with older siblings with and without autism«, *JAMA* 2015; 313(15): 1534–40.

140 B.S. Gadad, W. Li, U. Yazdani et al., »Administration of thimerosal-containing vaccines to infant rhesus macaques does not result in autism-like behavior or neuropathology«, *Proc Natl Acad Sci USA* 2015; 112(40): 12498–503.

141 B.S. Hooker, »Measles-mumps-rubella vaccination timing and autism among young African American boys: A reanalysis of CDC data«, *Transl Neurodegener* 2014; 3: 16.

142 S.B. Omer, W.K.Y. Pan, N.A. Halsey, »Nonmedical exemptions to school immunization requirements: Secular trends and association of state policies with pertussis incidence«, *JAMA* 2006; 296(14): 1757–63.

143 C.M. Verity et al., »Febrile convulsions in a national cohort followed up from birth«.

144 P. Pesco, P. Bergero, G. Fabricius et al., »Mathematical modeling of delayed pertussis vaccination in infants«, *Vaccine* 2015; 33(41): 5475–80.

9. Zu Hause bleiben oder arbeiten gehen?

145 http://web.stanford.edu/~mrossin/RossinSlater_maternity_family_leave.pdf

146 M. Dornes, »Mütterliche Berufstätigkeit Berufstätigkeit als Risiko?«. Abruf 2020. http://liga-kind.de/fk-398-dornes/

147 W.A. Goldberg, J. Prause, R. Lucas-Thompson et al., »Maternal employ-

ment and children's achievement in context: A meta-analysis of four decades of research«, *Psychol Bull* 2008; 134(1): 77–108.
148 Ebenda.
149 C.J. Ruhm, »Maternal employment and adolescent development«, *Labour Econ* 2008; 15(5): 958–83.
150 S. Marantz, A. Mansfield, »Maternal employment and the development of sex-role stereotyping in five to eleven-year-old girls«, *Child Dev* 1997; 48(2): 668–73. K.L. McGinn, M.R. Castro, E.L. Lingo, »Mums the word! Cross-national effects of maternal employment on gender inequalities at work and at Home«, *Harvard Business School* 2015; 15(194).
151 M. Rossin-Slater, »The effects of maternity leave on children's birth and infant health outcomes in the United States«, *J Health Econ* 2011; 30(2): 221–39.
152 M. Rossin-Slater, »Maternity and Family Leave Policy«, *Natl Bureau Econ Res* 2017.
153 Ebenda.
154 P. Carneiro, K.V. Loken, K.G. Salvanes, »A flying start? Maternity leave benefits and long-run outcomes of children«, *J Pol Econ* 2015; 123(2): 365–412.
155 Abruf 2020. Für Deutschland: https://www.vlh.de/familie-leben/kinder/kinderbetreuungskosten-was-kann-ich-absetzen.html; für Österreich: https://www.oesterreich.gv.at/lexicon/F/Seite.992746.html; für die Schweiz: https://www.ch.ch/de/kinderbetreuung/

10. Wer kümmert sich ums Kind?

156 NICHD Early Childcare Research Network, »Early childcare and children's development prior to school entry: Results from the NICHD Study of Early Childcare«, *AERJ* 2002; 39(1): 133–64.
157 J. Belsky, D.L. Vandell, M. Burchinal et al., »Are there long-term effects of early childcare?«, *Child Dev* 2007; 78(2): 681–701.
158 NICHD., »Type of childcare and children's development at 54 months«, *Early Childhood Res Q* 2004; 19 (2): 203–30.
159 NICHD., »Early childcare and children's development prior to school entry«.
160 J. Belsky et al., »Are there long-term effects of early childcare?«.
161 A.G. Broberg, H. Wessels, M.E. Lamb et al., »Effects of day care on the development of cognitive abilities in 8-year-olds: A longitudinal study«, *Dev Psychol* 1997; 33 (1): 62–69.
162 A.C. Huston, K.C. Bobbitt, A. Bentley, »Time spent in childcare: How

and why does it affect social development?«, *Dev Psychol* 2015; 51 (5): 621–34.
163 NICHD., »The effects of infant childcare on infant-mother attachment security: Results of the NICHD Study of Early Childcare«, *Child Dev* 1997; 68 (5): 860–79.
164 J.M. Augustine, R.L. Crosnoe, R. Gordon, »Early childcare and illness among preschoolers«, *J Health Soc Behav* 2013; 54 (3): 315–34. R. Enserink, A. Lugnér, A. Suijkerbuijk et al., »Gastrointestinal and respiratory illness in children that do and do not attend child day care centers: A cost-of-illness study«, *PLoS ONE* 2014; 9(8): e104940. T.W. Morrissey, »Multiple childcare arrangements and common communicable illnesses in children aged 3 to 54 months«, *Matern Child Health J* 2013; 17(7): 1175–84. R.H. Bradley, D.L. Vandell, »Childcare and the well-being of children«, *Arch Pediatr Adolesc Med* 2007; 161(7): 669–76.
165 T.M. Ball, C.J. Holberg, M.B. Aldous et al., »Influence of attendance at day care on the common cold from birth through 13 years of age«, *Arch Pediatr Adolesc Med* 2002; 156(2): 121–26.

11. Schlaftraining pro und contra

166 K.D. Ramos, D.M. Youngclarke, »Parenting advice books about child sleep: Cosleeping and crying it out«, *Sleep* 2006; 29(12): 1616–23.
167 Auf Deutsch einer der ersten Treffer: »Forscher schlagen Alarm: Was mit Kindern passiert, wenn Sie sie nachts schreien lassen«. Abruf 2020. https://www.focus.de/familie/eltern/kindergesundheit/kinder-schreien-lassen-warum-die-methode-in-wirklichkeit-grausam-ist_id_9877927.html
168 Es gibt darin bessere und schlechtere Untersuchungen, darunter zumindest 13 randomisiert kontrollierte Studien zum »Schreienlassen«. J.A. Mindell, B. Kuhn, D.S. Lewin et al., »Behavioral treatment of bedtime problems and night wakings in infants and young children«, *Sleep* 2006; 29(10): 1263–76.
169 S.M. Kerr, S.A. Jowett, L.N. Smith, »Preventing sleep problems in infants: A randomized controlled trial«, *J Adv Nurs* 1996; 24(5): 938–42.
170 H. Hiscock, J. Bayer, L. Gold et al., »Improving infant sleep and maternal mental health: A cluster randomised trial«, *Arch Dis Child* 2007; 92(11): 952–58.
171 J.A. Mindell et al., »Behavioral treatment of bedtime problems and night wakings«.
172 R. Leeson, J. Barbour, D. Romaniuk et al., »Management of infant sleep problems in a residential unit«, *Childcare Health Dev* 1994; 20(2): 89–100.

173 B. Eckerberg, »Treatment of sleep problems in families with young children: Effects of treatment on family well-being«, *Acta Pædiatrica* 2004; 93: 126–34.
174 J.A. Mindell et al., »Behavioral treatment of bedtime problems and night wakings«.
175 M. Gradisar, K. Jackson, N.J. Spurrier et al., »Behavioral interventions for infant sleep problems: A randomized controlled trial«, *Pediatrics* 2016; 137(6).
176 H. Hiscock et al., »Improving infant sleep and maternal mental health«.
177 A.M. Price, M. Wake, O.C. Ukoumunne, »Five-year follow-up of harms and benefits of behavioral infant sleep intervention: Randomized trial«, *Pediatrics* 2012; 130(4): 643–51.
178 S.L. Blunden, K.R. Thompson, D. Dawson, »Behavioural sleep treatments and night time crying in infants: Challenging the status quo«, *Sleep Med Rev* 2011; 15(5): 327–34.
179 Ebenda.
180 W. Middlemiss, D.A. Granger, W.A. Goldberg et al, »Asynchrony of mother-infant hypothalamicpituitary-adrenal axis activity following extinction of infant crying responses induced during the transition to sleep«, *Early Hum Dev* 2012; 88(4): 227–32.
181 B.R. Kuhn, A.J. Elliott, »Treatment efficacy in behavioral pediatric sleep medicine«, *J Psychosom Res* 2003; 54(6): 587–97.

12. Die Milch macht's nicht allein

182 G. Du Toit, Y. Katz, P. Sasieni et al., »Early consumption of peanuts in infancy is associated with a low prevalence of peanut allergy«, *J Allergy Clin Immunol* 2008; 122(5): 984–91.
183 G. Du Toit, G. Roberts, P.H. Sayre et al., »Randomized trial of peanut consumption in infants at risk for peanut allergy«, *N Engl J Med* 2015; 372(9): 803–13.
184 A. Brown, S.W. Jones, H. Rowan, »Baby-Led Weaning: The evidence to date«, *Curr Nutr Rep* 2017; 6(2): 148–56.
185 R.W. Taylor, S.M. Williams, L.J. Fangupo et al., »Effect of a baby-led approach to complementary feeding on infant growth and overweight: A randomized clinical trial«, *JAMA Pediatr* 2017; 171(9): 838–46.
186 K.E. Moorcroft, J.L. Marshall, F.M. Mccormick, »Association between timing of introducing solid foods and obesity in infancy and childhood: A systematic review«, *Matern Child Nutr* 2011; 7(1): 3–26.
187 C.M. Rose, L.L. Birch, J.S. Savage, »Dietary patterns in infancy are asso-

ciated with child diet and weight outcomes at 6 years«, *Int J Obes (Lond)* 2017; 41(5): 783–88.
188 J.A. Mennella, J.C. Trabulsi, »Complementary foods and flavor experiences: Setting the foundation«, *Ann Nutr Metab* 2012; 60 (Suppl 2): 40–50.
189 J.A. Mennella, S. Nicklaus, A.L. Jagolino, »Variety is the spice of life: Strategies for promoting fruit and vegetable acceptance during infancy«, *Physiol Behav* 2008; 94(1): 29–38. J. A Mennella, J.C. Trabulsi, »Complementary foods and flavor experiences«.
190 D. Atkin, »The caloric costs of culture: Evidence from Indian migrants«, *Amer Econ Rev* 2016; 106(4): 1144–81.
191 A.K. Leung, V. Marchand, R.S. Sauve, »The ›picky eater‹: The toddler or preschooler who does not eat«, *Paediatr Child Health* 2012; 17(8): 455–60.
192 L.R. Fries, N. Martin, K. Van der Horst, »Parent-child mealtime interactions associated with toddlers' refusals of novel and familiar foods«, *Physiol Behav* 2017; 176: 93–100.
193 L.L. Birch, J.O. Fisher, »Development of eating behaviors among children and adolescents«, *Pediatrics* 1998; 101(3 Pt 2): 539–49. J. Lafraire, C. Rioux, A. Giboreau, »Food rejections in children: Cognitive and social/environmental factors involved in food neophobia and picky/fussy eating behavior«, *Appetite* 2016; 96: 347–57.
194 M.R. Perkin, K. Logan, A. Tseng et al., »Randomized trial of introduction of allergenic foods in breast-fed infants«, *N Engl J Med* 2016; 374(18): 1733–43. O. Natsume, S. Kabashima, J. Nakazato et al., »Two-step egg introduction forprevention of egg allergy in high-risk infants with eczema (PETIT): A randomised, double-blind, placebo-controlled trial«, *Lancet* 2017; 389(10066): 276–86. Y. Katz, N. Rajuan, M.R. Goldberg et al., »Early exposure to cow's milk protein is protective against IgE-mediated cow's milk protein allergy«, *J Allergy Clin Immunol* 2010; 126(1): 77–82.
195 D. Hopkins, P. Emmett, C. Steer et al., »Infant feeding in the second 6 months of life related to iron status: An observational study«, *Arch Dis Child* 2007; 92(10): 850–54.
196 P.S. Pegram, S.M. Stone, »Botulism«, *UpToDate*. Abruf 2017. http://www.uptodate.com/contents/botulism
197 A.J.B. Emmerson, K.E. Dockery, M.Z. Mughal et al., »Vitamin D status of white pregnant women and infants at birth and 4 months in North West England: A cohort study«, *Matern Child Nutr* 2018; 14(1).
198 F.R. Greer, S. Marshall, »Bone mineral content, serum vitamin D metabolite concentrations, and ultraviolet B light exposure in infants fed human milk with and without vitamin D2 supplements«, *J Pediatr* 1989; 114(2): 204–12. P. Naik, M.M.A. Faridi, P. Batra et al., »Oral supplemen-

tation of parturient mothers with vitamin D and its effect on 25OHD status of exclusively breastfed infants at 6 months of age: A double-blind randomized placebo controlled trial«, *Breastfeed Med* 2017; 12(10): 621–28.
199 P Naik et al., »Oral supplementation of parturient mothers with vitamin D«. D.K. Thiele, J. Ralph, M. El-Masri et al., »Vitamin D3 supplementation during pregnancy and lactation improves vitamin D status of the mother-infant dyad«, *J Obstet Gynecol Neonatal Nurs* 2017; 46(1): 135–47.

13. Läuft es schon?

200 F. Serdarevic, T. Van Batenburg-Eddes, S.E. Mous et al., »Relation of infant motor development with nonverbal intelligence, language comprehension and neuropsychological functioning in childhood: A population-based study«, *Dev Sci* 2016; 19(5): 790–802. G.K. Murray, P.B. Jones, D. Kuh et al., »Infant developmental milestones and subsequent cognitive function«, *Ann Neurol* 2007; 62(2): 128–36.
201 E. Barkoudah, L. Glader, »Epidemiology, etiology and prevention of cerebral palsy«, *UpToDate*. Abruf 2018. https://www.uptodate.com.revproxy.brown.edu/contents/epidemiology-etiology-and-prevention-of-cerebral-palsy
202 »WHO Motor Development Study: Windows of achievement for six gross motor development milestones«, *Acta Paediatr Suppl* 2006; 450: 86–95.
203 Ebenda.
204 D. Pappas, »The common cold in children: Clinical features and diagnosis«, *UpToDate*. Abruf 2018. https://www.uptodate.com/contents/the-common-cold-in-children-clinical-features-and-diagnosis
205 J. Klein, S. Pelton, »Acute otitis media in children: Epidemiology, microbiology, clinical manifestations, and complications«, *UpToDate*. Abruf 2018. https://www.uptodate.com/contents/acute-otitis-media-in-children-epidemiology-microbiology-clinical-manifestations-and-complications

14. Bildschirmzeit: Lernen oder Glotzen

206 R. Barr, H. Hayne, »Developmental changes in imitation from television during infancy«, *Child Dev* 1999; 70(5): 1067–81.

207 P.K. Kuhl, F.M. Tsao, H.M. Liu, »Foreign-language experience in infancy: Effects of short-term exposure and social interaction on phonetic learning«, *Proc Natl Acad Sci USA* 2003; 100(15): 9096–101. J.S. DeLoache, C. Chiong, »Babies and baby media«, *Am Behav Scientist* 2009; 52(8): 1115–35.

208 M.B. Robb, R.A. Richert, E.A. Wartella, »Just a talking book? Word learning from watching baby videos«, *Br J Dev Psychol* 2009; 27(Pt 1): 27–45.

209 R.A. Richert, M.B. Robb, J.G. Fender et al., »Word learning from baby videos«, *Arch Pediatr Adolesc Med* 2010; 164(5): 432–37.

210 M.L. Rice, L. Woodsmall, »Lessons from television: Children's word learning when viewing«, *Child Dev* 1988; 59(2): 420–29.

211 Gerry A. Bogatz, Samuel Ball: *The Second Year of Sesame Street: A Continuing Evaluation*, vol. 1. Princeton, NJ: Educational Testing Service, 1971.

212 M.S. Kearney, P.B., »Levine Early childhood education by MOOC: Lessons from Sesame Street«, *Natl Bureau Econ Res* working paper no. 21229, June 2016.

213 A.I. Nathanson, F. Aladé, M.L. Sharp et al., »The relation between television exposure and executive function among preschoolers«, *Dev Psychol* 2014; 50(5): 1497–506.

214 C.J. Crespo, E. Smit, R.P. Troiano et al., »Television watching, energy intake, and obesity in US children: Results from the third National Health and Nutrition Examination Survey, 1988–1994«, *Arch Pediatr Adolesc Med* 2001; 155(3): 360–65.

215 F.J. Zimmerman, D.A. Christakis, »Children's television viewing and cognitive outcomes: A longitudinal analysis of national data«, *Arch Pediatr Adolesc Med* 2005; 159(7): 619–25.

216 M. Gentzkow, J.M. Shapiro, »Preschool television viewing and adolescent test scores: Historical evidence from the Coleman Study«, *Quart J Econ* 2008; 123(1): 279–323.

217 »Handheld screen time linked with speech delays in young children«. Abstract verfügbar bei der American Academy of Pediatrics, PAS meeting, 2017.

15. Sag mal: Mama

218 Katherine Nelson: *Narratives from the Crib*. Cambridge 2006.

219 http://wordbank.stanford.edu/analyses?name=vocab_norms

220 L. Rescorla, A. Bascome, J. Lampard et al., »Conversational patterns and late talkers at age three«, *Appl Psycholinguist* 2001; 22: 235–51.

221 L. Rescorla, »Age 17 language and reading outcomes in late-talking toddlers: Support for a dimensional perspective on language delay«, *J Speech Lang Hear Res* 2009; 52(1): 16–30. L. Rescorla, »Language and reading outcomes to age 9 in late-talking toddlers«, *J Speech Lang Hear Res* 2002; 45(2): 360–71. L. Rescorla, J. Roberts, K. Dahlsgaard, »Late talkers at 2: Outcome at age 3«, *J Speech Lang Hear Res* 1997; 40(3): 556–66.

222 C.S. Hammer, P. Morgan, G. Farkas et al., »Late talkers: A population-based study of risk factors and school readiness consequences«, *J Speech Lang Hear Res* 2017; 60(3): 607–26.

223 J. Lee, »Size matters: Early vocabulary as a predictor of language and literacy competence«, *Appl Psycholinguist* 2011; 32(1): 69–92.

224 D.J. Thal et al., »Continuity of language abilities: An exploratory study of late and early talking toddlers«, *Developmental Neuropsychol* 1997; 13(3): 239–73.

225 C. Crain-Thoreson, P.S. Dale, »Do early talkers become early readers? Linguistic precocity, preschool language, and emergent literacy«, *Dev Psychol* 1992; 28(3):421.

16. Weg mit der Windel

226 N.J. Blum, B. Taubman, N. Nemeth, »Why is toilet training occurring at older ages? A study of factors associated with later training«, *J Pediatr* 2004; 145(1): 107–11.

227 Ebenda.

228 D. Gilson, K. Butler, »A Brief History of the Disposable Diaper«, *Mother Jones*. May/June 2008.

229 N.J. Blum, B. Taubman, N. Nemeth, »Relationship between age at initiation of toilet training and duration of training: A prospective study«, *Pediatrics* 2003; 111(4): 810–14.

230 A. Vermandel, M. Van Kampen, C. Van Gorp et al., »How to toilet train healthy children? A review of the literature«, *Neurourol Urodyn* 2008; 27(3): 162–66.

231 Ebenda.
232 B. D. Greer, P. L. Neidert, C. L. Dozier, »A component analysis of toilet-training procedures recommended for young children«, *J Appl Behav Anal* 2016; 49(1): 69–84.
233 K. Russell, »Among healthy children, what toilet-training strategy is most effective and prevents fewer adverse events (stool withholding and dysfunctional voiding)?: Part A: Evidence-based answer and summary«, *Paediatr Child Health* 2008; 13(3): 201–2.
234 T. Flensborg-Madsen, E. L. Mortensen, »Associations of early developmental milestones with adult intelligence«, *Child Dev* 2018; 89(2): 638–48.
235 B. Taubman, »Toilet training and toileting refusal for stool only: A prospective study«, *Pediatrics* 1997; 99(1): 54–58.
236 R. C. Brooks, R. M. Copen, D. J. Cox et al., »Review of the treatment literature for encopresis, functional constipation, and stool-toileting refusal«, *Ann Behav Med* 2000; 22(3): 260–67.
237 B. Taubman, N. J. Blum, N. Nemeth, »Stool toileting refusal: A prospective intervention targeting parental behavior«, *Arch Pediatr Adolesc Med* 2003; 157(12): 1193–96.
238 B. Taubman, »Toilet training and toileting refusal for stool only«.
239 Robert M. Kliegman et al.: *Nelson Textbook of Pediatrics*. Philadelphia 2007.
240 S. Rugolotto, M. Sun, L. Boucke et al., »Toilet training started during the first year of life: A report on elimination signals, stool toileting refusal and completion age«, *Minerva Pediatr* 2008; 60(1): 27–35.

17. Muss Strafe sein?

241 S. J. Bradley, D. A. Jadaa, J. Brody et al., »Brief psychoeducational parenting program: An evaluation and 1-year follow-up«, *J Am Acad Child Adolesc Psychiatry* 2003; 42(10): 1171–78.
242 R. Porzig-Drummond, R. J. Stevenson, C. Stevenson, »The 1-2-3 Magic parenting program and its effect on child problem behaviors and dysfunctional parenting: A randomized controlled trial«, *Behav Res Ther* 2014; 58: 52–64.
243 M. Haroon, »Commentary on »Behavioural and cognitive-behavioural group-based parenting programmes for early-onset conduct problems in children aged 3 to 12 years.‹«, *Evid Based Child Health* 2013; 8(2): 693–94.
244 M. J. MacKenzie, E. Nicklas, J. Brooks-Gunn, »Who spanks infants and

toddlers? Evidence from the fragile families and child well-being study«, *Child Youth Serv Rev* 2011; 33(8): 1364–73.
245 Abruf 2020. https://www.destatis.de/DE/Presse/Pressemitteilungen/2019/09/PD19_337_225.htmlhttps://www.frauen-familien-jugend.bka.gv.at/familie/kinder-jugendhilfe/statistik.html https://www.zhaw.ch/de/sozialearbeit/news-liste/news-detail/event-news/gewalt-in-der-erziehung/
246 K. Maguire-Jack, A.N. Gromoske, L.M. Berger, »Spanking and child development during the first 5 years of life«, *Child Dev* 2012; 83(6): 1960–77.
247 E.T. Gershoff, K.M.P. Sattler, A. Ansari, »Strengthening causal estimates for links between spanking and children's externalizing behavior problems«, *Psychol Sci* 2018; 29(1): 110–20.
248 C.J. Ferguson, »Spanking, corporal punishment and negative long-term outcomes: A meta-analytic review of longitudinal studies«, *Clin Psychol Rev* 2013; 33(1): 196–208. E.T. Gershoff, A. Grogan-Kaylor, »Spanking and child outcomes: Old controversies and new meta-analyses«, *J Fam Psychol* 2016; 30(4): 453–69.
249 T.O. Afifi, D. Ford, E.T. Gershoff et al., »Spanking and adult mental health impairment: The case for the designation of spanking as an adverse childhood experience«, *Child Abuse Negl* 2017; 71: 24–31.

18. Kleine Genies

250 Ein Forschungsüberblick findet sich bei J. Price, A. Kalil, »The effect of parental time investments on children's cognitive achievement: Evidence from natural within-family variation«, *Child Dev* (noch nicht erschienen).
251 A.G. Bus, M.H. Van IJzendoorn, A.D. Pelligrini, »Joint book reading makes for success in learning to read: A meta-analysis on intergenerational transmission of literacy«, *Rev Educ Res* 1995; 65(1): 1–21. E.A. Sloat, N.L. Letourneau, J.R. Joschko et al., »Parent-mediated reading interventions with children up to four years old: A systematic review«, *Issues Compr Pediatr Nurs* 2015; 38(1): 39–56.
252 A.L. Mendelsohn, C.B. Cates, A. Weisleder et al., »Reading aloud, play, and social-emotional development«, *Pediatrics* 2018; e20173393.
253 J. Price, A. Kalil, »The effect of parental time investments on children's cognitive achievement«.
254 J.S. Hutton, T. Horowitz-Kraus, A.L. Mendelsohn et al., »Home reading environment and brain activation in preschool children listening to stories«, *Pediatrics* 2015; 136(3): 466–78.

255 G.J. Whitehurst, F.L. Falco, C.J. Lonigan et al., »Accelerating language development through picture book reading«, *Dev Psych* 1988; 24(4): 552–59.
256 http://www.intellbaby.com/teach-your-baby-to-read
257 S.B. Neuman, T. Kaefer, A. Pinkham et al., »Can babies learn to read? A randomized trial of baby media«, *J Educ Psych* 2014; 106(3): 815–30.
258 G.M. Wolf, »Letter-sound reading: Teaching preschool children print-to-sound processing«, *Early Child Educ J* 2016; 44(1): 11–19.
259 B.F. Pennington, C. Johnson, M.C. Welsh, »Unexpected reading precocity in a normal preschooler: Implications for hyperlexia«, *Brain Lang* 1987; 30(1): 165–80. C.M. Fletcher-Flinn, G.B. Thompson, »Learning to read with underdeveloped phonemic awareness but lexicalized phonological recoding: A case study of a 3-year-old«, *Cognition* 2000; 74(2): 177–208.
260 M.C. Welsh, B.F. Pennington, S. Rogers, »Word recognition and comprehension skills in hyperlexic children«, *Brain Lang* 1987; 32(1): 76–96.
261 A.S. Lillard, »Preschool children's development in classic Montessori, supplemented Montessori, and conventional programs«, *J Sch Psychol* 2012; 50(3): 379–401. L.B. Miller, R.P. Bizzell, »Long-term effects of four preschool programs: Sixth, seventh, and eighth grades«, *Child Dev* 1983; 54(3): 727–41.
262 S.P. Suggate, E.A. Schaughency, E. Reese, »Children learning to read later catch up to children reading earlier«, *Early Child Res Q* 2013; 28(1): 33–48. J. Elben, T. Nicholson, »Does learning the alphabet in kindergarten give children a head start in the first year of school? A comparison of children's reading progress in two first grade classes in state and Montessori schools in Switzerland«, *Aust J Learn Diffic* 2017; 22(2): 95–108.

19. Kinder, Küche, Paarprobleme

263 B. Rollins, H. Feldman, »Marital satisfaction over the family life cycle«, *J Marriage Fam* 1970; 32(1): 23.
264 E. Lawrence, A.D. Rothman, R.J. Cobb et al., »Marital satisfaction across the transition to parenthood«, *J Fam Psychol* 2008; 22(1): 41–50. J.M. Twenge, W.K. Campbell, C.A. Foster, »Parenthood and marital satisfaction: A meta-analytic review«, *J Marriage Fam* 2003; 65: 574–83.
265 E. Lawrence et al., »Marital satisfaction across the transition to parenthood«.
266 Für die USA: https://www.bls.gov/news.release/atus2.t01.htm; für

Deutschland (Abruf 2020): https://www.destatis.de/DE/Themen/Gesellschaft-Umwelt/Einkommen-Konsum-Lebensbedingungen/Zeitverwendung/Tabellen/aktivitaeten-geschlecht-zve.html;jsessionid=82A0A8F7B90C970E428DA4A816BAD14C.internet8731; für Österreich: https://www.statistik.at/web_de/statistiken/menschen_und_gesellschaft/soziales/zeitverwendung/zeitverwendungserhebung/index.html; für die Schweiz: http://www.equality-office.ch/d2/dokumente/bericht-fairplay.pdf
267 E. Archer, R.P. Shook, D.M. Thomas et al., »45-year trends in women's use of time and household management energy expenditure«, *PLoS ONE* 2013; 8(2): e56620.
268 D. Schneider, »Market earnings and household work: New tests of gender performance theory«, *J Marriage Fam* 2011; 73(4): 845–60.
269 M. Dribe, M Stanfors, »Does parenthood strengthen a traditional household division of labor? Evidence from Sweden«, *J Marriage Fam* 2009; 71: 33–45.
270 C. Samtleben: »Auch an erwerbsfreien Tagen erledigen Frauen einen Großteil der Hausarbeit und Kinderbetreuung«, *DIW Wochenbericht*; Nr. 10/2019: 141. Abruf 2020: https://www.diw.de/documents/publikationen/73/diw_01.c.616021.de/19-10-3.pdf
271 R.W. Chan, R.C. Brooks, B. Raboy et al., »Division of labor among lesbian and heterosexual parents: Associations with children's adjustment«, *J Fam Psychol* 1998; 12(3): 402–19. A.E. Goldberg, J.Z. Smith, M. Perry-Jenkins, »The division of labor in lesbian, gay, and heterosexual new adoptive parents«, *J Marriage Fam* 2012; 74: 812–28.
272 D. Wheatley, Z. Wu, »Dual careers, time-use and satisfaction levels: Evidence from the British Household Panel Survey«, *Indus Rel J* 2014; 45: 443–64.
273 In den USA zum Beispiel Brigid Schulte: *Overwhelmed: How to Work, Love and Play When No One Has the Time*. New York 2014 (nicht ins Deutsche übersetzt). Oder in Deutschland: Monika Bittl, Silke Neumayer: *Alleinerziehend mit Mann*. München 2012.
274 A. Schneidewind-Skibbe, R.D. Hayes, P.E. Koochaki et al., »The frequency of sexual intercourse reported by women: A review of community-based studies and factors limiting their conclusions«, *J Sex Med* 2008; 5(2): 301–35. E. McDonald, H. Woolhouse, S.J. Brown, »Consultation about sexual health issues in the year after childbirth: A cohort study«, *Birth* 2015; 42(4): 354–61.
275 M.D. Johnson, N.L. Galambos, J.R. Anderson, »Skip the dishes? Not so fast! Sex and housework revisited«, *J Fam Psychol* 2016; 30(2): 203–13.
276 A.M. Medina, C.L. Lederhos, T.A. Lillis, »Sleep disruption and decline in marital satisfaction across the transition to parenthood«, *Fam Syst Health* 2009; 27(2): 153–60.

277 J.V. Cordova, C.J. Fleming, M.I. Morrill et al., »The Marriage Checkup: A randomized controlled trial of annual relationship health checkups«, *J Consult Clin Psychol* 2014; 82(4): 592–604.

278 Ebenda. M.S. Schulz, C.P. Cowan, P.A. Cowan, »Promoting healthy beginnings: A randomized controlled trial of a preventive intervention to preserve marital quality during the transition to parenthood«, *J Consult Clin Psychol* 2006; 74(1): 20–31. C.P. Cowan, P.A. Cowan, J. Barry, »Couples' groups for parents of preschoolers: Ten-year outcomes of a randomized trial«, *J Fam Psychol* 2011; 25(2): 240–50.

20. Wie viele Kinder sind genug?

279 S.E. Black, P.J. Devereux, K.G. Salvanes, »The more the merrier? The effect of family size and birth order on children's education«, *Q J Econ* 2005; 120(2): 669–700. S.E. Black, P.J. Devereux, K.G. Salvanes, »Small family, smart family? Family size and the IQ scores of young men«, *J Hum Resourc* 2010; 45(1): 33–58.

280 D.F. Polit, T. Falbo, »Only children and personality development: A quantitative review«, *J Marriage Fam* 1987; 309–25.

281 H. Coo, M.D. Brownell, C. Ruth et al., »Interpregnancy interval and adverse perinatal outcomes: A record-linkage study using the Manitoba Population Research Data Repository«, *J Obstet Gynaecol Can* 2017; 39(6): 420–33.

282 B.Z. Shachar, J.A. Mayo, D.J. Lyell et al., »Interpregnancy interval after live birth or pregnancy termination and estimated risk of preterm birth: A retrospective cohort study«, *BJOG* 2016; 123(12): 2009–17. B. Koullali, E.I. Kamphuis, M.H. Hof et al., »The effect of interpregnancy interval on the recurrence rate of spontaneous preterm birth: A retrospective cohort study«, *Am J Perinatol* 2017; 34(2): 174–82.

283 Q.A. Class, M.E. Rickert, A.S. Oberg et al., »Within-family analysis of interpregnancy interval and adverse birth outcomes«, *Obstet Gynecol* 2017; 130(6): 1304–11.

284 K.S. Buckles, E.L. Munnich, »Birth spacing and sibling outcomes«, *J Human Res* 2012; 47: 613–42.

285 A. Conde-Agudelo, A. Rosas-Bermudez, M.H. Norton, »Birth spacing and risk of autism and other neurodevelopmental disabilities: A systematic review«, *Pediatrics* 2016; 137(5).

286 L. Schummers, J.A. Hutcheon, S. Hernandez-Diaz, »Association of Short Internpregnancy Interval with Pregnancy Outcomes According to Maternal Age«, *JAMA Intern Med.* 2018; 178 (12):1661–1670.

Register

T